TRAITEMENT

DE

LA SYPHILIS

MERCURIAUX, IODE ET IODURES

ARSENICAUX, HECTINE, ÉNÉSOL, SALVARSAN (606)

(Méthodes anciennes — Méthodes nouvelles)

PAR LES DOCTEURS

PAUL-L. TISSIER et **P. BLONDIN**

Ancien chef de clinique
de la Faculté de Médecine de Paris

Ancien interne
des Hôpitaux de Paris

PARIS

A. MALOINE, Éditeur

25-27, Rue de l'École-de-Médecine, 25-27

1912

TRAITEMENT

DE

LA SYPHILIS

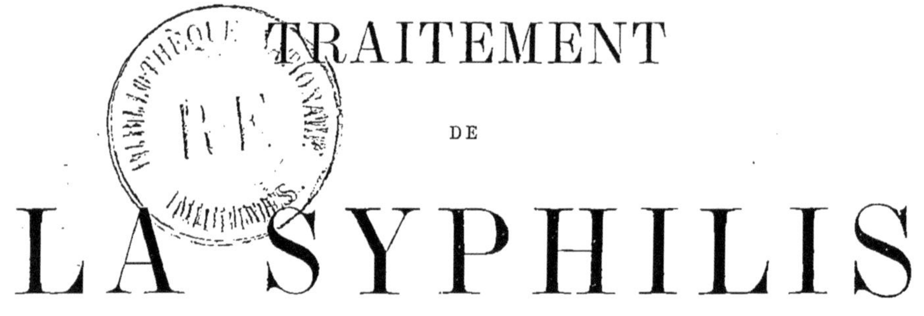

TRAITEMENT

DE

LA SYPHILIS

MERCURIAUX, IODE ET IODURES

ARSENICAUX, HECTINE, ÉNÉSOL, SALVARSAN (606)

(MÉTHODES ANCIENNES — MÉTHODES MODERNES)

PAR LES DOCTEURS

PAUL-L. TISSIER ET **P. BLONDIN**

Ancien chef de clinique de la Faculté de Médecine de Paris.

Ancien interne des Hôpitaux de Paris.

AVEC FIGURES

PARIS

A. MALOINE, ÉDITEUR

25-27, RUE DE L'ÉCOLE-DE-MÉDECINE, 25-27

1912

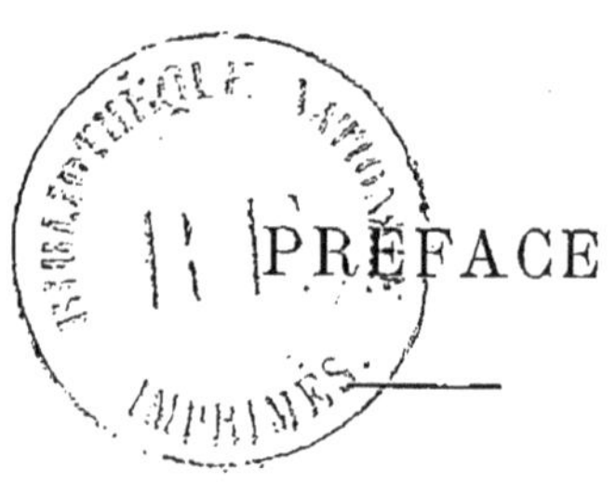

PRÉFACE

Notre intention est de présenter, ici, en nous basant sur l'état actuel de nos connaissances et sur notre expérience personnelle déjà longue, comment on doit, aujourd'hui, concevoir le traitement de la syphilis.

Nous le ferons sans parti pris.

Certes, il existe d'excellents traités consacrés à cette question, en France et à l'étranger; en leur faisant de nombreux emprunts, nous montrerons que nous avons reconnu leur valeur et que prétendre faire table rase du passé, c'est toujours saper à l'avance les fondations de l'édifice, que l'on rêve d'élever.

Mais, il s'est produit bien des faits nouveaux dans le vieux domaine de la jeune tréponémiase : découverte du parasite par Schaudinn ; application à la syphilis de la méthode de déviation du complément de Bordet (séro-diagnostic) ; inoculation aux animaux; préparation scientifique d'un nouveau spécifique par le professeur Ehrlich, appliquant les principes de la thérapeutique moderne, la chimiothérapie.

Cela justifie cette publication, qui ne vise qu'à être une impartiale mise au point. Nous avons attendu plus d'une année, avant de songer à écrire ce livre : c'est que, bien qu'ayant été un des premiers à employer la nouvelle médication, il nous a paru nécessaire de multiplier nos observations personnelles (Paul-L. Tissier) et de les comparer aux conclusions, qui devaient nécessairement se dégager des nombreuses publications, suscitées par la géniale découverte d'Ehrlich.

Nous nous efforcerons, en nous appuyant toujours sur notre expérience propre, de montrer combien importantes et délicates sont les questions de technique, de doses, de mise en œuvre de la médication; combien il importe de considérer chaque cas en particulier ; combien il est d'accidents imputés au médicament, dont le médecin doit cependant seul porter la responsabilité.

Établissant ainsi, en toute probité, le bilan de la salvarsanothérapie, nous répondrons par des faits, la seule réponse scientifiquement admissible, aux détracteurs du traitement d'Ehrlich : à ceux qui nient sans savoir, nous espérons ouvrir les yeux ; à ceux qui apportent dans leur jugement du parti pris, nous montrerons froidement les résultats ; pour ceux, enfin, qui croient encore que l'application de l'arsénobenzol peut se faire dans un « institut louche », comme on prescrit le santal ou les pilules de Ricord, nous établirons les dangers qui menacent les malades ainsi traités.

Le salvarsan est le couronnement d'une longue carrière, ce n'est pas une trouvaille de hasard qu'a faite Ehrlich : c'est une préparation sciemment et scientifiquement élaborée. Aussi, est-il profondément regrettable que la presse politique se soit emparée de la question ; c'est autrement que nous comprenions autrefois la médecine et notre conception était la bonne.

La presse politique, ignorante de toute conception scientifique, obéit, sous le couvert de cette science qu'elle méconnaît, trop souvent à des considérations étrangères : questions de race, de nationalité, de camaraderie. La science, elle, ne connaît ni religion, ni frontières, ni amis.

Le caractère si probe des médecins français s'est cabré longtemps devant cette nouvelle façon de faire connaître un médicament, devant le cynisme des « spécialistes », devant les « soi-disant Instituts ». devant les « Académies » qui, à côté des traitements « végétaux et sans mercure », vantent à la quatrième page des journaux et « dans les édicules publics spéciaux » à la fois leurs mérites et ceux du 606.

Il faut, et comment le faire, sinon en démontrant combien délicate est l'application du salvarsan, il faut flageller les aigrefins et les charlatans qui, le plus souvent, sachant leur ignorance, injectent des produits indifférents ; il faut, enfin, en appeler au bon sens des médecins français, jusqu'ici indifférents ou circonvenus. Il ne s'agit pas de promettre des guérisons miraculeuses, il suffit de démontrer que le salvarsan constitue le plus efficace et le moins dangereux des médicaments de la syphilis.

Cela ne veut pas dire — à l'inverse de ce que proclament les faiseurs — que le mercure et l'iodure aient fait leur temps ! Plus que jamais, avec le salvarsan, il faut les prescrire, puisque leur action est depuis longtemps démontrée et qu'elle devient encore plus nécessaire, aujourd'hui qu'est entreprise, sur des bases scientifiques, la grande lutte contre la syphilis. Non, le rôle du mercure et de l'iodure n'est pas terminé, il est seulement mieux défini ; non, le rôle du médecin ne disparaît pas, devant l'intervention du spécialiste ; il reste plus pressant, plus nécessaire, qu'auparavant.

Le syphilitique, traité par les méthodes nouvelles, doit rester sous le contrôle actif, constant, de son médecin, pendant plusieurs années ; c'est la seule et la principale garantie du succès, que notre expérience personnelle nous permet d'espérer maintenant pour la plupart des malades, décidés à se soumettre à un contrôle rigoureux et à un traitement méthodique.

PREMIÈRE PARTIE

LA SYPHILIS ET SON PARASITE

FRÉQUENCE. — GRAVITÉ
NATURE. — PROPHYLAXIE DE LA SYPHILIS

TRAITEMENT DE LA SYPHILIS

CHAPITRE PREMIER

FRÉQUENCE ET GRAVITÉ DE LA SYPHILIS

A. La syphilis est une maladie très répandue. — Nous n'avons pas l'intention de refaire ici l'historique de la syphilis, mais nous voudrions rappeler brièvement combien cette maladie est un terrible fléau de l'humanité. Son extension dans tous les milieux et dans tous les pays est, comme nous le verrons, devenue considérable ; sa gravité, tant par les accidents que par les morts qu'elle occasionne, est véritablement effrayante. Non seulement elle est nocive pour l'individu, mais encore elle frappe le syphilitique dans sa descendance, en créant l'hérédo-syphilis.

Mesures sociales prises aux xve et xvie siècles pour arrêter l'extension du fléau. — Depuis les temps les plus reculés de son histoire, la syphilis fut considérée comme une véritable calamité. En France, dès le xve siècle, des édits et ordonnances du Parlement enjoignaient aux étrangers vérolés de quitter la ville, et aux habitants aisés de rester dans leur demeure jusqu'à guérison complète ; les Parisiens pauvres étaient soignés et internés dans une maison spéciale. En Allemagne et en Écosse, vers la même époque, des prescriptions analogues sont édictées. Les vérolés célèbres de l'histoire montrent que la maladie n'épargnait personne, François Ier, Charles-Quint, Henri VIII, Barberousse, les Borgia, Pic de la Mirandole, Erasme, pour ne citer que quelques noms, en furent les victimes.

De nos jours, sa fréquence n'a pas diminué, et bien qu'on la soigne mieux, nous allons voir que dans tous les pays la syphilis constitue une terrible pourvoyeuse de maladies et de mort.

Immunité relative de certaines régions. Ses causes. — Partout où les communications sont faciles, la syphilis exerce ses ravages ; si l'on a signalé la relative immunité de certains pays comme l'Islande, les îles Feroé ou Miquelon, cette rareté de la maladie tient avant tout à l'isolement de ces régions et à la rareté plus grande des occasions pour les habitants d'être contagionnés [1].

Fréquence dans les divers pays. — Extrêmement répandue en Suède et en Norvège, comme le montrent les statistiques de Bœck (de Christiania), elle est non moins fréquente en Russie, où elle présente une gravité particulière en Sibérie et au Kamtchatka.

Dans les Iles Britanniques, chaque année d'après Holland, la syphilis frapperait plus de 1.652.500 individus des deux sexes. La maladie décrite en Ecosse sous le nom de « siwens » n'était autre chose que la syphilis, d'autant plus redoutable qu'elle était méconnue et non soignée.

La Belgique, un peu plus épargnée, présente d'après les statistiques d'armées environ 32 syphilitiques sur 1000 hommes de troupes. En Hollande (stat. de 1868) : 105 soldats sur 1000 étaient syphilitiques.

Dans l'armée prussienne, en 1867, on donnait une proportion de 11 syphilitiques pour 1000. Pendant les années suivantes, jusqu'en 1878, cette proportion oscillait entre 6,1 et 9,1 pour 1000, tandis qu'en Bavière, elle augmentait de 13,1 à 16 pour 1000.

En Espagne, Mollinedo signalait, en 1850, sur 11.527 soldats vénériens entrés dans les hôpitaux, 79 morts par syphilis, sans compter ceux qui furent réformés pour cette maladie.

Mesures spéciales prises en Serbie. — Un intéressant rapport sur la syphilis en Serbie a été présenté à la Société de Prophylaxie

1. Voir pour plus de renseignements sur la fréquence de la syphilis : Jullien. *Traité des maladies vénériennes*, p. 472 et suiv.

sanitaire et morale il y a quelques années par le Dr *Perichitch* (de Belgrade)[1]. La syphilis presque inconnue il y a dix ans dans la plus grande partie de ce pays y est devenue très fréquente. En 1887, le gouvernement serbe édicta « que tout syphilitique cultivateur, ouvrier, quelle que soit sa condition de fortune, était tenu de se présenter à l'hôpital ou au médecin d'arrondissement; à partir de ce moment, il recevait gratuitement soins et médicaments ». Grâce à ce traitement obligatoire et gratuit, qui donna de très bons résultats, on put obtenir des statistiques exactes et complètes de tous les cas de syphilis pour la Serbie. C'est la raison pour laquelle nous les relatons ici. Ces statistiques donnent avant l'année 1898 une proportion de 6 syphilitiques pour 1000 ; cette proportion s'est abaissée ensuite entre 2,60 et 2 pour 1000. Sur 1000 femmes 2,93 sont infectées, sur 1000 hommes 2,28. — Ce sont surtout les hommes de vingt à cinquante ans qui sont atteints.

En Afrique, en Asie, en Amérique, en Océanie, la syphilis s'est développée en raison de l'abondance de l'élément européen et des communications rendues plus faciles, en raison de la négligence des précautions d'hygiène publique ou privée, en raison de la pauvreté et de l'ignorance des races qui en sont atteintes, en raison enfin du développement croissant de la prostitution ; mais ce qui ressort de la lecture de tous les documents publiés sur la distribution géographique de la syphilis, c'est qu'il n'existe guère de régions véritablement épargnées par elle.

Si la vérole est en somme une maladie de tous les pays, elle est également une maladie de tous les milieux. Les habitants des villes ou des campagnes lui paient leur tribut. D'après Mauriac, il faudrait compter environ 5 à 8.000 syphilis acquises chaque année à Paris. D'après Jullien, 20 pour 100 des Parisiens sont syphilitiques. Fournier accepterait plutôt la proportion de Lenoir qui admet seulement le chiffre de 13 à 16 pour 100. — Blaschko arrive pour les Berlinois à une proportion non moins effrayante de 20 syphilitiques sur 100 habitants. — Erlés ne compte que 12 Berlinois sur 100

1. Dr Perichitch. *Bullet. de la Soc. de Prophylaxie sanitaire et morale.* Paris, 1905, page 30.

syphilitiques après vingt-cinq ans; les chiffres de Vienne et de Budapest sont d'après les médecins de ces pays environ 2 fois plus élevés.

Fréquence dans l'armée. — Depuis quelques années, les médecins militaires ou les médecins de marine ont pu établir des statistiques probantes qui montrent la fréquence de la syphilis et que nous croyons intéressant de reproduire :

Dans un rapport fait à la Société de Prophylaxie sanitaire et morale[1] M. Burlureaux, ancien médecin militaire, donne comme morbidité syphilitique moyenne dans l'armée française le chiffre de 8 pour 1000. En prenant pour type l'année 1895, par exemple, sur 489.785 hommes présents, 4.355 ont contracté la syphilis dans l'armée. La syphilis a donc eu cette même année une morbidité égale dans l'armée à celle de la fièvre typhoïde qui est de 8,25 pour 1000.

Les autres armées continentales sont plus ou moins maltraitées par la syphilis. Le Dr Fobold,[2] médecin de l'armée allemande, constate que la syphilis atteint surtout les jeunes soldats allemands comme chez nous, mais elle est actuellement en décroissance ; son taux était de 1881 à 1886 de 9 pour 1000, de 1886 à 1891, il descendit à 6 p. 1000 ; à 4,7 en 1896, et de 1897 à 1898, il n'est plus que de 4,4 pour 1000, grâce aux mesures prophylactiques sévères qui ont été prises.

Dans l'armée belge, la proportion est encore de 7 pour 1000[3].

Le Dr Commenge nous renseigne sur la fréquence de la syphilis dans les diverses armées[4] :

Armée russe : de 1889 à 1893 : 10,4 à 12 pour 1000 soldats ont été atteints par la syphilis (Professeur Tarnowski).

Armée roumaine : 1884 à 1893 : 8 à 16 pour 1000 (Professeur Théodori).

1. *Bullet. de la Soc. de Prophylaxie sanit. et morale*, Paris, 1901, page 103.
2. Dr Fobold. *Le Caducée*, octobre 1901.
3. *Le Caducée*, 14 sept. 1901.
4. Commenge. *La prostitution clandestine*, 1897.

Armée austro-hongroise : 1888 à 1891 : 18,9 à 19,1 pour 1000 (statist. médicale officielle de l'armée).

Dans ces pays la prostitution est réglementée.

En Italie, après un essai de suspension de la règlementation de la prostitution en 1888, on vit la morbidité syphilitique des soldats monter de 12 pour 1000 à 102 pour 1000 (Statistique de Milan).

En Angleterre, où la prostitution est libre on note en 1870 : 71 syphilitiques pour 1000.

En 1875 : 46 p. 1000.

De 1875 à 1886 : progression croissante jusqu'à 127 p. 1000.

De 1886 à 1892 : décroissance jusqu'à 75 pour 1000.

Le médecin major Bonnette arrive aux chiffres suivants[1] :

	Pour 1.000.
Belgique	6,5
Allemagne	6,8
France	7,8
Hollande	9
Italie	12
Russie	12
Roumanie	13
Autriche	18,8
Angleterre	34,9

Le Dr Lowenthal envisageant la morbidité vénérienne totale publie le relevé suivant[2] :

		Morbidité vénérienne totale pour 1.000.
Allemagne		18,50
France	Troupes métropolitaines	32,80
	Marine	76,3
	Troupes coloniales	87,2
Russie		37,90
Autriche		59,70
Angleterre		122,40

Fréquence dans la marine. — Pour la marine française, le péril syphilitique n'est pas moins considérable. Le Dr Paul Petit.

1. *Gazette des Hôpitaux*, 26 janvier 1904.
2. *Revue des Sciences*, 30 septembre 1903.

ancien médecin de la marine, a établi des statistiques analogues[1].

Dans la flotte française en 1899 la proportion de syphilitiques est de 13,42 pour 1000; en 1900 elle est de 12,78[2].

Dans les troupes coloniales, pour la France et les colonies, le bilan de la syphilis est de 26,42 pour 1000, pour l'année 1899.

Les ouvriers des arsenaux ne semblent pas mieux partagés que les soldats ou les marins : la statistique pour 1900 ne donne il est vrai que 2,80 syphilitiques pour 1000, mais, comme le fait remarquer le Dr Legrand, ces chiffres doivent être doublés d'avance pour faire la part des cas dissimulés, triplés au moins, pour pouvoir s'appliquer, non plus à une fraction (le 1/3 environ) du personnel qui se fait soigner, mais à l'effectif entier.

Rôle de la prostitution. — Nous ne nous étendrons pas sur les importantes questions ayant trait à la prostitution; toujours est-il que la prostitution constitue un des plus importants facteurs de propagation de la maladie, et que parmi les diverses prostituées, les prostituées insoumises et clandestines sont les plus dangereuses au point de vue de la contamination : Suivant M. le Pileur, le nombre des prostituées inscrites à Paris est environ de 5.000, celui des prostituées insoumises de 18.000, bien que ce dernier chiffre soit difficilement appréciable, au point que le professeur Gaucher considérant que toute femme qui se vend est une prostituée, même si elle est mariée, évalue à 60.000 le nombre des prostituées insoumises à Paris. — Les prostituées inscrites sont majeures et par conséquent syphilisées depuis plusieurs années (dix-huit ans est l'âge moyen où les prostituées deviennent syphilitiques pour M. Le Pileur) ; les prostituées clandestines sont mineures ou majeures : le Dr Commenge, se basant sur la statistique des filles insoumises arrêtées en dix ans, trouve 12.615 filles mineures dont 2.651 syphilitiques en activité ; et 14.329 majeures dont 1.777 présentaient des lésions actives de syphilis.

1. *Bullet. de la Soc. de Prophylaxie sanit. et morale*, 18 février 1902.

2. Dr Legrand. *Statistique de l'Inspection générale du service de la Marine*. Paris, 1899.

M. F. Regnault a publié un tableau de la morbidité syphilitique chez les prostituées parisiennes (soumises et insoumises) pour les années 1858 à 1886 [1]:

Années.	Proportion de prostituées syphilisées pour 100.
1858	74
1859	54
1860	58,5
1861	51
1862	49,5
1863	51
1864	40
1865	43
1866	42
1867	46
1868	57,5
1869	73
1870	—
1871	—
1872	46,5
1873	51
1874	45,5
1875	41
1876	37
1877	36,5
1878	35,5
1879	44
1880	54,5
1881	49,5
1882	50
1883	40,5
1884	38,5
1885	37
1886	30,5

Syphilis ignorée. — Outre ces observations de syphilis enregistrées par les statistiques, il existe des cas trop nombreux encore où certains sujets ont la vérole sans le savoir. Cette maladie parfois si bénigne et si insidieuse, en apparence, qui débute par « un bobo » insignifiant, qui continue ensuite par des éruptions légères,

1. F. Regnault. *France Médicale*, 9 septembre 1892.

avec un peu de mal de gorge, quelques douleurs rhumatoïdes, est réellement susceptible de passer inaperçue. Un individu qui a contracté une syphilis extra-génitale peut parfaitement et de très bonne foi ne pas se croire syphilitique ; les femmes principalement offrent des exemples de ce genre. Fournier estime que la *syphilis ignorée* peut se présenter chez l'homme dans une proportion de 3 p. 100, et chez la femme dans la proportion beaucoup plus forte de 18 p. 100.

Conclusions. — Ce qui ressort de ces chiffres exacts autant que peuvent l'être des chiffres se rattachant à une question aussi délicate et aussi complexe, c'est que la syphilis est une maladie terriblement fréquente, en tous les pays; que cette fréquence est d'autant plus menaçante que la maladie atteint des sujets jeunes en plein développement et que ces sujets eux-mêmes deviennent un danger pour les autres et pour leurs descendants. La syphilis constitue donc un *péril individuel*, un *péril familial* et un *péril social* au premier chef.

Nombre approximatif de syphilitiques en France. — Si on admettait la proportion de 13 à 16 p. 100 (Fournier), de sujets mâles atteints de syphilis acquise ou héréditaire pour Paris, *on arriverait pour la France au total de* 2.800.000 *syphilitiques mâles !* Ce chiffre paraît évidemment un peu élevé; en ne considérant que les *sujets mâles* ayant dépassé vingt-cinq ans, on arrive à peu près à 1.500.000 syphilitiques sur 12.000.000 (Moty)[1]. Et la France, il s'en faut, n'est pas la plus touchée.

Nous en avons assez dit sur la fréquence de la syphilis, elle ne peut faire le moindre doute pour personne. Le traitement spécifique opposé à la maladie a diminué notablement son développement, cela est certain ; mais malgré la thérapeutique mise à *notre disposition*, la maladie n'en reste pas moins une des plus désespérément fréquentes que nous ayons à traiter.

1. Moty. *Bullet. de la Soc. de Prophylaxie sanit. et morale*, 1905, p. 108.

B. La syphilis est toujours une maladie grave. — « La syphilis est une maladie infectieuse acquise ou héréditaire, chronique, jusqu'ici indéfinie comme durée, constituée par une innombrable série de symptômes ou de lésions, pouvant, sous des formes naturellement très diverses et naturellement aussi très variables comme gravité, intéresser tous les systèmes de l'économie » (Fournier). La gravité de la maladie ressort de tous les termes de cette définition, sa chronicité, sa durée indéfinie, ses lésions qui peuvent frapper tous les systèmes de l'organisme. Certes, la syphilis bien traitée est une maladie curable, mais, dans certains cas, quelle infinie variété de désordres elle peut produire, devant lesquels le traitement le plus intensif reste trop souvent impuissant.

Elle est grave a toutes ses périodes. — Grave, la syphilis peut l'être à toutes ses périodes. Cependant il est indéniable que c'est surtout à la période tertiaire que les phénomènes les plus redoutables font leur apparition, que les destructions organiques sont les plus fréquentes et les plus irrémédiables. A cette époque, il ne suffit plus de lutter contre le tréponème, qu'on trouve difficilement dans les lésions; la période même de virulence de l'agent causal paraît presque terminée, puisque le syphilitique tertiaire n'est contagieux pour autrui qu'à de rares exceptions, mais les accidents morbides causés par l'infection sont profonds et essentiellement destructeurs. L'avenir du syphilitique est, en outre, terriblement assombri par la parasyphilis et les désordres mortels qui en résultent. Les affections parasyphilitiques ne sont peut-être pas uniquement causées par la syphilis, en tout cas elles n'obéissent plus au traitement appelé spécifique, et cependant elles sont nées de la syphilis, elles ne se seraient pas produites sans elle; il est donc légitime de dire qu'elles ajoutent à la maladie une gravité considérable.

Épidémies de syphilis grave. — La découverte du tréponème a permis d'établir que certaines variétés se montraient plus particulièrement réfractaires au traitement. Cette résistance peut d'ailleurs n'exister que pour l'un des médicaments spécifiques; tel cas qui résiste au mercure peut être facilement influencé par l'arsenic et inversement.

C'est précisément cette notion toute contemporaine qui explique la gravité de certaines syphilis, provenant de la même souche, et évoluant dans des foyers plus ou moins limités, sous forme de véritable épidémie.

Elle est grave pour l'individu, sa famille et la société. — Grave, la syphilis l'est non seulement pour l'individu qu'elle expose à de multiples dangers ; elle l'est encore au point de vue familial et social. Que de drames elle engendre dans la famille, au point de vue moral, que de conséquences mortelles à plus ou moins longue échéance elle occasionne dans la postérité du syphilitique, dont les enfants meurent avant ou après la naissance dans une proportion effroyable.

Nous allons donc maintenant examiner successivement la gravité de cette maladie pour l'individu lui-même, pour autrui, et pour sa descendance à toutes les périodes de son évolution. Examinons d'abord la morbidité grave, nous étudierons ensuite la léthalité de la syphilis.

1° Morbidité grave. — A la *première période*, la syphilis n'exerce d'ordinaire pas son action d'une façon bien redoutable. Au point de pénétration du contage syphilitique dans l'organisme, apparaît au bout de quelques jours, un chancre d'évolution bénigne dans la majorité des cas. Ce chancre est parfois même si bénin en apparence qu'il peut passer inaperçu. Quelquefois la tendance ulcéreuse, l'exagération de ses dimensions (chancre géant) peuvent être des facteurs de gravité. Fournier signale des chancres hypertrophiques de la face enlevés comme des tumeurs par des chirurgiens cependant très instruits [1].

Certaines formes ulcéreuses ou scléreuses de chancres de la langue ont pu être prises pour des épithéliomas, et opérées comme

1. Fournier. *Traité de la syphilis*. Tome I, p. 104. Paris, 1899.

tels. La même confusion a pu être faite pour certains chancres indurés exubérants de la face (cas relatés par Anderson et Fournier [1]) ou du sein [2].

Le chancre peut se compliquer de lésions inflammatoires (phimosis, paraphimosis, balano-posthite) sur lesquelles nous n'insisterons pas, leur gravité étant d'ordinaire peu considérable, mais le véritable danger du chancre, en tant bien entendu que lésion locale, c'est le phagédénisme qui peut exister dans 6 pour 1000 des cas d'après Fournier.

Le chancre phagédénique (malgré les assertions anciennes) est assez rare, mais il est loin d'être exceptionnel, surtout dans les milieux hospitaliers.

Ce phagédénisme produit assez fréquemment des hémorrhagies plus ou moins abondantes, des pertes de substance et aussi des phénomènes infectieux, fièvre, frissons, adynamie, aspect typhoïde, qui cèdent d'ordinaire en même temps que les phénomènes locaux. Ory a publié l'observation d'une jeune fille chez laquelle un chancre labial phagédénique se compliqua d'hémorrhagies qui faillirent être mortelles [3].

On voit des chancres de cette nature détruire de vastes étendues et produire des mutilations ou des cicatrices contre lesquelles tout traitement reste impuissant. Le lésion se guérit en ce sens que la cicatrisation se fait plus ou moins vite, mais après une destruction organique irréparable (mutilations du gland, du prépuce, du méat urinaire, destruction de larges portions ou totale d'une lèvre).

Somme toute, la gravité propre du chancre est réduite, surtout si on la compare à celle des accidents qui vont suivre.

Période secondaire. — Le chancre, témoin de l'inoculation de l'organisme, est un accident local, il peut disparaître très vite, mais l'infection fait son œuvre en silence et se généralise. Cette infection qui constitue la maladie véritable peut faire surgir en tous les

1. Fournier. *Traité de la syphilis.* Tome I, p. 160.
2. P.-L. Tissier.
3. Ory. *Thèse de Paris,* 1876.

points et à tous les moments, les accidents les plus divers. Un syphilitique n'est pas forcément destiné à présenter tous les accidents de la syphilis; heureusement, chaque cas se résume dans l'apparition de quelques-uns d'entre eux de gravité variable, mais d'une façon générale tous les systèmes organiques de l'individu peuvent être atteints à cette période. La division de la maladie en trois périodes évolutives, qui présente des avantages pratiques, est parfois un peu arbitraire, cependant on considère que la période secondaire répond à l'ensemble des accidents succédant au chancre à courte échéance (1er mois, 1re ou 2e année et au plus tard 3e année) et n'intéressant habituellement les tissus que d'une façon superficielle et relativement bénigne (Fournier). Lorsque Ricord établit cette classification, on pensait que la syphilis à la période secondaire ne produisait que des lésions superficielles de l'organisme, c'est-à-dire des lésions de la peau et des muqueuses, tandis que la syphilis tertiaire s'attaquait aux organes profonds, aux viscères. Cela n'est plus exact, et dès la période secondaire on sait que le tréponème atteint les viscères, le tube digestif, le foie, le système nerveux, le cœur, les vaisseaux, etc...

La syphilis secondaire a pour caractéristique d'être surtout variée dans ses manifestations multiples et disséminées, plutôt gênantes ou ennuyeuses que graves dans la majorité des cas. La preuve de ce caractère pourrait-on dire, provisoire, c'est qu'à part de rares exceptions, les manifestations de la syphilis secondaire disparaissent au bout d'un certain temps, tandis que celles de la période tertiaire sont plus profondes et peuvent indéfiniment persister. Si l'on n'envisage, par conséquent, que l'individu lui-même, la période secondaire peut être considérée comme relativement bénigne (sauf exception bien entendu), mais si l'on envisage les dangers pour autrui, on ne peut plus parler de bénignité. C'est en effet, à cette période, quand le syphilitique présente le maximum de lésions contagieuses (plaques muqueuses génitales et buccales) qu'il est le plus susceptible de transmettre sciemment ou inconsciemment la maladie, c'est alors que se fait la dissémination de la syphilis. C'est à ce moment que l'on a signalé, même en dehors de lésions constatables, la présence du tréponème à la surface de l'amygdale dans la salive buccale. C'est à ce moment aussi que l'influence héréditaire de l'infection atteint son maximum de nocivité. Les enfants nés de parents syphilitiques à cette période sont atteints dans une proportion effrayante comme nous le verrons ; on pourrait même dire qu'ils sont infailliblement contaminés.

Suivant que l'on se place à ce double point de vue, on peut donc dire que la syphilis secondaire est relativement bénigne pour l'individu, mais terriblement grave pour autrui et meurtrière pour les enfants auxquels le malade donnera naissance.

Examinons maintenant les choses d'un peu plus près.

Gravité pour l'individu. — Nous ne parlerons pas de tous les accidents qui peuvent survenir à cette période, ce serait faire l'histoire de la syphilis tout entière. Reproduisons le résumé de ce qui peut s'observer à ce moment, d'après le professeur Fournier :

Avant tout : manifestations cutanéo-muqueuses (syphilides cutanées, plaques muqueuses), puis comme lésions annexes du système tégumentaire, onyxis, alopécie, adénopathies disséminées.

Phénomènes douloureux variés : céphalée, arthralgies, douleurs rhumatoïdes des membres, névralgies diverses, etc.

Affections diverses du système locomoteur : périostites, ostéalgies, arthropathies, ténosites, myosalgies, etc.

Iritis et plus rarement autres ophtalmopathies.

Epididymite secondaire.

Phénomènes généraux : Troubles digestifs, ictère, troubles de nutrition, anémie, amaigrissement, réaction fébrile, fièvre syphilitique, typhose secondaire.

Troubles nerveux, surtout chez la femme. Algies multiples. Troubles de sensibilité : réveils de névroses.

Troubles des fonctions de reproduction. Influence pernicieuse sur le produit de conception. Lésions placentaires, avortements.

Nous n'insisterons pas sur tous ces désordres et sur ces accidents dont beaucoup sont plus ou moins facilement curables. Nous aurons en vue surtout la morbidité grave à cette période, et nous signalerons seulement les phénomènes présentant ce caractère de gravité que l'on retrouve hélas! si fréquemment dans le cours de cette maladie.

Etat général du malade. — Si, bien souvent, le syphilitique supporte facilement les accidents « ordinaires » de la période secondaire, si sa santé générale n'est pas habituellement trop fâcheusement influencée par le développement de l'infection, il est cependant des cas où son état général est fortement touché, et sa santé profondément troublée.

L'anémie ou plutôt la sub-anémie est d'ordinaire d'intensité moyenne ; l'asthénie physique et morale est parfois plus marquée, elle peut s'accompagner de diminution de l'appétit, de phénomènes dyspeptiques, de troubles nerveux et de dépression générale. Parfois même la dénutrition peut être considérable, et Morel-Lavallée a signalé dans un cas un amaigrissement de 38 livres en 2 mois chez un malade qui pesait antérieurement 151 livres [1]. Ces troubles de dénutrition sont généralement transitoires, mais ils sont susceptibles de devenir graves par leur prolongation. Ils peuvent persister pendant dix ou quinze mois et entraîner une dépression générale irrémédiable qui force les malades à abandonner leur métier ou leurs occupations antérieures. Dernièrement [2], Caujole relatait l'observation d'un homme de vingt-six ans, vigoureux, sans antécédents morbides, *mort* de septicémie syphilitique dix-sept jours après l'apparition du chancre. Ces syphilis consomptives présentent parfois peu d'accidents au sens propre du mot, les phénomènes objectifs sont bénins et cependant l'évolution de la maladie n'en est pas moins redoutable parce qu'elle a compromis les fonctions de nutrition. Indirectement elles exposent l'individu en état de moindre résistance à toutes les contagions, ou à des réveils de diathèses : scrofulates de vérole de Ricord, envahissement de la tuberculose. C'est ce qui faisait dire à Ricord [3] : « La vérole est

1. Morel-Lavallée. *Médecine moderne*, 1897, p. 315.
2. *Compte rendu de la Société de Pathologie*, février 1911.
3. Ricord. *Traité des maladies vénériennes*. Paris, 1838.

un branle-bas dans l'économie, un branle-bas susceptible d'exciter tous les vices organiques, d'éveiller toutes les diathèses en puissance. Aussi devient-elle souvent le point de départ de phénomènes ou d'accidents qui, comme nature, lui sont complètement étrangers. »

Peu de chose à dire, au point de vue gravité, des accidents cutanés, la roséole et les syphilides peuvent être gênantes, elles sont rarement graves. Il faut excepter cependant les syphilides secondaires malignes (syphilides papulo-tuberculeuses, papuleuses exfoliatrices ou syphilides papulo-nigricantes) qui par leur évolution lente, leur résistance au traitement mercuriel et leur intensité dénotent une gravité morbide précoce. Ces syphilides malignes très tenaces, récidivantes, s'accompagnent d'ordinaire de troubles graves (iritis, céphalée, fièvre, troubles digestifs et généraux). Elles témoignent d'une infection intensive et assombrissent généralement le pronostic de la maladie chez le sujet qui en est porteur.

Peu graves également (pour l'individu lui-même naturellement) les syphilides muqueuses, à l'exception de certaines syphilides-ulcéreuses, de nature moins bénigne et plus résistantes au traitement ordinaire. Il faut signaler comme accidents sérieux, sinon vraiment graves, les déformations vulvaires ou les indurations scléreuses consécutives à certaines syphilides chez la femme.

La localisation des plaques muqueuses en certains points peut donner à ces accidents une gravité particulière : Si l'érythème laryngé et les plaques muqueuses du larynx sont, bien que fréquentes, ordinairement bénignes et curables, il n'en est plus de même de la laryngite secondaire hyperplasique et des syphilides laryngées ulcéreuses. La laryngite hyperplasique s'accompagne de troubles fonctionnels vocaux (depuis la raucité, l'enrouement jusqu'à l'aphonie) et de toux légère pouvant résister pendant plusieurs mois, et demandant toujours un traitement assez long. Les syphilides ulcéreuses du larynx qui accompagnent d'ordinaire les formes malignes peuvent produire des troubles divers suivant leur localisation, si elles ne touchent pas les cordes vocales elles ne produiront qu'une gêne plus ou moins marquée de la déglutition, de la toux, des douleurs locales ; si elles siègent au niveau des cordes, des troubles de la phonation aboutissant à l'aphonie. Leur complication la plus redoutable est l'œdème qu'elles peuvent provoquer ; cet œdème, parfois subit, entraînant de la dyspnée, du tirage, nécessite parfois la trachéotomie d'urgence.

Il y a peu à insister sur les périostites, les ostéites, les arthralgies, l'hydarthrose, le pseudo-rhumatisme syphilitique, les synovites, les myosites dont la gravité est minime. Les névrites secondaires peuvent amener des douleurs, de la gêne des mouvements et des atrophies consécutives.

Plus sérieux sont les accidents oculaires ; la kératite interstitielle est rare dans la syphilis acquise, quand elle existe son pronostic est toujours sérieux, en raison des reliquats possibles qui gênent plus ou moins la vision. Mais l'iritis secondaire est la plus fréquente des ophtalmies, elle se produit approximativement 3 ou 5 fois sur 100 cas (Fournier) ; cette proportion est peut-être même un peu faible ; c'est une affection précoce qui indique d'ordinaire une syphilis grave, et qui, outre les douleurs et ses symptômes propres, entraîne des synéchies ou des troubles visuels consécutifs parfois graves. Généralement l'iritis guérit en huit ou quinze jours, mais elle peut durer jusqu'à trois mois, et se compliquer de choroïdite, ou d'ophtalmie sympathique ; elle peut aussi devenir bilatérale ou récidiver. En somme c'est une affection sérieuse, surtout quand il y a irido-choroïdite, auquel cas la vision est altérée, compromise ou abolie.

La syphilis secondaire peut toucher l'oreille : les syphilides du conduit auditif externe sont susceptibles d'entraîner l'atrésie du conduit d'où diminution de l'acuité auditive. Les plaques muqueuses au voisinage de la trompe d'Eustache peuvent l'enflammer consécutivement et déterminer son obstruction (surdité, bourdonnements, vertiges, etc.). L'otite moyenne purulente consécutive à une lésion syphilitique cède d'ordinaire au traitement local et au traitement spécifique quand la cause est connue. Beaucoup plus grave est la surdité foudroyante et irrémédiable comme l'atteste une observation du Dr Hermet[1].

Nous aurons plus loin à revenir sur les lésions précoces du système nerveux central et des nerfs périphériques et en particulier sur celles des nerfs optique et acoustique (p. 328, 333, 348, 354, etc.).

La fièvre syphilitique sous ses formes diverses de fièvre intermittente, continue, ou atypique, la typhose syphilitique de Fournier, constituent des formes plus ou moins graves de l'infection générale; leur confusion possible avec des accès palustres ou la fièvre typhoïde prouve suffisamment l'intensité des phénomènes auxquels ces formes morbides peuvent donner lieu; elles guérissent d'ordinaire mais elles peuvent provoquer des désordres importants sinon mortels.

Comme accidents sérieux du côté des organes viscéraux à la période secondaire, nous signalerons rapidement la pleurésie secondaire (Chantemesse et Widal); les troubles cardiaques, la phlébite secondaire, à évolution froide et ne provoquant pas d'embolie. Les troubles dyspeptiques et intestinaux, beaucoup plus fréquents chez la femme, quand ils sont accentués (entéralgie secondaire, entérite spécifique) sont l'indice d'une infection grave. Une observation avec autopsie publiée par Hayem et l'un de nous[2], concernant une femme morte avec tous les symptômes d'une fièvre typhoïde, révéla la présence d'ulcérations syphilitiques de l'intestin. Le foie est rarement atteint à la période secondaire, l'ictère qui se voit à ce moment est ordinairement bénin, il existe cependant des formes graves d'ictère secondaire; la littérature médicale contient plus de 25 cas de ces ictères graves dont la terminaison est presque toujours mortelle (Fournier, Gastou). Il en est de même de la néphrite secondaire, très précoce (1re année), à évolution rapide, se terminant fréquemment par la mort (10 cas de mort sur 30 observations recueillies par Fournier). La guérison complète a été observée,

1. Fournier. *Tr. de la syphilis.* Tome I, p. 619.

2. Hayem et P.-L. Tissier. *Revue de médecine.* IX. Avril 1899.

mais la persistance fréquente de l'albuminurie et le nombre de terminaisons mortelles indiquent assez la gravité de la néphrite syphilitique secondaire.

Gravité pour autrui. — Le caractère général des lésions secondaires des muqueuses et de toute lésion secondaire à forme suintante est d'être contagieuse. Ce sont les plaques muqueuses qui, plus que tout autre accident syphilitique, donnent la vérole et la propagent, car les tréponèmes s'y rencontrent en abondance. Le chancre ordinairement unique dure quelques jours ou quelques semaines, tandis que les plaques infiniment plus nombreuses, à sièges variés, se répètent parfois 15 ou 20 fois dans le cours de la maladie, et cela pendant plusieurs années. Leur bénignité est un danger de plus pour les autres, car on ne se méfie pas de ces petites lésions souvent indolores, que l'on méconnaît parfois de très bonne foi. Dans le mariage, c'est par leur intermédiaire que le mari contagionne sa femme, quand il s'est marié trop tôt, après une syphilis guérie en apparence ; dans les rapports avec les prostituées à quelque classe qu'elles appartiennent, ce sont encore les plaques qui sont le plus fréquemment l'origine de la contagion. Les femmes des maisons de tolérance, les filles soumises, malgré les examens auxquels elles sont astreintes, ne sont pas à l'abri de ces érosions, qui les rendent dangereuses du jour au lendemain. Les nourrissons ne transmettent pas autrement que par des plaques buccales la syphilis à leur nourrice. On sait en outre que le tabac rend plus fréquentes les syphilides buccales chez l'homme, de même que la saleté et la mauvaise hygiène exagèrent la pullulation des syphilides génitales chez les filles de bas étage. Nous le répétons, le danger de ces lésions bénignes pour autrui est considérable. La lecture de quelques observations relatées par Fournier[1] est instructive à cet égard : l'un jeune homme marié quinze mois après son chancre présente sur le gland deux érosions circinées analogues à des vésicules d'herpès, affection à laquelle il est sujet,

1. A. Fournier. *Syphilis et Mariage*. Paris, 1890, p. 28 et suiv.

il n'y prend garde et contagionne sa femme (chancre vulvaire); un autre jeune homme de la haute société parisienne se marie malgré l'avis du professeur Fournier, deux ans après son chancre. Grand fumeur, il a fréquemment des érosions labiales qu'il s'obstine à ne traiter que par le mépris. Il transmet la syphilis à sa femme (chancre de la lèvre inférieure).

« Un médecin se croyant guéri se marie après trois ans de syphilis, contagionne sa femme grâce à une « misérable petite papule érosive » tellement minime qu'il ne s'en était pas aperçu, et qu'ensuite il n'y prit même pas garde. « Que mon exemple ne soit pas perdu, écrivait-il ensuite au professeur Fournier, et que l'on sache bien que la contagion peut s'exercer par la lésion la plus légère, la plus inoffensive, assez inoffensive, assez légère, pour avoir pu tromper l'œil défiant d'un mari honnête homme et d'un praticien attentif et prévenu.... »

On assigne d'ordinaire aux accidents secondaires une durée de deux, trois ou quatre ans, mais il n'est pas exceptionnel, encore une fois, de voir des accidents contagieux survenir beaucoup plus tard. Sur 531 malades internées à Saint-Lazare, pour accidents contagieux, le Dr Barthélémy en trouva plus de 20 dont la syphilis remontait à une date ancienne, variant entre quatre et douze ans. Sur 19.000 observations, Fournier trouve 1.098 cas dans lesquels des accidents secondaires ont fait leur apparition au delà de la troisième année :

Accidents de syphilis secondaire tardive observés au cours de :

La 4e année	. . . .	266 cas
— 5e —	. . . .	196 —
— 6e —	. . . .	135 —
— 7e —	. . . .	98 —
— 8e —	. . . .	83 —
— 9e —	. . . .	67 —
— 10e —	. . . .	71 —
— 11e —	. . . .	36 —
— 12e —	. . . .	37 —
— 13e —	. . . .	14 —
— 14e —	. . . .	15 —
	A reporter	1.018 cas

Report	1.018 cas
La 15e année	8 —
— 16e —	22 —
— 17e —	8 —
— 18e —	10 —
— 19e —	5 —
— 20e —	6 —
Au delà	21 —
Total	1.098 cas sur 19.000

Dans les 9 dixièmes des cas (90 à 93 p. 100), la contagion de la syphilis se fait par les rapports sexuels. Mais dans 7 à 10 p. 100 la contagion est d'origine non vénérienne (baisers, échanges de la vie domestique, promiscuité, élevage des enfants, usage d'objets communs, verres, pipes, jouets, etc. ; contagions professionnelles (verriers) ; contagions médicales (vaccinations) et autres étiologies accidentelles. Dans l'immense majorité des cas, c'est par l'intermédiaire des plaques muqueuses, foyers de pullulation microbienne, que ces contagions sont possibles.

Gravité pour la descendance. — La syphilis, quoi qu'on en ait dit, n'a pas d'action sur la faculté de conception, elle n'entraîne pas la stérilité chez l'homme ou chez la femme, malheureusement pourrait-on dire, car on aurait moins de désastres à enregistrer si la faculté de procréation des syphilitiques était amoindrie ou supprimée.

La grossesse peut réagir sur la syphilis, elle prédispose la région génitale aux poussées de syphilides muqueuses qui présentent chez la femme syphilitique devenue enceinte une exubérance particulière et une ténacité caractéristique[1]. La grossesse complique la syphilis et les symptômes d'asthénie générale, les troubles dyspeptiques, les accidents nerveux, les algies les plus diverses sont renforcées chez la femme syphilitique par l'adjonction de la grossesse. Fournier considère cette dernière comme une raison de malignité et de phagédénisme.

1. Morel. *Thèse de Paris*, 1875.

Mais surtout la syphilis réagit fortement sur la grossesse, par l'infection générale dont elle imprègne l'organisme, par les troubles fonctionnels qu'elle entraîne dans les divers systèmes ; la grossesse chez les syphilitiques aboutit trop souvent à l'accouchement prématuré ou à l'avortement.

L'influence abortive de la syphilis se fait sentir : 1° quand le père et la mère sont syphilitiques ; 2° quand le père est seul atteint, la mère étant saine ; 3° quand la mère est seule atteinte ; 4° quand la mère saine au début de la grossesse est infectée pendant la grossesse.

Les statistiques sont sur ce point particulièrement instructives :

Fournier : 53 femmes syphilitiques et enceintes *traitées* à Lourcine :

28 accouchements à terme.

8 accouchements prématurés.

17 avortements.

Soit 25 grossesses sur 53 à terminaison néfaste malgré le traitement.

Le Pileur : 414 femmes observées à Lourcine :

260 accouchements à terme.

154 accouchements prématurés ou avortements.

Soit 37 terminaisons mauvaises sur 100.

Hérédité maternelle exclusive (rarement observée) sur 28 grossesses :

Enfants vivants et sains	3
— syphilitiques, mais ayant vécu	4
— — morts rapidement	3
— morts rapidement sans syphilis apparente	9
Accouchements prématurés ou avortements	9
	28

(FOURNIER.)

Soit 32 accouchements prématurés ou avortements pour 100.

Hérédité paternelle exclusive (plus fréquente) :

103 grossesses, la mère étant saine :

41 accouchements prématurés ou avortements.

Soit 39 p. 100.

Les avortements peuvent se répéter plusieurs fois de suite (6 ou 7 fois, 19 fois Ribemont-Dessaigne) ; il est fréquent que des femmes syphilitiques ne puissent mener à terme aucune de leurs grossesses. Cependant, il est reconnu que l'influence héréditaire de la syphilis perd en général, de plus en plus, ses caractères de nocivité avec le temps ; elle s'atténue progressivement, de sorte que la période la plus désastreuse de son histoire est avant toute la période secondaire comme le montrent les observations suivantes :

I. *Mariage quatre ans après la syphilis du mari.* — La femme n'a pas été contagionnée. 4 grossesses :

La 1re, fausse couche de trois mois.

La 2e, fausse couche de six mois.

La 3e, naissance à terme d'un enfant qui meurt syphilitique à trois mois.

La 4e, naissance à terme d'un enfant qui a vécu.

(Fournier.)

II. *Ménage syphilitique.* — 6 grossesses :

La 1re, enfant mort-né. Avortement à six mois.

La 2e, enfant vivant huit heures, né à sept mois.

La 3e, enfant mort-né à sept mois et demi.

La 4e, enfant né à terme, syphilitique, vit dix-huit jours.

La 5e, enfant né à terme, syphilitique, vit six semaines.

La 6e, enfant né à terme. Syphilitique, survivant.

(Bertin.)

III. *Mari syphilitique au début de la période secondaire.* — Mère contagionnée. Jamais de traitement spécifique. 8 grossesses :

La 1re, avortement, cinq mois.

La 2e, avortement, sept mois.

La 3e, enfant mort-né prématurément.

La 4e, enfant syphilitique, vit un mois.

La 5e, enfant syphilitique, vit deux mois et demi.

La 6e, enfant vivant et sain.

La 7e, enfant vivant et sain.

La 8e, enfant vivant et sain.

(Mireur.)

La période la plus dangereuse au point de vue des risques héréditaires s'étend aux trois premières années de la maladie (période secondaire). C'est la première année de l'infection qui atteint le summum de nocivité. Fournier, sur 90 femmes de sa clientèle de ville contagionnées par leurs maris et devenues enceintes la première année de leur mariage, a noté :

50 avortements ou accouchements prématurés.

38 naissances d'enfants morts rapidement.

2 enfants qui ont vécu.

Soit 88 morts sur 90 grossesses.

Point n'est besoin pour obtenir d'aussi terribles résultats que la syphilis des parents soit grave, les infections les plus bénignes, les plus silencieuses peuvent causer l'avortement qui est toujours à craindre à la période secondaire.

Les dangers de la syphilis dans la famille sont par conséquent terribles : dangers pour la mère qui est contagionnée directement par son mari.

Dangers pour la mère qui est contagionnée indirectement par la procréation d'un enfant dont l'infection s'est réfléchie sur elle (syphilis conceptionnelle).

Dangers d'avortements ou d'accouchements prématurés.

Dangers pour les enfants qui, si le père seul est syphilitique, sont atteints dans 37 p. 100 des cas avec une mortalité de 28 p. 100.

Dangers de mort de l'enfant à échéance plus ou moins rapprochée de la naissance. L'enfant né vivant est exposé à tous les aléas de la syphilis héréditaire.

Et tous ces dangers existent surtout à cette période secondaire que l'on dit bénigne et peu grave par elle-même. Certes l'influence du traitement mercuriel est souvent admirable et le mercure administré pendant la grossesse a sauvé bien des vies d'enfants qui, grâce à lui, sont nés à terme et ont vécu. Mais il est reconnu aussi que le mercure ne suffit pas toujours à préserver de tous les accidents ; il peut reculer l'échéance fatale, mais ne parvient pas sûrement à l'empêcher de survenir.

Quelle existence est réservée aux enfants issus de syphilitiques ? Pour quelques-uns qui sont épargnés et vivent dans un état de santé normal (Fournier a réuni 87 observations de sujets syphilitiques traités énergiquement, qui se sont mariés, n'ont pas contagionné leurs femmes et ont eu un total de 156 enfants absolument sains [1]), combien seront exposés, s'ils ne meurent pas par « inaptitude à la vie », par consomption progressive, avec ou sans cause, dans le collapsus et l'athrepsie, à être plus tard des hérédo-syphilitiques vrais ou des hérédo-parasyphilitiques ?

Cette hérédité parasyphilitique qui se traduit par des stigmates dystrophiques a été bien étudiée par le Dr Edmond Fournier [2]. Ces accidents ne sont pas de nature syphilitique vraie, ils se présentent sous des formes variées à l'infini : infantilisme, rachitisme, malformations crâniennes, hydrocéphalie, microdontisme, bec-de-lièvre, malformations de l'oreille, dystrophies oculaires, dystrophies des membres, gigantisme, nanisme, surdi-mutité, pieds-bots, imbécillité, retards de développement, monstruosités, etc. Certains sont compatibles avec l'existence, mais combien précaire est la vie de ces avortons ! Quelles calamités pour la famille et pour la race sont engendrées par une méchante érosion cutanée d'aspect si inoffensif ! C'est pourtant, répétons-le, la syphilis secondaire qui est la cause la plus fréquente de toutes ces misères. Avant de frapper durement le syphilitique lui-même, comme elle le fait à la période tertiaire et à la période de la parasyphilis, la maladie l'éprouve plus durement encore dans ses affections et sur la personne de ses enfants.

Gravité a la période tertiaire. — Avec la période tertiaire nous arrivons à l'étape véritablement néfaste de la syphilis

1. A Fournier. *Syphilis et Mariage.*

2. Edmond Fournier. *Thèse de Paris*, 1898 et *Actualités médico-chirurgicales.* Paris, O. Doin, 1911.

pour le malade : c'est la période des gommes et des scléroses.

Ces lésions peuvent survenir dans tous les organes, et si certains de ces derniers (*système nerveux*, système vasculaire) sont les victimes préférées du tertiarisme, on ne peut pas dire qu'une seule partie de l'individu soit absolument à l'abri de ses atteintes.

A mesure que le pouvoir virulent de la maladie s'affaiblit pour autrui, il semble, en raison de la nature et du siège des lésions qu'il provoque, devenir plus redoutable pour le sujet infecté lui-même : la période secondaire est la période contagieuse, dangereuse pour les autres ; à la période tertiaire, les lésions ne sont plus guère contagieuses, le tréponème y est difficilement retrouvé, mais leur gravité est considérable. Certes la syphilis n'aboutit pas toujours au tertiarisme ; les sujets bien traités sont moins exposés que les autres à cette redoutable échéance ; certains syphilitiques qui ne se sont pas soignés pourront même ne pas présenter d'accidents tertiaires, cela se voit, cela est possible, mais cela est rare ; la majorité des syphilis ignorées ou négligées se traduisent un jour ou l'autre par des désordres graves, quelquefois quinze, vingt ou trente ans après le début de la maladie.

On ne sait pourquoi certaines infections aboutissent à cette troisième période, et pourquoi d'autres n'y arrivent jamais ; pourquoi certaines syphilis sont-elles dès le début malignes ? pourquoi certaines autres, malgré le traitement, sont-elles désespérément rebelles et aboutissent-elles malgré tout aux accidents graves ? Il semble qu'il faille faire la part de l'agent infectant, du terrain, et des prédispositions individuelles. Il est certain, en outre, qu'on peut voir la syphilis tertiaire survenir chez des sujets qui n'ont présenté que des accidents secondaires bénins. Les caractères du chancre initial et des accidents consécutifs ne permettent en rien de prédire la véritable gravité ultérieure de la maladie, comme le prouve la statistique suivante de Fournier :

Sur 2.188 cas de syphilis tertiaire :

Dans 1.561 cas, les accidents tertiaires ont succédé à une période secondaire à allure bénigne.

Dans 272 cas, les accidents tertiaires ont succédé à une période secondaire à allure très bénigne.

Dans 157 cas, les accidents tertiaires ont succédé à une période secondaire à allure muette sans accidents.

Dans 159 cas, les accidents tertiaires ont succédé à une période secondaire d'intensité moyenne.

Dans 39 cas, les accidents tertiaires ont succédé à une période secondaire à accidents sérieux ou graves.

Après avoir paru ménager le malade, la syphilis acquiert tout d'un coup une gravité telle que la mort en est trop souvent le terme fatal.

On voit dès maintenant l'importance énorme de ce fait, pour le traitement de la vérole. Il est impossible de dire qu'une vérole sera bénigne, quand elle paraît bénigne au début ; elle n'en est parfois même que plus redoutable, car cela peut inciter le malade à ne pas se soigner, et les chances de gravité se trouvent par ce fait considérablement augmentées.

Toutes les causes de nature à affaiblir le terrain, à diminuer la résistance de l'individu sont, bien entendu, des causes prédisposantes à son éclosion. L'âge du sujet a son importance. Dans 9 cas sur 27, Fournier a vu des manifestations cérébro-spinales succéder à des syphilis contractées à un âge avancé. De même, la syphilis du premier âge a une gravité particulière à ce point de vue. Les maladies antérieures déprimantes, la tuberculose, les cachexies, l'hérédité pathologique, l'alcoolisme, le paludisme, tous les surmenages favorisent l'apparition du tertiarisme, cela est certain, des observations innombrables l'attestent ; mais en revanche, il n'est pas permis de dire qu'un bon état de santé antérieur, une vie calme et réglée, mettent complètement le sujet à l'abri du tertiarisme. La plus grande cause est, d'après Fournier, l'absence ou l'insuffisance du traitement spécifique. La statistique suivante vient à l'appui de cette proposition. Sur 2.396 observations de syphilis tertiaire, Fournier a relevé[1] :

1. A. Fournier. *Traitement de la syphilis.*

Absence absolue de tout traitement	197 cas
Traitement mercuriel pendant moins de 3 mois .	490 —
— — 6 mois .	399 —
— — 1 an . .	594 —
— pendant 1 an	146 —
— — 1 à 2 ans	357 —
— — 2 à 3 ans	98 —
— — 3 ans	34 —
— — plus de 3 ans. . .	29 —
Traitement ioduré exclusif	45 —
— par autres médications (herbes, homeopathie, etc.)	7 —

Fournier admet que sur 100 malades tertiaires il y en a 78 qui ne se sont pas traités ou se sont mal traités.

19 qui ont suivi un traitement moyen.

3 qui se sont bien traités.

Rollet[1], dans sa clientèle lyonnaise, arrive à cette conclusion que 5 p. 100 de ses clients de ville bien traités arrivent au tertiarisme, tandis que la clientèle d'hôpital où le traitement est inférieur et irrégulier donne un pourcentage de 15 p. 100.

Mauriac[2] accepte cette cause de l'insuffisance du traitement ; mais « il ne faut pas croire, dit-il, que toutes les syphilis insuffisamment traitées soient condamnées à devenir tôt ou tard tertiaires. D'un autre côté on s'exposerait à bien des déceptions, si on croyait trouver dans un traitement spécifique bien institué et administré suivant toutes les règles qu'enseigne une pratique consommée, une garantie absolue contre les accidents tertiaires. Pour ma part, je les ai vus un grand nombre de fois survenir en plein traitement, et j'étais stupéfait qu'aucun des deux spécifiques n'ait eu une action préventive suffisante pour retarder au moins leur apparition. Ces réserves que je suis obligé de faire, et bien à contre-cœur assurément, ne doivent pas diminuer notre confiance dans le mercure et l'iodure de potassium. Mais il faut que notre foi en eux ne soit pas trop aveugle, qu'elle ne nous empêche pas de

1. Rollet. *Recherches cliniques et expérimentales sur la syphilis*. Paris, 1869.

2. Mauriac. *Traité de la syphilis tertiaire*, Paris, 1890, p. 43.

voir les tristes exemples que nous donne parfois leur impuissance, quand il s'agit, non pas seulement de prévenir, mais souvent aussi de guérir les accidents syphilitiques à toutes les phases de la maladie et principalement à la phase tertiaire. »

La syphilis tertiaire, avons-nous dit, peut frapper partout ; voici à ce sujet le tableau dressé par Fournier sur 4.700 malades tertiaires, qui montre la fréquence de ses diverses localisations [1] :

Accidents intéressant la peau (syphilides tertiaires)	1.518 cas
Tumeurs gommeuses (gommes) sous-cutanées . . .	220 —
Lésions tertiaires des organes génitaux	285 —
— de la langue.	277 —
— du palais et du voile.	218 —
— du pharynx et de la gorge. . . .	118 —
— des lèvres.	45 —
— des amygdales	12 —
— de la muqueuse nasale.	10 —
Lésions osseuses	556 —
— osseuses du squelette nasal et du palais osseux.	241 —
Lésions articulaires.	22 —
— du système musculaire	23 —
— du tube digestif.	22 —
— du larynx et de la trachée.	36 —
— du poumon	23 —
— du cœur	12 —
— de l'aorte.	14 —
— du foie	11 —
— du rein.	39 —
— du testicule.	255 —
— de l'œil	111 —
— de l'oreille	28 —
— des artères et des veines	17 —
Syphilis du cerveau.	803 —
Accidents cérébro-spinaux	29 —
Monoplégies	6 —
Syphilis de la moelle	148 —
Tabes (ataxie locomotrice)	675 —
Tabes cérébro-spinal	45 —
Névrites et atrophies musculaires	24 —
Paralysie générale	122 —

1. A. Fournier. *Bullet. de la Soc. de Prophylaxie sanit. et morale*, 1901, p. 12.

Paralysies oculaires.	124 cas
Hémiplégie faciale	24 —
Affections nerveuses diverses	9 —
Localisations diverses	22 —

On voit, d'après ce tableau, quelle est la fréquence considérable des complications nerveuses.

Assez rarement la syphilis tertiaire se traduit par plusieurs manifestations morbides simultanément ; le plus souvent, elle se traduit par un ou deux symptômes isolés, mais graves ; *car les manifestations tertiaires sont toujours graves,* leur évolution est éminemment destructive, qu'il y ait gomme ou sclérose il y a toujours destruction plus ou moins complète des tissus ou des organes atteints. La gravité de ces lésions est naturellement variable suivant leur siège, si une gomme de la peau peut guérir en ne laissant que des cicatrices, une lésion tertiaire de l'œil, du larynx, d'un viscère, de la moelle, du cerveau aura, cela se conçoit, une gravité incomparablement plus grande, car elle lésera ou détruira une fonction importante.

A quel moment commence le tertiarisme ? cela est variable, le plus souvent le malade n'a pas présenté d'accidents depuis plusieurs mois ou plusieurs années, il se croit guéri, ne se traite plus ou se traite mal et tout d'un coup éclate un accident tertiaire ; quelquefois c'est la première année de l'infection (syphilis malignes précoces), quelquefois beaucoup plus tard, vingt, trente, quarante ans après le chancre, en réalité cela peut être à tout âge de la syphilis.

Combien de temps dure cette période ? On peut dire sans exagération qu'elle n'a pas de limites ; on voit des syphilis durer cinquante ans et plus. Fournier cite le cas d'un vieillard syphilitique depuis l'âge de dix-neuf ans, qui, à soixante-neuf ans, eut une lésion syphilitique du maxillaire et à soixante-douze ans une gomme de la cuisse ; et cet autre observé par le Dr Petit qui, après avoir eu la vérole à vingt ans, eut une syphilide tuberculo-crustacée à quatre-vingt-sept ans !

Cependant le moment le plus fertile en accidents est la troisième année de la maladie, la décroissance se fait ensuite progressivement, comme le prouve cet autre tableau de Fournier qu'il faudrait citer à chaque ligne quand on parle du tertiarisme.

Sur 4.000 hommes et 400 femmes de sa clientèle de ville il a déterminé la date d'apparition des accidents tertiaires :

Années où sont apparus les accidents tertiaires.	Nombre des cas.
1re année	278 cas
(dont 90 syphilis malignes précoces).	
2e année	453 —
3e —	471 —
4e —	388 —
5e —	357 —
6e —	326 —
7e —	274 —
8e —	211 —
9e —	195 —
10e —	233 —
11e —	142 —
12e —	134 —
13e —	114 —
14e —	113 —
15e —	117 —
16e —	95 —
17e —	70 —
18e —	75 —
19e —	66 —
20e —	78 —
21e —	36 —
22e —	35 —
23e —	30 —
24e —	29 —
25e —	26 —
26e —	20 —
27e —	14 —
28e —	21 —
29e —	15 —
30e —	17 —
31e —	11 —
32e —	6 —
33e —	7 —
34e —	4 —
35e —	2 —
36e —	5 —

Années où sont apparus les accidents tertiaires.	Nombre des cas.
37e année	5 cas
38e —	3 —
39e —	3 —
40e —	5 —
41e —	4 —
42e —	2 —
43e —	2 —
44e —	1 —
45e —	1 —
46e —	2 —
52e —	1 —
54e —	1 —
55e —	1 —

Tout commentaire affaiblirait l'importance de cette statistique. Le syphilitique reste toujours exposé aux accidents du tertiarisme, le traitement spécifique le mieux conduit ne supprime pas toujours leur apparition ou leur évolution, et ces accidents sont toujours graves.

Notre intention n'est pas, dans cet ouvrage, de citer tous les accidents du tertiarisme ; ce que nous avons fait pour la période secondaire n'a pas sa raison d'être à la période tertiaire, car si la gravité des lésions est somme toute l'exception à la deuxième période de la syphilis, elle est la règle à la troisième. Il est inutile de répéter que la syphilis du cerveau est une affection grave, puisque sur plusieurs centaines de cas Fournier[1] arrive aux chiffres suivants :

Guérison	28 p. 100
Mort	19 —
Survie	59 —

Mais la survie se fait dans des conditions telles que la mort serait préférable parfois, le malade est définitivement un infirme, un paralytique, un gâteux et la mort pour n'être pas immédiate n'en est pas moins prochaine et inévitable du fait de la maladie.

1. *Bullet. de la Soc. de Prophylaxie sanit. et morale*, 1901, p. 14.

Grave, la syphilis l'est encore quand elle atteint la moelle, le larynx, le foie, le rein, le poumon, le cœur, les artères, l'aorte où l'anévrysme est dans la majorité des cas d'origine syphilitique — n'insistons pas.

Gravité extrême de la parasyphilis. — Il faut cependant dire un mot encore, car quand la période tertiaire est terminée, quand la maladie semble avoir accompli sa redoutable évolution, ce n'est pas fini. Le malade reste exposé à d'autres dangers, plus effroyables encore quant à leur terminaison, ce sont les dangers de la parasyphilis. La parasyphilis n'est sans doute pas par nature d'origine purement syphilitique, le traitement spécifique qui donne des résultats contre les accidents syphilitiques, ce qui est une consolation, n'a plus d'action contre la parasyphilis; la présence du tréponème, agent causal de la syphilis, n'est plus constatée dans les lésions parasyphilitiques, mais cependant la réaction de Wassermann pratiquée sur le liquide céphalo-rachidien des paralytiques généraux ou des tabétiques est positive dans 90 à 95 p. 100 des cas de paralysie générale et dans 70 ou 80 p. 100 des cas de tabes[1].

Ces constatations récentes et la fréquence clinique de ces lésions chez les syphilitiques les rendent inséparables de l'histoire de la vérole.

La paralysie générale, le tabes et la leucoplasie productrice du cancer viennent ajouter leurs chances de mort aux manifestations graves du tertiarisme.

La paralysie générale est rare avant la cinquième année qui suit le chancre, elle apparaît surtout de la sixième à la douzième, et diminue de fréquence jusqu'à la vingtième année où son apparition devient exceptionnelle. L'influence prépondérante de la syphilis ou de l'hérédo-syphilis dans l'étiologie de la paralysie générale est généralement admise. Les statistiques de Sérieux et Farnarier admettent une étiologie syphilitique certaine dans 78 p. 100 des

1. Gastou et Girauld. *Diagnostic de la syphilis*, p. 83.

cas; Régis arrive à la proportion plus considérable encore de 83,33 p. 100[1]. La mort est la terminaison fatale de cette maladie; on peut observer des rémissions, mais la démence, et les autres accidents reprennent d'ordinaire leur marche fatale. La durée moyenne est de trois à quatre ans, mais l'évolution peut se faire en quelques mois, ou au contraire, le malade peut traîner une vie misérable pendant huit ou dix ans.

Le tabes débute surtout entre la cinquième et la dixième année de la syphilis. Dans une statistique portant sur 1.000 tabétiques, Fournier a démontré que 93 p. 100 étaient des syphilitiques certains[2]. Le tabes est moins grave que la paralysie générale, en ce sens que son pronostic est moins rapidement fatal, l'évolution est lente, chronique, sujette à des rémissions parfois très longues. On peut voir des tabétiques survivre vingt, trente ans et même davantage, mais ils sont pendant ce temps exposés à un grand nombre de phénomènes morbides rendant la vie ordinaire impossible: les douleurs, l'ataxie, les paralysies, les troubles de la sensibilité, les troubles trophiques ou viscéraux, la cécité possible, et d'autre part la tuberculose, les maladies intercurrentes, la morphinomanie si fréquente chez les tabétiques sont des facteurs de gravité sur lesquels il est inutile d'insister.

La leucoplasie, dont la nature est encore discutée, est cependant le plus souvent de nature syphilitique. Depuis le congrès de Londres de 1881, les dermatologistes les plus modérés se sont pour la plupart ralliés à l'opinion de Schwimmer qui considère tout au moins que la syphilis est pour la leucoplasie un facteur de premier ordre, d'autres à la suite de Kaposi admettent l'origine syphilitique constante[3].

C'est l'opinion du Pr Gaucher[4], qui estime que l'origine syphi-

1. *Traité de médecine et thérapeutique*. Brouardel-Gilbert. Paris, 1902. Tome IX. Art. Paralysie générale, p. 160.

2. A. Fournier. *Bulletin Médical*, 4 décembre 1901.

3. *La pratique dermatologique*. Besnier, Brocq et Jacquet. Paris, Masson, 1901. Tome II, p. 1000.

4. Gaucher. La leucoplasie linguale. *Presse Médicale*, 8 juillet 1903. Congrès Intern. Médecine. Paris, août 1900.

litique est prouvée dans 95 p. 100 des cas. Suivant Fournier, 80 p. 100 des leucoplasiques sont syphilitiques[1]. La durée de la leucoplasie est des plus variables, dans certains cas graves, elle peut aboutir à la mort en moins de deux ans, dans certains cas bénins, elle peut se terminer par guérison. Mais le plus souvent, avec des périodes de rémission ou d'aggravation, elle persiste toute la vie, et l'abrège par les complications auxquelles elle donne lieu; ces complications peuvent être banales, inflammatoires, douloureuses ou spéciales, nous voulons parler de la transformation épithéliomateuse.

La dégénérescence cancéreuse est suivant les uns accidentelle, suivant les autres une terminaison normale de la leucoplasie. Vidal admettait que cette transformation se produisait dans la moitié des cas.

Barthélemy, sur 55 cas, ne relève que 7 transformations cancéreuses, soit 13 p. 100[2].

Fournier, sur 324 cas observés de leucoplasie, en a vu 97 aboutir au cancer[3]. La dégénérescence cancéreuse est assez fréquente, mais peut-être n'est-elle pas aussi fréquente qu'on a bien voulu le dire, telle est du moins l'opinion de Poirier[4], qui sur 20 épithéliomas de la langue a noté seulement 5 fois la coïncidence de la leucoplasie.

Certaines formes de leucokératose sont plus sérieuses les unes que les autres; la leucokératose de la langue paraît plus grave que celle de la cavité buccale, mais la localisation la plus grave, celle qui paraît évoluer presque fatalement vers la transformation épithéliomateuse est la leucoplasie vulvo-vaginale[5].

Quoi qu'il en soit de ces questions complexes, nous ne nous avançons pas trop en disant que les affections parasyphilitiques :

1. Fournier. Congrès Intern. de Médecine, Paris, 1900. *Presse Médicale*, 1900, n° 77, p. 193.

2. Barthélemy. *Revue des maladies cancéreuses*; n° 2. Mars 1900.

3. A. Fournier. *Congrès internat. de Médecine*. Paris, 1900.

4. Poirier. *Soc. de Chirurgie*. Paris, 12 juillet 1905.

5. De Magondeau. *Thèse de Paris*, 1897. In Pratique dermatologique. II, p. 1011.

paralysie générale, tabes, leucoplasie avec dégénérescence cancéreuse possible, assombrissent considérablement le pronostic de la syphilis et sont inséparables de l'histoire de cette maladie.

C. La syphilis peut entrainer la mort. — Nous avons vu les accidents graves que la syphilis peut provoquer à toutes ses périodes ; elle peut entraîner la mort, surtout à la période tertiaire, directement ou indirectement (parasyphilis) ; mais on a signalé également des cas où la terminaison fatale a pu survenir dès le début de l'évolution de la maladie.

Cas mortels a la première période. — A la première période, la mort est une complication exceptionnelle, une véritable rareté, mais elle a été signalée cependant[1]. Dans un cas signalé par Ricord[2], un chancre phagédénique gangréneux du méat chez un sujet alcoolique se termina par la mort en quelques jours, malgré plusieurs cautérisations et malgré le traitement mercuriel, qui n'arrêtèrent ni la propagation gangréneuse, ni l'invasion des symptômes généraux.

Cas mortels a la deuxième période. — A la période secondaire, la mort est également une terminaison rare ; indirectement la syphilis secondaire consomptive peut préparer le terrain à la tuberculose ou à une affection intercurrente mortelle. Mais directement la mort peut survenir dans la syphilis secondaire du larynx, par asphyxie, si la trachéotomie ou l'intubation ne sauvent pas le malade atteint d'œdème consécutif à une laryngite ulcéreuse par exemple, ou de périchondrite du larynx dont Fournier et Castex ont rapporté un cas, terminé par une pneumonie infectieuse mortelle trente-six heures après la trachéotomie.

L'observation que nous avons rapppelée plus haut, de Hayem et Paul Tissier, prouve que l'on peut mourir de typhose ulcéreuse syphilitique.

1. Ory. *Thèse de Paris*, 1876.

2. Cité par A. Fournier. *Traité de la syphilis*. I, p. 211.

Fournier et Gastou ont réuni 25 cas d'ictère grave secondaire, tous terminés par la mort dans le coma. Sur les 30 cas, également réunis par Fournier, de néphrite syphilitique secondaire survenue pendant la première année de l'infection, on relève 10 cas de mort, soit un tiers des cas où malgré une médication spécifique intensive la mort est survenue quoi qu'on ait pu faire[1].

Cas mortels a la période tertiaire. — A cette période, nous l'avons vu, tout change, c'est la période périlleuse par excellence, où la mort est une terminaison fréquente des accidents, toujours graves. « Quelles que soient la bénignité et la rareté des atteintes du tertiarisme, il doit contribuer à abréger l'existence. Mais souvent il tue brusquement ou à bref délai, surtout quand il se détermine sur les centres nerveux. J'ai vu des malades être emportés en quelques semaines par des myélopathies aiguës qu'on ne pouvait rattacher qu'à la syphilis. Enfin, il y a la mort qui est préparée par une période plus ou moins longue de cachexie syphilitique, dont elle est presque inévitablement la terminaison soit dans le tertiarisme aigu, généralisé et précoce des syphilis malignes, soit beaucoup plus tard dans les vieilles syphiloses du foie, de la rate et des reins » (Mauriac[2]).

Blaschko[3] a donné le tableau de mortalité suivant, qui est celui de la compagnie d'assurance de Gotha, et qui donne la fréquence de la mortalité par diverses maladies chez les assurés :

Mortalité moyenne de tous les assurés	100
Tuberculose	48
Maladies des organes respiratoires	99
Maladies infectieuses	110
Maladies à symptômes malins	160
Affections rénales	164
Ensemble global de la mortalité par syphilis	168
Maladies de l'estomac et de l'intestin	184
Maladies de l'appareil respiratoire	216

1. A. Fournier. *Traité de la syphilis.*
2. Mauriac. *Syphilis tertiaire*, 1890, p. 35.
3. Blaschko. *Rapport au Congrès de Budapest*, 1909.

Suicides	222
Apoplexie	228
Maladies mentales et cérébrales en dehors de paralysie	245
Paralysies	503
Maladies de la moelle épinière	667
Anévrysmes	680

Si la mortalité moyenne normale de tous les assurés est représentée par 100, celle due à la syphilis est de **168**, et cette mortalité s'élève avec les années à 196, c'est-à-dire qu'elle arrive à près de 200.

La mortalité des syphilitiques est ainsi, vers l'âge de trente-six à cinquante ans, presque le double de la mortalité de la totalité des assurés non syphilitiques.

Et il faudrait y ajouter un grand nombre de cas rangés sous les quatre derniers chefs, ce qui augmenterait singulièrement le chiffre.

Il apparaît que cette effroyable mortalité des syphilitiques appartient, pour la plus grande partie, non pas à la période dite « tertiaire », mais surtout aux maladies du système nerveux et vasculaire d'origine syphilitique, c'est-à-dire certaines maladies de l'aorte, en particulier les anévrysmes, ensuite le tabes, la paralysie générale progressive et en second lieu d'autres maladies chroniques des mêmes organes.

Jullien [1] cite un cas de Diday où une syphilis galopante chez un quinquagénaire détermina la mort par ulcération de la peau sur les deux cinquièmes environ de sa surface totale.

En parcourant les ouvrages de Mauriac sur la syphilis tertiaire, que de morts on trouve : Dans une observation [2] six mois après le chancre, malgré le traitement mercuriel, mort par œdème glottique avec symptômes de syphilis rénale.

Un garçon débile, sept mois après le chancre, fait de la syphilis du rein, il meurt cinq semaines après [3].

1. Jullien *Traité des maladies vénériennes*, p. 615.
2. Mauriac. *Syphilis tertiaire*, p. 285.
3. Mauriac. *Syphilis tertiaire*, p. 300.

Une observation de Perroud [1] concerne un garçon de vingt-deux ans, il fait une néphrite deux mois après son chancre et quarante jours après, un érysipèle de la jambe; pneumonie et mort.

Un garçon de vingt ans est atteint de néphrite deux mois après le chancre. Deux mois après, rupia et mort (Rémy).

Rayer cite une néphropathie mortelle survenant sept ans après le chancre chez un garçon de vingt-huit ans.

Et combien d'autres observations de Negel, de Talamon et Lécorché, de Wagner, de Lacombe, de Barthélémy, de Balzer, de Gangolphe, de Dieulafoy, où malgré le traitement mercuriel l'évolution fatale se produisit à la suite de syphilis du rein.

La syphilis tertiaire du larynx et de la trachée ont un bilan non moins désastreux. En 1882, Lancereaux publie l'autopsie d'un syphilitique mort par asphyxie due à une gomme laryngienne sous-muqueuse. Letiévant (de Lyon, 1878) trachéotomise en 1876 un syphilitique qui souffrait depuis trois ans de son larynx à la suite de la syphilis ; il meurt deux ans après d'asphyxie [2]. Maunoir [3] publie une observation de Bucquoy et Krishaber où une syphilis végétante du larynx nécessite la trachéotomie malgré le traitement spécifique — mort onze jours après. — Sur 157 cas d'œdème glottique, affection si souvent mortelle, dit Sestier, il y en a 14 dus à la tuberculose et 21 à la syphilis.

Prengrueber [4] a cité le cas d'une jeune fille de dix-huit ans qui neuf mois après le chancre eut de la dyspnée, des accès d'asphyxie et mourut subitement asphyxiée par une ulcération syphilitique de la trachée, constatée à l'autopsie.

Une observation de Moissenet [5] relate le cas d'une femme qui un an après un chancre traité par le mercure et l'iodure a de la dyspnée et de l'asphyxie, elle meurt malgré la trachéotomie : elle

1. Perroud. *Journal de Médecine de Lyon*, 1867.
2. Observations citées par Mauriac, *loc. cit.* ou par Dieulafoy. *Cliniques*, 1899.
3. Maunoir. *Bullet. Soc. anatom.*, 1871, p. 269.
4. Prengrueber. *Algérie Médicale*, 1870, n° 1.
5. *Soc. médic. des hôpitaux de Paris*, 8 sept. 1858.

avait un rétrécissement syphilitique de la trachée à son extrémité inférieure et de la bronche gauche.

De même, c'est un rétrécissement de la bronche qui cause la mort subite par asphyxie du malade de Worms, quatre ans après un chancre bénin et traité [1].

Les gommes et les scléro-gommes du poumon seules ou associées à d'autres lésions viscérales (larynx, trachée, cerveau, foie) ont souvent causé la mort comme le montrent les observations recueillies dans la thèse de Jacquin [2], les publications de Lancereaux [3], de Hanot [4], de Powlinoff [5], de Henoch [6], de Wilks [7], de Chvostek [8], de Dieulafoy [9], etc.

La mort par syphilis de l'œsophage se retrouve dans les observations de West [10], de Virchow (1850).

Les leçons de Cornil sur la syphilis [11], contiennent des documents anatomo-pathologiques sur des gommes de l'estomac ; Galliard [12] indique le pronostic toujours grave de cette localisation de la syphilis. Nombreuses sont les observations récentes de Fournier [13], de Dieulafoy [14] dans lesquelles à côté de guérisons par le traitement on trouve des cas de mort.

Sur 19 malades atteints de syphilis du foie, Chvostek [15] relate 1 amélioration, 2 guérisons, et 15 morts.

Jullien [16] dans sa statistique des lésions syphilitiques du cœur,

1. *Gazette des hôpitaux*, septembre 1869.
2. Jacquin. *Thèse de Paris*, 1884.
3. Lancereaux. *Académie de Médecine*, 1877.
4. Hanot. *Progrès médical*, 1881, p. 285.
5. Powlinoff. *Arch. für path. Anat. und Phys.*, 1879, p. 162.
6. Henoch. *Deutsches Arch. für klin. Med.*, 1879.
7. Wilks. *Trans. of the Path. soc. of London*, IX, p. 55.
8. Chvostek. *Wien. med. Woch. Arch.*, 1877, n° 33.
9. Dieulafoy. *Cliniques*, 1899.
10. West. *Journal de Dublin*, 1866.
11. Cornil. *Leçons sur la syphilis*, 1879, p. 406.
12. Galliard. *Thèse de Paris*, 1882.
13. A. Fournier. *Académie de Médecine*, 1898
14. Dieulafoy. *Cliniques*, 1899.
15. Chvostek. *Vierteljahrschrift. für Dermat. u. Syph.*, 1881.
16. Jullien. *Traité des maladies vénériennes*, p. 946.

sur 50 observations de sources diverses, relève 25 cas de mort, subite le plus souvent.

La syphilis des artères et de l'aorte, en particulier, a donné lieu à toute une série de travaux dans lesquels il est possible de retrouver de très nombreux cas à terminaison fatale [1].

La gravité bien connue des accidents portant sur le système nerveux et principalement sur le cerveau nous permettra d'être brefs. Mauriac [2] cite 59 observations de lésions cérébrales aboutissant toutes à la mort rapide ou prochaine avec déchéance antérieure (imbécillité, paralysies).

La statistique de Gjor [3] donne sur 30 malades atteints de syphilis cérébrale.

Guérisons	5
Améliorations	12
Sans changement	6
Morts	7

Lagneau fils, — sur 147 cas — 83 terminaisons plus ou moins heureuses : 57 morts dont 7 par maladie incidente.

Fournier — sur 90 cas — 30 guérisons vraies, 13 guérisons relatives, 47 à terminaison mauvaise, dont 14 morts rapides.

33 infirmités graves à évolution fatale.

D'après Fournier, on peut, sur 100 cas de syphilis cérébrale, admettre que 22 se terminent favorablement et 78 se terminent mal : 19 par mort rapide, 59 par paralysies, déchéance et désordres à évolution fatale.

Les myélopathies syphilitiques sont moins fréquentes que les encéphalopathies. Mauriac admet qu'il y a 20 ou 30 encéphalopathies spécifiques pour une myélopathie ; mais leur gravité n'est guère moindre.

Parasyphilis. — Il nous reste à parler de la léthalité de la parasyphilis : Paralysie générale, tabes, leucoplasie cancéreuse.

1. *Thèses* de Legendre, Paris, 1883 ; de Verdié, Paris, 1881.
2. Mauriac. *Syphilis tertiaire*, p. 878 et suiv.
3. Gjor. Cité par Mauriac, *loc., cit.*, p. 932.

Mais nous l'avons dit déjà, le simple énoncé de ces trois terribles maladies équivaut à un arrêt de mort plus ou moins rapprochée.

Dans la paralysie générale, la mort est la terminaison fatale dans un délai de quelques mois à huit ans, au maximum, dans des cas presque exceptionnels. Elle survient d'ordinaire au cours des trois premières années.

Dans le tabes, la mort peut être plus lente à venir; l'affection peut continuer son évolution vingt ans, trente ans et même plus, mais la marche du tabes est fatalement progressive; et si la mort peut être retardée, elle survient quand même du fait même de la maladie ou d'une affection intercurrente.

Il faut reconnaître que le cancer qui complique la leucoplasie affecte parfois une allure assez bénigne et même curable s'il est pris à temps; mais malgré cette restriction un peu consolante, la mort est malheureusement la terminaison trop fréquente de cette complication de la syphilis.

Mort dans la syphilis héréditaire. — Nous avons insisté déjà en étudiant la morbidité de la syphilis, sur la gravité effroyable de la syphilis héréditaire. Nous avons vu dans quelles proportions mouraient les enfants issus de syphilitiques : 28 p. 100 de morts quand le père seul est syphilitique, 71 à 96 p. 100 de morts quand la mère seule est syphilitique, 77 p. 100 environ quand les deux parents sont syphilitiques.

Le Dr Eudlitz [1] a fait le pourcentage des enfants mort-nés par hérédo-syphilis, en l'année 1900, pour toute la France : sur 39,246 mort-nés, on peut compter 40 p. 100 d'hérédo-syphilitiques (Pinard) ce qui donne un total de 15.698 hérédo-syphilitiques morts au moment de leur naissance.

Plus consolante est la statistique suivante donnée par Fournier. La mortalité infantile par hérédo-syphilis est de 3 p. 100 chez les sujets traités. Elle est de 82 p. 100 chez les sujets non traités [2].

Quand l'enfant né de parents syphilitiques est vivant [3] : ou bien

1. Eudlitz. *Bullet. de la Soc. de Prophylaxie sanit. et morale*, 10 janvier 1902.

2. A Fournier. *Syphilis et Mariage*.

3. A. Fournier. *Eod. loco*, p. 94.

il naît avec la syphilis et en ce cas à force de soins, nous parvenons bien à en guérir un certain nombre ; mais quoi que nous puissions faire, en *dépit de tout traitement*, un très grand nombre succombent. *Rien n'est meurtrier comme la syphilis infantile héréditaire*. (Fournier) ; ou bien la tare syphilitique engendre les avortons, les débiles, les idiots dont nous avons parlé. Ces malheureux petits êtres peuvent mourir subitement sans causes, ni lésions appréciables, par débilité native ; rares sont les cas où ils traînent longtemps leur misérable existence.

Il faut ajouter que l'enfant stigmatisé par la syphilis héréditaire précoce, même s'il est guéri momentanément par le traitement, reste exposé aux éventualités plus ou moins éloignées de l'hérédo-syphilis tardive. La syphilis héréditaire tardive peut frapper ultérieurement non seulement les enfants guéris peu après leur naissance d'accidents héréditaires spécifiques, mais encore ceux qui paraissaient avoir échappé à l'hérédité syphilitique. Leur croissance est retardée et dans leur adolescence ou leur jeunesse apparaissent trop souvent, outre les troubles généraux de l'évolution organique, des accidents analogues à ceux de la syphilis acquise.

CHAPITRE II

PARASITOLOGIE. — SYPHILIS EXPÉRIMENTALE RÉACTION DE WASSERMANN

Bien que nous n'envisagions dans cet ouvrage, que le traitement et la prophylaxie de la syphilis, il est indispensable que nous résumions, en quelques lignes rapides, les découvertes qui ont amené à la conception actuelle de la syphilithérapie, qui nous ont fait passer du domaine pur de l'empirisme à la thérapeutique scientifique.

Trois étapes jalonnent la voie nouvelle : la découverte du parasite de la syphilis, celle de sa transmissibilité à l'animal, celle, enfin, de la possibilité de constater dans le sérum du sujet infecté la preuve de l'existence de l'infection.

C'est à la recherche du parasite, à la constatation des modifications qu'il subit, sous l'influence des médicaments, c'est à la réaction de Wassermann que nous demanderons la preuve de l'efficacité de la médication employée. C'est chez l'animal expérimentalement infecté que nous vérifierons tout d'abord l'activité et la toxicité des moyens nouveaux et que nous trouverons le critérium qui les condamne ou qui en autorise l'emploi.

Historique. — La syphilis, depuis le xve siècle, reconnue comme maladie essentiellement infectieuse et contagieuse, est cependant restée, jusqu'à nos jours, un peu isolée dans le cadre des infections, pour la raison simple que si l'on était bien certain de son caractère contagieux, et partant de son essence parasitaire, on ne possédait sur sa nature intime aucune connaissance précise. Son évolution, son étiologie, son diagnostic, son pronostic même étaient bien connus, mais la cause essentielle en était complètement ignorée.

Empirisme. — Il ne faut pas trop médire de l'empirisme, puisque c'est à lui que nous devons le médicament admirable qu'a été et qu'est encore le mercure dans la thérapeutique antisyphilitique. Le mercure fut, en effet, le premier médicament méritant le nom de spécifique, mais ce fut par assimilation, peut-être même par hasard, comme nous le verrons, qu'il fut employé pour la première fois au xvie siècle. Les mêmes circonstances présidèrent à la naissance de l'iodure, cet autre spécifique de la vérole, qui après avoir eu une vogue supérieure à son mérite, a fini cependant par triompher de la déconsidération exagérée à laquelle fit place l'enthousiasme du début.

Pendant plusieurs siècles, on admit que le mercure et l'iodure étaient les médicaments à opposer à la syphilis, parce que leur action s'exerçait manifestement sur les symptômes de cette affection ; quant à savoir comment ils agissaient, par quel mécanisme ils influençaient la maladie elle-même, cela n'était pas possible, puisque la cause efficiente de la syphilis était inconnue.

Actuellement, en effet, pour établir le traitement rationnel d'une maladie infectieuse, il faut avant tout en connaître exactement l'agent causal. La thérapeutique moderne est surtout une thérapeutique étiologique. Aussi, jusqu'à nos jours, les recherches se multiplièrent-elles pour arriver à cette cause de la syphilis et nombreux furent les micro-organismes accusés d'être les auteurs responsables de la maladie.

Nous ne ferons pas un historique complet de la microbiologie de la syphilis. Nous renvoyons le lecteur au bel ouvrage de Levaditi et Roché[1] où cette question est longuement traitée et auquel nous avons fait de nombreux emprunts.

En 1837, Donné[2] pensa qu'un animalcule du genre vibrion découvert par lui dans les ulcérations génitales syphilitiques, était l'agent causal de la maladie. Après les critiques de Ricord[3], dans un nouveau travail paru en 1844, Donné fut lui-même moins affirmatif sur la spécificité du *vibrio lineola;* cependant il est intéressant, au simple point de vue historique, de rappeler aujourd'hui le vibrion de Donné, maintenant que nous connaissons le spirochæta refringens décrit plus tard par Schaudinn.

En 1884, Lustgarten[4] découvre un bacille acido-résistant que Bitter, Alvarez et Tavel ont assimilé dans la suite au bacille banal du smegma.

De nombreux auteurs incriminèrent des streptocoques ou des diplocoques divers, comme Kassowitz et Hochsinger[5], Disse et

1. Levaditi et Roché. *La syphilis* (Expérimentation, Microbiologie, Diagnostic). Paris, Masson, 1909.

2. Donné. *Recherches microscopiques sur la nature du mucus et de la matière des divers écoulements des organes génito-urinaires chez l'homme et chez la femme.* Paris, 1837.

3. Ricord. *Traité pratique des maladies vénériennes*, Paris, 1838, p. 56.

4. Lustgarten. *Wien. mediz. Jahrbücher*, 1885, n° 1, p. 89.

5. Kassowitz et Hochsinger. *Wien. mediz. Blätter*, 1886, n° 1-4.

Taguchi[1], Van Niessen[2], Joseph et Piorkowsky[3], mais la spécificité de ces microbes et de leurs cultures ne reposait pas sur des bases probantes. En 1906, Jullien et Justin de Lisle ont décrit à nouveau un bacille analogue au bacille de Lustgarten ; leurs recherches poursuivies dans le laboratoire de Metchnikoff à l'Institut Pasteur furent désavouées par Metchnikoff qui ne les jugea pas convaincantes. — C'est cependant ce bacille polymorphe qui a servi à Champagne, à Quéry, à Regnier, pour la préparation de divers sérums dont la spécificité est loin d'être démontrée[4], et sur lesquels nous reviendrons brièvement plus loin. En 1905, Schüller signale un protozoaire dans les lésions syphilitiques, et parvient à le cultiver[5]; la même année, Siegel[6] après des recherches sur les fièvres éruptives, qu'il croit causées par un protozoaire *Cytorrhyctes*, décrit une variété, le *Cytorrhyctes luis* spécifique de la syphilis. Cette découverte de Siegel eut du moins le mérite de motiver la réunion d'une commission de contrôle composée de savants parmi lesquels se trouvaient ceux qui devaient découvrir le véritable agent causal de la syphilis.

Ce fut au mois de février 1905 que Köhler, directeur de l'office sanitaire de Berlin, nomma une commission qui devait vérifier l'existence du cytorrhyctes luis de Siegel : Elle était composée de Hoffmann, premier assistant de Lesser, pour la clinique et l'histologie, de Neufeld et Gonder, pour la bactériologie et de Schaudinn, pour la zoologie. Schaudinn, très au courant de tout ce qui concernait la question des spirilloses, rechercha en vain le micro-organisme de Siegel, mais il vit pour la première fois le 3 mars 1905, dans le suc de la face profonde d'une papule syphi-

1. Disse et Taguchi. *Das Contagium des Syphilis*, Tokio, 1887.

2. Van Niessen. *Wien. mediz. Woch.*, 1906, nº 27.

3. Joseph et Piorkowski. *Berlin. klin. Woch.*, 1902, nºs 12 et 13 et *Deutsche mediz. Woch.*, nºs 50, 52.

4. Régnier. *Sérothérapie de la syphilis*. Paris, Maloine, 1911.

5. Schüller. *Centralbl. f. Bakter.*, vol. XXVII, p. 516, vol. XXXII, p. 312. *Deutsche Aerztezeit.*, 1905, fasc. 12.

6. Siegel. *Abhandl. des kgl. preuss. Akademie des Wissenchaften.*, Berlin, 1905. *Mediz. Klin.*, 1905, nº 56, p. 1449. *Münch. med. Woch.*, 1906, nºs 28-29. *Centralbl. f. Bakt.*, 1906, vol. XLII, fasc. 3 et 4.

litique extirpée par Hoffmann, le *treponema pallidum*. Schaudinn, en collaboration avec Hoffmann, se mit à l'étude et recercha ce spirille dans diverses productions syphilitiques. — La première note qu'ils publièrent[1] mentionne simplement l'existence, dans les lésions syphilitiques primaires et secondaires, de deux variétés de spirochètes : le spirochæta pallida et le spirochæta refringens. Le spirochæta refringens, plus gros, à spires moins nombreuses et moins serrées que son congénère, fut vite reconnu comme non spécifique de la vérole, on le retrouvait en effet dans des lésions banales, tandis que le treponema pallidum plus mince, plus difficile à étudier, paraissait jouer un rôle important dans l'étiologie de la syphilis.

Dans un second travail[2], Schaudinn et Hoffmann, pour prouver que le spirochète découvert par eux, n'était pas un agent d'infection secondaire banal, existant seulement dans les lésions ouvertes (chancres, papules), apportèrent la preuve de son existence dans les ganglions lymphatiques au voisinage du chancre. Cependant, à cette époque même, avec une prudence admirable, les auteurs se gardaient de toute affirmation, laissant aux recherches futures le soin de confirmer ou d'infirmer leur découverte. Schaudinn envoya à divers savants étrangers ses préparations microscopiques en leur demandant leur avis. Il pria Metchnikoff de lui envoyer des frottis de chancres inoculés aux singes pour qu'il pût y rechercher le tréponème.

Peu avant la découverte de Schaudinn, Bordet et Gengou[3] avaient trouvé dans un chancre syphilitique des spirochètes fins et difficilement colorables qu'ils ne retrouvèrent pas dans quelques autres cas, ils étaient cependant dans la bonne voie, mais ne poursuivirent pas leurs recherches.

Metchnikoff et Roux, qui à ce moment faisaient des expériences

1. Schaudinn et Hoffmann. *Arbeiten aus dem kaiserlich. Gesundheitsamte*, 1905, vol. XXII, fasc. 2, p. 527.

2. Schaudinn et Hoffmann. *Deutsche mediz. Woch.*, 1905, n° 18.

3. Bordet et Gengou. *Soc. roy. des sciences médic. de Bruxelles*, 1905, vol. LXIII, n° 5, p. 124. *Soc. clin. des hôp. de Bruxelles*, juin 1905. *Presse Médic. Belge*, 1905, p. 614.

sur les singes, recherchèrent le tréponème dans les lésions spécifiques de ces animaux; ils le trouvèrent chez quatre singes sur six[1]. Puis Buschke et Fischer[2] observèrent le spirochète dans les tissus profonds (frottis fait avec du suc de foie) d'un nouveau-né hérédo-syphilitique trente-six heures après la mort. — En même temps, Levaditi[3] le retrouva dans les bulles fermées de pemphigus d'un nouveau-né atteint de syphilis héréditaire, dans le foie, la rate, la moelle osseuse et la plupart des organes de fœtus spécifiques.

Par la suite, la découverte de Schaudinn et Hoffmann se confirma de plus en plus, elle est à peu près unanimement admise comme une vérité actuelle, bien que l'on n'ait pas encore pu, d'une manière certaine, faire pousser le tréponème en culture pure.

Le Tréponème. — *Histoire naturelle du Tréponème. — Classification.* — Schaudinn et Hoffmann classèrent au début le micro-organisme qu'ils avaient découvert dans le genre spirochæta de la classe des spirillacées. Plus tard, on s'aperçut que le spirochète pâle de la syphilis était dépourvu de membrane ondulante, analogue à celle des spirochètes vrais et, qu'en outre, second caractère distinctif, il était pourvu de cils terminaux. On sépara alors ce micro-organisme des spirillacées et on lui donna le nom de spironema pallidum. Schaudinn après avoir adopté cette première dénomination la remplaça par celle de treponema pallidum[4]. On s'aperçut enfin que certains spirochètes étaient pourvus de cils vibratiles et l'on admit provisoirement que le tréponème de la syphilis appartenait au genre treponema (spires préétablies sans membrane ondulante), qui avec le genre spirochæta (spires non

1. Metchnikoff et Roux. *Bullet. de l'Acad. de Médec. de Paris*, vol. LIII, p. 468. *Bullet. Médical*, 17 mai 1905.

2. Buschke et Fischer. *Mediz. Klinik*, Berlin, 1905, n° 24. *Deutsche mediz. Woch.*, 1905, n° 20.

3. Levaditi. *Presse Médic.*, Paris, 31 mai 1905. *C. R. de la Soc. de Biologie*, Paris, 1905, vol. LVIII, p. 845.

4. Vuillemin. *Académie des Sciences*, juin 1905. Schaudinn. *Deutsche med.*, *Woch.*, 1905, n° 43.

préétablies) constituait la sous-famille des spirochætacées de la famille des spirillacées. Il est très probable que le tréponème appartient sinon au genre protozoaire, du moins à une classe de transition entre les protozoaires et les bactériacées[1]. Quoi qu'il en soit, le véritable nom de ce micro-organisme est treponema pallidum ; le terme de spirochæta pallidum lui est resté, cependant, et on s'accorde d'ordinaire à le reconnaître sous les deux appellations.

Morphologie du tréponème. — Le tréponème peut être recherché à l'état vivant, à l'aide du microscope à immersion ; mais c'est surtout grâce à l'ultra-microscope qu'il est possible de le retrouver facilement et de l'examiner avec fruit[2].

C'est un micro-organisme spiralé, très fin, composé de 10 à 26 spires serrées, profondes et régulières, conservant sa disposition spiralée à l'état de mobilité et de repos. Il est difficilement coloré par les matières tinctoriales ordinairement en usage dans les laboratoires[3]. L'examen à l'ultra-microscope recommandé en 1907 par Landsteiner et Mucha, et par Hoffmann est beaucoup plus pratique : Le spirochète est aisément reconnaissable grâce à son aspect brillant se détachant sur le fond noir de la préparation, au milieu des éléments cellulaires ou des hématies et des leucocytes qui l'entourent. C'est le plus mince des spirilles, son épaisseur ne dépasse pas un demi μ, sa longueur varie entre 4 et 16 μ ; il se montre sous divers aspects : sous la forme de points brillants marchant en ligne droite ou sinueuse ; ou de petites lignes obliques formant des bâtonnets parallèles placés côte à côte et formant dans

1. Levaditi et Roché. *La syphilis*, p. 218 et suiv.

2. Voir à ce sujet la monographie de P. Gastou : *L'Ultra-microscope*. Paris, Baillière, 1910.

3. Parmi les procédés de coloration signalons seulement 1° le *procédé* de Marino : on colore au bleu de Marino la plaque sur laquelle est faite le frottis, on recouvre ensuite goutte à goutte avec éosine à 1 p. 20.000. Après deux minutes de contact, on lave à l'eau, on sèche à l'air, on monte au baume après avoir recouvert d'une lamelle de verre. Les spirochètes apparaissent en bleu et violet.

Et 2° le *procédé à l'encre de Chine* : on mélange soigneusement la goutte d'humeur à examiner avec une goutte d'encre de Chine et on laisse sécher sur la lame portant la préparation à examiner. Après une demi-heure, les spirochètes sont vus brillants sur fond noir, avec l'objectif à immersion.

leur ensemble une ligne plus ou moins sinueuse ; ou sous la forme de vrilles, de tire-bouchons, de longs filaments ondulés à extrémités effilées, comptant 15 à 20 spires. Ces filaments sont mobiles par eux-mêmes, sans déformations, ils semblent progresser à la façon d'une hélice, ou parfois à la façon d'une anguille[1].

Les mouvements du spirochète persistent un certain temps ;

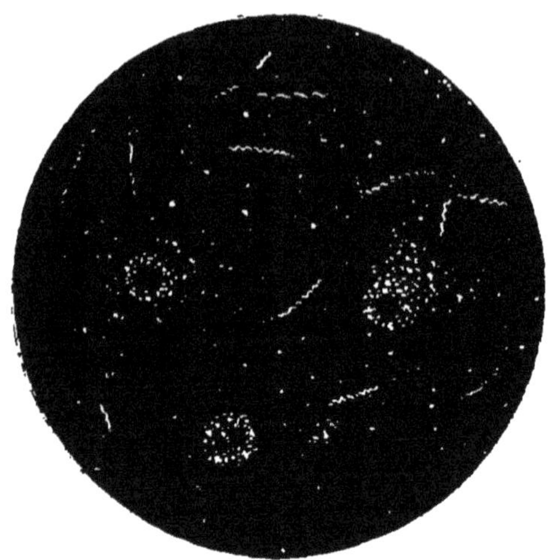

Fig. 1. — Spirochætes ; globules rouges, amas et grains colloïdaux. Mucine et albumine. Grattage de chancre induré (Paul Gastou et A. Girauld).

dans une préparation lutée à la paraffine, on les constate encore au bout de vingt-quatre ou trente heures ; mais la mobilité diminue de plus en plus ; plus les tréponèmes sont vivants, plus ils sont actifs, et contrairement à l'opinion qu'on avait au début, la vitalité de ce micro-organisme paraît être d'assez courte durée. Spengler a étudié différents aspects du spirochète : filaments, bâtonnets, grains, tous inoculables et il admet que chacune de ces variétés correspond aux divers stades de l'infection.

Action des agents physiques et chimiques. — Certains agents physiques ou chimiques exercent une action sur le tréponème. La

1. Pour la morphologie du tréponème, consulter *La syphilis* de Levaditi et Roché. *L'Ultra-microscope et le séro-diagnostic de la syphilis*, par P. Gastou et Girauld (Baillière, 1910).

chaleur à 45° les immobilise, tandis que le froid paraît les rendre plus actifs[1]. Chauffés à 51° ils perdent leur virulence. Dans l'eau salée isotonique, ils conservent leur mobilité, au contraire la glycérine les immobilise rapidement[2] ; le taurocholate de soude au dixième les dissout[3], de même que la saponine ou le mercure[4] ; la pommade au calomel à 33 pour 100, le sublimé à 2 ou 3 pour 100, l'isoforme en solution glycérinée à 50 pour 100 les font disparaître[5]. Il ne faudrait pas croire, cependant, que l'on soit en droit de conclure de l'action d'une substance sur le tréponème, *in vitro*, à son activité dans l'organisme vivant.

DIAGNOSTIC DIFFÉRENTIEL DES SPIROCHÈTES ET DES SPIRILLES. — Malgré ses caractères distinctifs et son aspect typique pour un observateur expérimenté, le tréponème peut être confondu avec les différents spirilles existant sur les muqueuses ou dans le sang. Nombreux sont les spirilles ou les spirochètes présentant avec le tréponème certaines analogies : Le spirochæta refringens, le spirochæta buccalis, le spir. dentium, le spir. du Pian ; les spirilles de Vincent, de la balanite, de la maladie des poules, du cancer, de la gangrène nosocomiale, de la bouche, de la fièvre récurrente, de l'anodonte, de Balbiani, de Duttoni ; les trypanosomes.

La plupart de ces micro-organismes n'ont heureusement pas les mêmes localisations, plusieurs ne se retrouvent pas chez l'homme (sp. de la maladie des poules, par exemple) ; enfin leur forme n'est pas absolument identique.

Le spirochæta refringens quelquefois associé au spirochæta pallida est plus gros, à spires moins régulières et moins serrées.

Le spirochæta dentium qui ressemble beaucoup au tréponème est moins mobile, plus mince, plus court, ses spires sont plus serrées et moins nombreuses.

1. Landsteiner et Mucha. *Centralbl. f. Bakt.*, 1907. I, vol. XXXIX, nos 17-19.
2. Schaudinn et Hoffmann. *Arbeit aus dem kaiserlich. Gesundheitsamte*, 1905, vol. XXII, II, p. 527.
3. Prowazek. *Arbeit. aus dem kaiserlich. Gesundeitsamte*, 1907, vol. XXVI, 1, p. 30.
4. Lévy-Bing. *Le micro-organisme de la syphilis*. Paris, O. Doin, 1907.
5. Hallopeau et Fouquet. *Traité de la syphilis*. Paris, Baillière, 1911, p. 13.

Les spirilles de Vincent sont plutôt des filaments ondulés que de véritables corps spiralés, ils siègent surtout dans la bouche associés aux bacilles fusiformes.[1]

La recherche se fera directement à l'ultra-microscope avec le produit de raclage de la lésion à examiner (lavée au préalable à l'eau

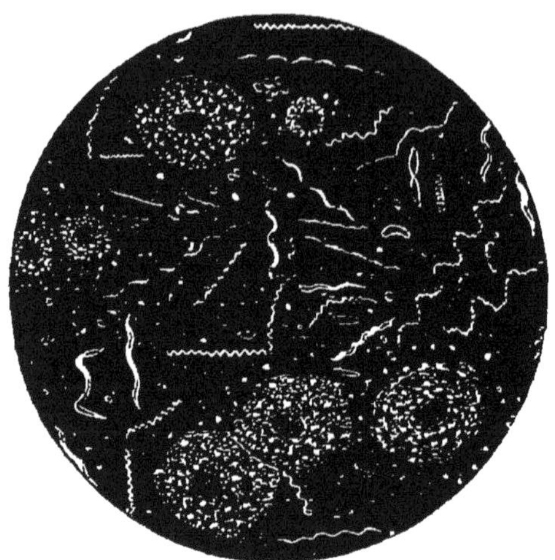

Fig. 2. — Grattage d'une plaque muqueuse infectée. Le *Spirochæta buccalis* apparaît sous forme de deux traits brillants ; il est ondulé, à extrémités effilées, rappelant une sangsue. Le *Spirochæta dentium* est mince, court et à spires très serrées, on voit différents spirilles à spires très lâches. Le *Spirillum sputigenum*, en forme de haricot, est muni d'un cil. Cellules épithéliales et leucocytes (Paul Gastou et A. Girauld).

distillée), ou avec l'exsudat de la sérosité ; s'il s'agit de lésions non ulcérées, par application préalable d'une petite ventouse de Bier. L'examen des produits de grattage de la gorge et de l'amygdale donne le plus souvent des résultats, alors même que l'on n'y constate objectivement aucune lésion.

Habitat du tréponème. — Le tréponème se rencontre dans les lésions érosives, exulcéreuses ou papuleuses de la syphilis. Dans toute lésion spécifique primaire ou secondaire, génitale ou extra-

1. Consulter dans *Le Diagnostic de la syphilis*, P. Gastou et Girauld, le tableau d'Hoffmann montrant les différences existant entre les divers spirochètes et le spirochète de la syphilis, p. 25.

génitale, on peut le retrouver par grattage de la lésion ; le raclage des amygdales, même s'il n'y a pas de lésion buccale érosive ou éruptive peut suffire parfois à le déceler dans une préparation examinée à l'ultra-microscope.

Il vit dans la salive des syphilitiques ; l'examen direct a permis à Gastou et Commandon de le retrouver sur les parois d'un verre à boire, une demi-heure après que ce verre eut été plongé dans l'eau : on voit aisément l'importance de cette constatation pour l'étiologie de la syphilis par le baiser ou par l'intermédiaire des objets à usages communs. Les syphilides papuleuses et tuberculeuses le contiennent également ; une ventouse de Bier appliquée à la surface de ces éléments, permet de recueillir du sang, dans lequel existe le tréponème. Par contre, on ne le trouve guère dans les lésions érythémateuses ; il en est de même dans les gommes, ce qui concorde avec les données de la clinique et de l'expérimentation, puisque les lésions tertiaires sont depuis longtemps considérées comme généralement dépourvues de virulence. Les auteurs qui ont retrouvé le tréponème dans les lésions tertiaires ont tous signalé sa rareté, et la difficulté de cette recherche ; certains même ont insisté sur la variabilité de forme et d'aspect du parasite dans les lésions anciennes.

Dans les syphilis graves, on a constaté sa présence dans le sang, dans le liquide céphalo-rachidien, les urines et les larmes.

Dans la syphilis héréditaire, il a pu être mis en évidence dans différents organes, chez les fœtus syphilitiques morts ou chez les hérédo-syphilitiques ayant succombé peu après leur naissance, et aussi chez les petits hérédo-syphilitiques vivants par l'examen du sang, des urines, des sérosités, du mucus nasal, ou des lésions bulleuses.

La constatation du tréponème dans l'organisme a une importance capitale, car elle permet d'affirmer si un malade est syphilitique, s'il est contagieux et, en renouvelant périodiquement l'examen, pendant combien de temps il continue à être contagieux. — Au cas où le diagnostic clinique est douteux, l'examen bactériologique positif indique la nécessité du traitement, et permet de contrôler l'influence des médicaments employés, suivant l'action qu'ils exercent sur le tréponème.

Il est bien entendu qu'un examen négatif n'implique pas nécessairement que le sujet examiné soit indemne de syphilis ; ces examens négatifs même plusieurs fois répétés ne permettent pas de conclure formellement à la non-spécificité.

Comme toute méthode de laboratoire, la recherche du tréponème est exposée à plusieurs causes d'erreur. La technique de prélèvement peut être défectueuse : Les places où l'on veut chercher le tréponème doivent être au préalable nettoyées et débarrassées à l'eau stérilisée et à l'ouate sèche des débris sanieux qui les souillent. Un traitement local fait disparaître les spirochètes de la surface des lésions ; un traitement général peut de même pour un certain temps les rendre introuvables.

Quoi qu'il en soit, la découverte de Schaudinn a une importance considérable puisqu'elle a permis de connaître l'ennemi auquel il fallait s'attaquer, et ouvert la voie aux recherches et aux découvertes utiles qui ont suivi et qui suivront encore.

Cultures. — On n'est pas encore parvenu à cultiver sûrement le tréponème, et l'on ne connaît pas exactement tous ses caractères biologiques.

Levaditi et Intosch[1], les seuls qui aient pu jusqu'ici cultiver quelques spirilles (spirilla gallinarum, spirilla refringens) dans des sacs de collodion, ont essayé ce procédé pour le spirochète de la syphilis.

Ils placèrent dans des sacs de collodion, de la sérosité de chancre syphilitique contenant de nombreux tréponèmes ; ces sacs furent inclus dans la cavité abdominale d'un singe ; au bout de trois semaines ils constatèrent après les avoir retirés, que la sérosité était devenue un liquide louche contenant de nombreux éléments spiralés très analogues aux tréponèmes, mais complètement dépourvus de virulence. Cette expérience intéressante n'est donc pas concluante.

1. Levaditi et Intosch. *Annales de l'Institut Pasteur*, octobre 1907.

Les essais de culture en dehors de l'organisme réussi par Scherschewsky, Mülhlens, Bruckner, Sowoda, etc. ont été mis en doute ; en général les spirochètes de culture perdaient leur virulence au moins à partir du second ensemencement. Sowoda[1] a réussi depuis à obtenir des cultnres successives, sur sérum de cheval. Il a réussi à inoculer une seconde culture chez le lapin, par la voie intra-cardiaque ; il a obtenu ainsi des manifestations syphilitiques indiscutables et, en particulier, de l'iritis chez un de ces animaux. Les récentes recherches de Hideyo Noguchi[2], faites à l'Institut Rockefeller semblent bien avoir définitivement réalisé la culture en série du trépon. pallida conservant sa virulence.

Noguchi a utilisé un mélange d'eau physiologique et de tissu frais stérile (reins ou testicules). Il a employé le tréponème ayant passé par le lapin. En maintenant ses tubes pendant plusieurs semaines à 36° en milieu anaérobique, il a obtenu des cultures virulentes de spirochètes atteignant une longueur énorme. Il a pu, en inoculant ces spirochètes au lapin, produire une orchite syphilitique typique, identique à celle produite par l'inoculation directe d'un fragment de tissu syphilitique humain.

SYPHILIS EXPÉRIMENTALE

Dès l'année 1767, Hunter[3] tenta d'inoculer le chancre à l'homme; mais à cette époque (et pendant longtemps encore cette erreur a persisté) on confondait toutes les maladies vénériennes, ce qui enlève toute valeur aux expérimentations. Ricord réussit l'inoculation du chancre, mais encore une fois, les luttes entre unicistes et dualistes rendent ces expériences inutilisables au point de vue qui nous occupe. L'expérimentation sur l'homme, outre ses dangers évidents, ne permettait guère l'étude de la maladie ; aussi passe-

1. Sowoda. *Münch. med. Woch.*, n° 30, p. 1640 et 1641, 1911.

2. Hideyo Noguchi. Ueber die Gewinnung der Reinkulturen von pathogener Spirochœte pallida u. von Sp. pertenuis. *Münchener med. Woch.*, n° 29, 18 juillet 1911 et *Presse médicale*, n° 30, 9 août 1911.

3. Hunter. *Traité de la syphilis*, 1786.

rons-nous rapidement sur les nombreuses expériences de Wallace, Vidal, Gibert, Baerensprung, Cullerier, Sarrhos etc.[1].

Les premiers essais sur les animaux sont dus à Auzias Turenne, qui en 1844 inaugura, peut-on dire, l'étude expérimentale de la syphilis. Ce précurseur tenta d'inoculer la syphilis aux animaux, pour obtenir l'immunité par la syphilisation : Les résultats de la syphilisation ne furent pas heureux ; mais au point de vue de l'expérimentation pure, Auzias Turenne réussit à produire chez le chat des papules et des plaques muqueuses, après injection à l'oreille de virus syphilitique[2]. Legros produisit chez un cobaye un ulcère avec ganglions, en introduisant sous la peau de la cuisse de cet animal un fragment de chancre syphilitique[3]. Martineau et Hamonic obtinrent un résultat positif (?) chez un porc[4]. Puis, entre autres expériences, il est intéressant de mentionner celles d'Adrian, d'Huegel et Holzhauser, de Neisser, de Brieger et Uhlenhuth (ces deux derniers auteurs firent des essais de syphilisation sur des vertébrés inférieurs, salamandre et grenouille) ; mais il faut dire que les résultats furent douteux.

Les expériences de Klebs[5] méritent de retenir l'attention. Klebs a constaté que l'évolution de la syphilis était différente suivant les espèces animales et que, chez le singe, elle se rapprochait davantage de l'évolution chez l'homme. Après inoculation sous la peau d'une guenon, d'un fragment de chancre, il n'observa pas de lésion primitive, mais de la tuméfaction ganglionnaire de voisinage, et six semaines après une éruption papuleuse secondaire. Martineau et Hamonic en 1882[6] obtinrent chez un macaque, un accident primitif vingt-huit jours après l'inoculation et des syphilides

1. Rollet. *Traité des maladies vénériennes*, Paris, 1896, et Jullien. *Traité des maladies vénériennes*, p. 510.

2. Auzias Turenne. *Gazette Médicale de Paris*, 1850, p. 841 ; *Gazette Médicale de Paris*, 1851, p. 458.

Diday. *Gazette Médicale de Paris*, 1851, p. 803.

3. Legros et Michot. *Gazette Médicale de Paris*, 1869, n° 7.

4. Martineau et Hamonic. *Union médicale*, 1882, p. 398.

5. Klebs. *Prag. mediz. Woch.*, II, 1878, p. 41, *Arch. f. experiment. Path.*, 1879, X, p. 161.

6. Martineau et Hamonic. *Bullet. Acad. de Médec.*, 1882, p. 1007 et *Soc. Médic. des Hôpit. Paris*, 1883.

secondaires, suivies dix mois plus tard d'une ulcération du voile du palais.

Mais pour ces quelques succès, il y eut un grand nombre de résultats négatifs; Mossé, Krishaber, Fournier et Barthélémy, opérant sur des singes de différentes espèces, n'obtinrent rien de positif[1]. Il était impossible du reste, dans tous ces cas, d'avoir une certitude absolue, puisque le contrôle bactériologique faisait forcément défaut, et que la réinoculation des lésions obtenues chez les animaux ne fut pas faite.

Plus démonstratives furent les expériences de Sperk[2], des frères Nicolle[3] et de Hamonic[4], dans lesquelles, après production de la lésion spécifique chez le singe, on réalisa l'infection d'un second et même d'un troisième animal, avec la sécrétion du chancre d'inoculation.

On observait peu à peu que certaines espèces de singes étaient plus sensibles que d'autres, mais là encore, ces expériences datant de 1903, le contrôle bactériologique manquait, et on n'attacha pas à ces découvertes toute l'importance qu'elles méritaient (Levaditi et Roché).

C'est seulement à partir des recherches de Metchnikoff et Roux que commence l'expérimentation vraiment scientifique de la syphilis[5]. Ces deux savants inoculèrent un chimpanzé femelle, par scarification au prépuce clitoridien, et à l'arcade sourcilière, avec des produits spécifiques primaires ou secondaires. Vingt-six jours après, apparut le chancre typique, qui s'accompagna de tuméfaction ganglionnaire, et ensuite d'éruption secondaire.

La transmission de la syphilis au chimpanzé fut ensuite réalisée à nouveau par Lassar[6], Neisser[7], Bærmann et Halberstädter[8] à

1. Fournier. *La syphilis*, 190?, I, 1, p. 209.
2. Sperk. *Œuvres*, Paris, 1896, II, p. 614.
3. Nicolle. *Annales Institut Pasteur*, 1903, XVII, p. 636.
4. Hamonic. *Revue d'Andrologie et de Gynécologie*, 1903, p. 326.
5. Metchnikoff et Roux. *Annales de l'Institut Pasteur*, 1903, XVII, p. 808.
6. Lassar. *Berlin. klin. Woch.*, 1903, XL, n° 52, p. 1129.
7. Neisser. *Deutsche mediz. Woch.*, 1904, n°s 38-39.
8. Neisser, Baermann et Halberstädter. *Deutsche mediz. Woch.*, 1905, n° 19. 1906, n°s 1 à 3.

Breslau et à Batavia. Les animaux en expérience présentèrent des accidents primitifs et secondaires indubitables, transmissibles par inoculation en série et contrôlés après 1905 par la recherche du spirochète au niveau des lésions et dans le sang. En dehors d'une augmentation de volume de la rate et de quelques désordres du système nerveux se manifestant par de la parésie ou de la paralysie transitoire des membres postérieurs, on n'observa chez les animaux infectés ni lésions organiques, ni accidents tertiaires.

Il est très difficile dans nos climats de conserver un temps suffisant les singes en expérience ; ces animaux dépaysés deviennent en effet très facilement tuberculeux et meurent rapidement ; c'est pour cette raison que des missions furent envoyées par divers laboratoires (Neisser, Ehrlich, Institut Pasteur, etc.) à Java afin de poursuivre utilement ces recherches sur les singes conservés dans leur pays d'origine.

Chez les singes inférieurs l'évolution de la syphilis s'éloigne de plus en plus de l'évolution qu'elle affecte chez l'homme ; le chimpanzé et le gibbon ont une syphilis très semblable à celle de l'homme ; l'orang-outang a déjà une syphilis bénigne, quant aux macaques, aux cercopithèques et aux cynocéphales, ils font une syphilis encore plus atténuée et non suivie d'accidents secondaires.

Pour diverses raisons (prix de revient, faible résistance des animaux, etc.) l'expérimentation sur le singe restait délicate et difficile, il était donc intéressant de parvenir à inoculer la vérole à des animaux de laboratoire, d'un prix moins élevé et d'une résistance plus grande : le lapin tout désigné pour ce rôle avait déjà été inoculé par P. Hænsell[1]. Celui-ci, vingt-cinq jours après l'injection du contenu d'une gomme syphilitique dans la cornée et la chambre antérieure de l'œil de cet animal, obtint des lésions syphilitiques inoculables à un autre représentant de la même espèce. Siegel[2] et Schulze[3] obtinrent également chez le lapin des lésions d'apparence

1. P. Hænsel. *Graefe's Arch. f. Ophtalmol.*, XXVII.
2. Siegel. *Mediz. Klin.*, 1905, nº 56. *Munch. mediz. Woch.*, 1906, nºˢ 28 et 29.
3. Schulze. *Ziegler's Beitr. f. path. Anat.*, 1906, XXXIX, p. 180.

syphilitique, mais comme ils s'appuyaient pour démontrer la nature spécifique des lésions obtenues sur la présence du cytorrhyctes luis, on peut faire à ces expériences, intéressantes cependant, un certain nombre d'objections.

Ce fut surtout Bertarelli[1] qui en 1906 démontra scientifiquement la possibilité d'inoculer la syphilis au lapin, par scarification de la cornée au voisinage du limbe, ou par introduction de produits syphilitiques dans la chambre antérieure de l'œil. Il put constater dans la kératite érosive et parenchymateuse qui apparut trente ou quarante jours après l'inoculation, la présence de nombreux tréponèmes. Bertarelli ne réussit cette transmission de la syphilis au lapin que dans 50 pour 100 des cas environ; mais par inoculation en série, il reproduisit la lésion spécifique chez un grand nombre d'animaux de la même espèce. Loin de s'atténuer par ces passages, le virus semblait acquérir une augmentation de virulence. Le virus du lapin put être transmis au cobaye, qui présenta également de la kératite avec tréponèmes, au singe, au chien et à la brebis. Chez ces divers animaux, les accidents locaux ainsi produits contenaient constamment de nombreux tréponèmes, et toujours les lésions ont été inoculables en série.

En 1906, Parodi[2] constata après inoculation du virus dans le testicule du lapin qu'il se faisait une multiplication locale du tréponème; Hoffmann obtint de même en 1908 une lésion papuleuse au point d'inoculation testiculaire[3]; et cette même année, Levaditi et Yamanouchi[4] confirmèrent la possibilité d'inoculer la syphilis au lapin, en introduisant sous la muqueuse préputiale des fragments de cornée de lapin contenant des tréponèmes.

Ossola, puis Truffi[5] (de Pavie), Uhlenhuth, Mezincescu[6] ont réussi à provoquer par inoculation en série chez le lapin un chancre

1. Bertarelli. *Rivista d'Igiene*, vol. XVII et XVIII.

2. Parodi. *Centralbl. f. Bakter. Orig.*, 1906, XLIV, 5, p. 428.

3. Hoffmann. *Deutsche mediz. Woch.*, 1908, n° 30.

4. Levaditi et Yamanouchi. *Soc. Biologie Paris*, 1908, vol. LXIV, p. 937.

5. Truffi. *Centralbl. f. Bakter*, I, 48, p. 597. *Bullet. Soc. médec. chir. de Pavie*, 1909, *Centralbl. f. Bakter.*, I, 52, p. 535.

6. Mezincescu. *Deutsche mediz. Woch.*, 1909, p. 1188.

du scrotum tout à fait comparable au chancre que l'on observe chez l'homme.

Uhlenhuth et Mülzer[1] ont récemment montré que l'inoculation intra-cardiaque, chez le lapin, amenait le développement d'une infection syphilitique générale (apparition de tumeurs au niveau du nez et de la queue, paraonyxis, chute des poils, kératite, etc.). Ce serait la méthode la plus fidèle et la plus sûre.

Ces découvertes expérimentales ont eu sur l'histoire de la syphilis une influence considérable. En possession d'animaux de laboratoire sensibles à cette maladie, il était possible d'entreprendre l'étude de médications nouvelles et tous les espoirs étaient permis.

SÉRO-DIAGNOSTIC. — RÉACTION DE WASSERMANN

La découverte du tréponème, l'inoculation de la syphilis aux singes et au lapin, constituaient des progrès d'une importance fondamentale pour l'étude de la syphilis. Une nouvelle découverte due à Wassermann, le séro-diagnostic, est venue, en 1906, s'ajouter aux précédentes[2].

L'importance de cette séro-réaction dans le traitement de la syphilis est primordiale : C'est l'application à la syphilis de la méthode de déviation du complément de Bordet et Gengou (réaction de fixation de Widal). La réaction de fixation, méthode générale de séro-diagnostic (employée dans la fièvre typhoïde, la tuberculose, les kystes hydatiques, etc.) est basée sur : 1° la conception actuelle de l'immunité ; 2° l'hémolyse et les systèmes hémolytiques ; 3° la déviation du complément. Le grand mérite de Wassermann fut d'avoir conçu l'idée de rechercher si le sang des syphilitiques ne contiendrait pas un ambocepteur spécifique, résultant de l'infection par le spirochète pâle.

Pour réaliser ce dessein, il lui fallait une certaine quantité d'anti-

1. Uhlenhuth et Mülzer. *Zur experiment. Kaninchensyphilis. Tagung d. Freien Vereinigung für Mikrobiologie*. Dresde, 9 juin 1911.

2. Wassermann, Neisser et Brück. *Deutsche mediz. Wochenschr.*, 1906, XXXIX, n° 19, p. 745.

gène, c'est-à-dire de spirochètes, et comme ces parasites ne sont pas cultivables, il les emprunta à des foies hérédo-syphilitiques de nouveau-nés, où ils sont en nombre considérable. De ces organes il faisait des extraits, qui devaient logiquement contenir la substance spécifique voulue, provenant des spirochètes, en même temps d'ailleurs que des substances, jugées indifférentes, provenant du tissu hépatique lui-même.

Extrait de foie syphilitique apportant l'antigène, sérum de syphilitique apportant l'anticorps présumé, et sérum de cobaye fournissant le complément : il y avait là de quoi réaliser, si l'hypothèse était juste, une fixation de complément, qui se vérifierait par l'hémolyse après addition de globules de mouton et de sérum anti-mouton. Ainsi procéda Wassermann ; les résultats répondirent à son attente et furent d'ailleurs, dans leur ensemble, universellement confirmés (Hallion [1]).

Nous n'avons pas l'intention d'exposer les bases de cette méthode, pas plus que la technique délicate de la séro-réaction elle-même. De nombreux traités spéciaux, mémoires ou communications, ont été publiés et le lecteur devra s'y reporter pour comprendre les théories de l'immunité, l'explication des mots antigènes, anticorps, hémolyse et déviation du complément [2].

Disons seulement que pour faire la réaction de fixation, il faut mettre en présence, dans certaines conditions :

1. Un système hémolytique préparé contre les globules d'une espèce et préalablement inactivé.

2. Le sérum à examiner, également inactivé.

3. Un complément (sérum frais de cobaye).

4. L'antigène dont l'anticorps est supposé exister dans le sérum à examiner.

5. Des globules rouges sanguins de l'espèce qui a servi à la préparation du sérum hémolytique.

1. Hallion. Les notions de fixation du complément et ses applications au diagnostic. *Bulletin de la Société de l'Internat de Paris*, juin 1910.

2. Gastou et Girauld. *Diagnostic de la syphilis*, Baillière, 1910. Hallion. *Revue pratique de Biologie appliquée à la clinique et à la thérapeutique*, janvier 1911. Ricklin. *Revue Internat. de clinique et de thérapeutique*, 1910, nᵒˢ 9, 10 et 11.

Depuis la publication de la méthode de Wassermann, on a cherché à en modifier et à en simplifier la pratique et de nombreux procédés ont été proposés. Les résultats obtenus n'ont pas toujours été concordants, et il est à désirer que l'on arrive de plus en plus à l'unité des méthodes analytiques [1]. Mais malgré les tâtonnements du début et la délicatesse de la méthode, il faut décidément conclure à l'heure actuelle, que la réaction de Wassermann est vraiment spécifique :

Lorsque le séro-diagnostic est nettement positif, mais dans ce cas seulement et à la condition qu'il n'existe chez le sujet ni maladie du sommeil, ni *paludisme*, ni framboesia, ni nagara, ni dourine, ni mycosis, ni lèpre, ni scarlatine, ni ictère, ni intoxication saturnine, on peut affirmer que le sujet est syphilitique.

Il existe cependant des cas de syphilis indiscutable dans lesquels le séro-diagnostic de Wassermann est négatif; en dehors des erreurs toujours possibles tenant à la complexité de la méthode et à la technique des expérimentateurs, on peut se demander si ces cas négatifs ne sont pas dus au nombre insuffisant de parasites en circulation dans le sang. Serra [1] a signalé récemment ce fait que certains sérums de syphilitiques dilués et chauffés sont hémolytiques pour les globules rouges du mouton. Si ce fait était confirmé, il serait de nature à perturber gravement la réaction de Wassermann. Ce même auteur admet en outre que l'effet du traitement est toujours sous la dépendance de conditions organiques individuelles.

Il ne faut pas attribuer à cette réaction une valeur spécifique au sens bactériologique du mot ; les antigènes et les anticorps du sérum de syphilitiques ne sont pas exclusivement dus au tréponème. Le tréponème doit influencer la production de ces antigènes et de

1. Ricklin. *Loc. cit.* Frendenberg. *Berlin. klin. Woch.*, 1910, n° 26, p. 231. Vadam. Considération sur la séro-réaction et sur sa valeur clinique. *Le Médecin Praticien*, 29 mars et 17 mai 1911. Hallion et Bauer. Causes de divergences dans les résultats du séro-diagnostic de la syphilis par la méthode de Wassermann et ses dérivés. *Soc. Médic. hopit. Paris*, 24 février 1911.

1. Alberto Serra. *Gazetta intern. de Med. et Chir. Science*, Naples, 1910, n°s 27 à 31, *in Presse Médicale*, 14 janvier 1911, p. 35.

ces anticorps qui peuvent se retrouver chez certains sujets normaux, ce qui est exceptionnel, ou atteints d'une autre infection. Mais cliniquement, la séro-réaction de Wassermann peut être considérée comme spécifique, et on s'accorde actuellement, lorsqu'elle est nettement positive, à la considérer comme telle.

Les nombreuses statistiques donnant les résultats obtenus, aux diverses périodes de la maladie, sont du reste probantes. On retrouvera ces statistiques dans l'ouvrage déjà cité de Gastou et Girauld, dans le rapport de Blaschko [1], dans le travail de Bayet et Renaux [2], et dans les articles de Purckhauer [3] et de Romme [4].

Date d'apparition de la réaction. — D'après l'ensemble des résultats publiés, on peut dire que la réaction de Wassermann n'apparaît guère que du vingt-cinquième au trentième jour après l'infection ; l'hémolyse d'abord incomplète, ne fait défaut que du quarantième au quarante-cinquième jour. Dans la majorité des cas les réactions négatives à la période primaire de la maladie sont celles que l'on a recherchées trop tôt, dans les dix ou quinze jours qui suivent le chancre. Dans quelques cas cependant (chancre des lèvres ou de l'amygdale) la réaction positive a été obtenue du huitième au dixième jour (Gastou).

Résultats a la première période. — Dans la syphilis primaire, les résultats seront par conséquent variables suivant l'époque où sera recherchée la réaction. La réaction est positive dans 50 pour 100 des cas environ (Gastou ; Bruck ; Bering ; Hoffmann et Blumenthal, Levaditi, Laroche et Yamanouchi, Joltrain). Certains auteurs ont obtenu un pourcentage plus élevé : *Blaschko et Citron*, 90 cas positifs sur 100 ; *Bruhns et Halberstädter, Noguchi* 100 pour 100.

A la période secondaire, si la syphilis est en activité, les

1. Blaschko. *Rapport sur le séro-diagnostic fait au Congrès de Budapest*, septembre 1909.

2. Bayet et Renaux. *Le séro-diagnostic de la syphilis*, Bruxelles.

3. Purckhauer. *Munch. med. Woch.*, n° 14, p. 600.

4. Romme. *Presse Médicale*, n° 35, 1909, p. 306.

résultats sont pour ainsi dire toujours positifs ou la proportion de cas positifs est en tous les cas très élevée, elle oscille de 70 à 99 pour 100. Si la syphilis secondaire est en évolution latente, la proportion baisse considérablement et varie de 20 à 50 pour 100 environ. Gastou admet que la réaction existe seulement une fois sur deux dans la syphilis secondaire latente.

A LA PÉRIODE TERTIAIRE, en période d'activité, le pourcentage positif existe dans plus des deux tiers des cas, dans 80 à 90 pour 100 des cas même, d'après certains auteurs (Bering, Fleischmann, Bruhus et Halberstädter, Blasckho, G. Meier, Joltrain, Ledermann).

Si la syphilis tertiaire est latente, la séro-réaction, de même qu'à la période secondaire, n'est guère positive que dans la moitié des cas environ.

DANS LES AFFECTIONS PARASYPHILITIQUES, Noguchi a obtenu des résultats positifs dans 11 cas sur 11; Ledermann, dans la syphilis cérébro-spinale (y compris tabes et paralysie générale), donne 77 pour 100 de cas positifs. Gastou et Girauld ont noté la présence de la réaction dans 9 cas de parasyphilis sur 54. Levaditi et Marie sont arrivés aux résultats suivants :

Paralytiques généraux à antécédents syphilitiques	80 p. 100
Paralytiques généraux sans antécédents syphilitiques	36 —
Tabes	66 —
Mélancoliques, idiots, épileptiques, alcooliques	0

Pour Marinesco[1] la réaction existe dans la paralysie générale d'une manière constante; dans le tabes 12 fois sur 15.

En moyenne, on peut admettre que dans la paralysie générale la séro-réaction pratiquée avec le liquide céphalo-rachidien est positive dans 90 à 95 pour 100 des cas et dans le tabes dans 70 à 80 pour 100.

Malgré quelques variations dans les résultats obtenus, on voit

1. Marinesco. *Soc. de Biologie*, 1909, n° 14.

d'après ces statistiques que la séro-réaction de Wassermann, dont le mécanisme intime n'est pas encore nettement précisé, constitue néanmoins une méthode infiniment précieuse pour contrôler une syphilis reconnue, récente ou ancienne, ou dépister une syphilis latente ou ignorée. Sa valeur clinique est considérable, au point de vue du diagnostic, du pronostic et du traitement.

CHAPITRE III

PROPHYLAXIE GÉNÉRALE DE LA SYPHILIS

La gravité de la syphilis et de ses complications, les difficultés et la longueur du traitement devaient naturellement provoquer des mesures énergiques au point de vue prophylactique.

La prophylaxie de la tréponémiase peut s'exercer de deux manières. Dans l'espoir de diminuer la fréquence de la maladie, on a pris des mesures générales contre certaines classes de la société, plus susceptibles de répandre le mal que les autres. Et d'autre part, on a recommandé certaines mesures individuelles destinées à empêcher la contagion ou à stériliser le germe morbide, avant qu'il n'ait le temps de se répandre dans l'organisme du sujet contaminé.

Prophylaxie générale. — Dès 1494, un arrêt du Parlement de Paris ordonnait « à tous ceux qui avaient la grosse vérole de sortir de la ville ». C'est dire que l'idée de répression contre les syphilitiques est presque aussi ancienne que la connaissance de la syphilis elle-même. Plus tard, vers 1660, sous Louis XIV, on songea à réprimer surtout la prostitution et même à soigner les filles qui répandaient la maladie. Un projet datant de 1762, dû à un personnage nommé Aulas, demandait une organisation complète de toutes les classes de prostituées et la prescription de visites obligatoires fréquentes de toutes les femmes se livrant à la débauche : Ce projet fut rejeté.

En 1791 seulement, après la Révolution, des peines sévères furent édictées contre les prostituées malades et l'inscription, plus ou moins bien faite, des filles de mauvaise vie fut mise en pratique. Enfin, comme ces moyens ne donnaient que des résultats peu appréciables, on institua en 1798 les premières mesures sanitaires [1].

Des réformes successives amenèrent les choses en l'état où elles sont aujourd'hui. Nous n'insisterons pas sur les mesures prises contre la prostitution, sur la réglementation et sur la police des mœurs. Tout le monde sait en quoi consiste la mise en carte des prostituées : ou bien ces malheureuses demandent elles-mêmes leur inscription, qui leur est accordée seulement après enquête, ou bien elles sont inscrites d'office après plusieurs arrestations pour racolage, s'il est avéré qu'elles se livrent habituellement à la débauche et vivent de la prostitution et, surtout, si elles sont reconnues atteintes de maladies vénériennes.

Malgré les enquêtes les mieux conduites, malgré tous les efforts de l'administration pour éviter à une fille « la mise en carte », notamment si la fille est mineure, on ne peut éviter les erreurs ou les abus ; aussi le caractère infamant et parfois arbitraire et injuste de cette mesure, devait-il naturellement provoquer une indignation légitime, au nom du Droit et de la Morale, de la part d'un grand nombre d'adversaires de la Réglementation.

A-t-on le droit de soumettre des femmes à l'obligation des visites sanitaires ? (On sait que ces visites ont lieu tous les huit jours pour les prostituées dites « en maison », et tous les quinze jours pour les prostituées libres, qui doivent, à dates fixes, se rendre à un dispensaire spécial). A-t-on le droit d'exposer des femmes aux représailles de la police des mœurs, trop souvent, il faut le reconnaître, maladroite pour ne pas dire plus ? A-t-on le droit enfin de les enfermer dans un hôpital-prison, si elles sont malades ; ou de les retenir ensuite, par simple mesure administrative, après leur guérison apparente, si elles ont contrevenu à certaines ordonnances ou négligé certaines formalités ?

1. Voir pour l'historique de cette question ; Parent Duchatelet, *De la prostitution de la ville de Paris*. Paris, Baillière, 1857. Tome I, p. 613 et suiv.

Toutes ces questions ont suscité des discussions entre *Réglementaristes* et *Abolitionnistes* et l'accord n'est pas encore fait[1]. Les Réglementaristes s'appuient avant tout, sur des raisons d'ordre sanitaire ; « ils ne peuvent, en effet, faire valoir de raisons morales pour justifier une pratique qui est l'immoralité même[2] ».

Les Abolitionnistes, au contraire, regardent la réglementation comme attentatoire à la liberté individuelle et au droit commun ; ils l'accusent, en outre, d'être inefficace.

En nous plaçant à ce seul point de vue de l'efficacité des mesures sanitaires prises jusqu'à ce jour contre les prostituées, nous devons reconnaître que le nombre des femmes soumises à la visite obligatoire est infime, comparé au nombre total des prostituées. Ce sont, évidemment, les malheureuses dénuées de ressources qui sont seules pourchassées et détenues. Celles qui ont quelque argent ou bien qui occupent une situation élevée dans le monde de la galanterie, échappent à la réglementation et continuent à semer impunément la maladie.

Le meilleur moyen de prévenir la syphilis est, comme le dit Gaucher, de prévenir la prostitution pour ne pas avoir à la réprimer. En attendant que des mesures plus humaines soient prises contre les prostituées, que les responsabilités de l'homme et de la femme soient mieux établies, que la loi commune sanctionne et punisse la transmission de la syphilis, il faut reconnaître que les résultats obtenus par la réglementation ne sont pas suffisants et que la syphilis, malgré les mesures sanitaires en vigueur, offre toujours un danger considérable.

Une autre difficulté dans l'application de ces mesures tient, comme nous l'avons déjà dit, à la durée du traitement. Une fille reconnue syphilitique est internée et soignée jusqu'à ce que les lésions qu'elle présentait au moment de son arrestation soient « blanchies », puis elle est remise dans la circulation. Survienne un nou-

1. Voir à ce sujet, Parent Duchatelet, ouvrage cité. *Bullet. de la Soc. de Prophylaxie sanit. et morale*, Paris, Masson. Ouvrages de L. Fiaux. *La prostitution et les pouvoirs publics. La police des mœurs en France et à l'étranger*, Paris, 1888. *La prostitution cloîtrée*, 1897, etc.

2. Gaucher. *Bullet. de la Soc. de Prohylaxie sanit. et morale*, tome I, p. 220.

vel accident, nouvel internement et ainsi de suite, à moins que la fille, se sachant malade, ne se rende plus à la visite et devienne insoumise. En ce cas, le plus souvent, elle ne se soignera plus du tout, et continuera, en se cachant, à propager la maladie. Le traitement dont nous disposions jusqu'ici exige de longs mois et ne met pas à l'abri des récidives de plaques muqueuses, auxquelles les malades restent très longtemps exposées. L'importance de ces plaques muqueuses au point de vue de la contagion est, nous l'avons vu, considérable.

Il est permis aujourd'hui d'espérer, qu'en raison de la mise en œuvre des nouvelles méthodes de traitement, on pourra arriver plus vite qu'avec le mercure seul, à la stérilisation de cette si dangereuse source de contamination. Le fait, aujourd'hui hors de contestation, pour l'arsénobenzol, de hâter singulièrement la cicatrisation des plaques muqueuses et de rendre leur réapparition beaucoup moins fréquente, permet d'espérer grâce à ce précieux médicament un résultat considérable au point de vue prophylactique, c'est-à-dire un progrès décisif au point de vue social.

Cette propriété bienfaisante de l'arsénobenzol aurait le double avantage de stériliser, pour un temps plus ou moins long, les prostituées dangereuses et de rendre moins nécessaires les internements auxquels elles sont exposées, surtout pour celles qui voudront bien s'astreindre à un traitement régulier.

Il ne nous semble pas exagéré de dire qu'on est en droit d'attendre de la mesure à la fois curative et préventive, qui consisterait à faire aux prostituées reconnues syphilitiques une injection de ce composé arsenical, d'excellents résultats, au double point de vue général et individuel.

Mesures prophylactiques individuelles. — Comment l'individu lui-même peut-il se défendre contre la contagion ?

Nous ne ferons que signaler l'importance extrême qu'il y a à examiner avec le plus grand soin les nourrices au sein et leurs nourrissons. L'examen de la nourrice et de son enfant d'une part, l'examen du nourrisson qu'on lui confie, d'autre part, ont une égale importance, car la contagion est possible des deux côtés.

De même certaines professions, comme celles des souffleurs de verre, des infirmiers, exigent des soins particuliers. Les médecins, les chirurgiens et les spécialistes (ophtalmologistes, laryngologistes, vaccinateurs, etc...), peuvent, s'ils ne prennent pas toutes les précautions antiseptiques nécessaires, contaminer un malade par l'intermédiaire d'un instrument.

Les mêmes mesures de propreté doivent être prises dans la famille ; le syphilitique doit avoir ses couverts de table, ses objets de toilette particuliers. Il s'abstiendra de caresses dangereuses pour les siens [1].

Dans le but de mettre en garde les jeunes gens contre les dangers de la syphilis, la Société de Prophylaxie sanitaire et morale et son Président le professeur Fournier se sont efforcés de répandre des enseignements sur le péril vénérien, pour les jeunes gens des deux sexes, mais ces enseignements, dont l'utilité au double point de vue sanitaire et moral est incontestable, ne peuvent malheureusement suffire [2].

L'usage du *condom* peut donner quelques résultats, mais on ne peut, pour une infinité de raisons, compter beaucoup sur ce moyen prophylactique, qui n'est cependant pas sans valeur.

En novembre 1905, Metchnikoff fit une retentissante communication en faveur d'une méthode individuelle de prophylaxie qu'il avait expérimentée avec succès chez les singes, l'emploi de la *pommade au calomel*. En faisant, peu de temps après le coït, une friction de cinq minutes sur les régions contaminées ou supposées contaminées, avec une pommade concentrée de calomel à 30 p. 100, les spirochètes seraient stérilisés *in situ* et la syphilis ne ferait pas son apparition chez les sujets ainsi traités. — 18 singes inoculés avec des fragments de chancre, et un étudiant en

1. A. Fournier. *Prophylaxie de la syphilis*, Paris, 1903.

2. A. Fournier. *Pour nos fils quand ils auront dix-huit ans*. Burlureaux. *Conseils aux jeunes filles*. Ch. Delagrave.

médecine[1] inoculé de la même manière, furent *moins de dix-huit heures après l'inoculation*, soumis à cette friction et restèrent indemnes, tandis que les animaux témoins devinrent syphilitiques.

Un grand enthousiasme accueillit cette découverte, et la pommade au calomel devint réglementaire dans les infirmeries régimentaires par ordonnance du sous-secrétaire d'état à la Guerre. Mais bien vite des insuccès ou des expériences contradictoires montrèrent que la méthode n'était pas infaillible[2]. Neisser expérimentant à Batavia obtint, sur 1.400 cas, de nombreux insuccès chez les singes. D'autre part, le professeur Gaucher[3] signala plusieurs insuccès chez l'homme; le Dr Butte[4], le Dr P. Guillon et plusieurs autres, apportèrent des observations analogues.

En réalité, la méthode est loin d'être infaillible, mais elle garde toute sa valeur lorsqu'elle est correctement appliquée. Il est important d'être certain du dosage exact de la pommade. Tandis que Metchnikoff se contente de pratiquer la friction quelques heures après le coït suspect, en recommandant que la friction soit prolongée cinq ou six minutes, ce qui ajoute à la méthode un caractère un peu... disgracieux, certains auteurs, comme Guiard, recommandent de pratiquer avant le coït, une onction avec la pommade au calomel sur le gland, le prépuce et le fourreau. Cette onction aurait l'avantage d'éviter les écorchures et de protéger les organes contre le spirochète. Sachant que les chancres génitaux se rencontrent d'après Fournier dans la proportion de 93 p. 100, on doit reconnaître qu'un grand nombre de contaminations pourraient être évitées grâce à cette manœuvre préventive. Mais il est bien évident que cette précaution ne met pas à l'abri des contaminations buccales et extra-génitales. Elle a cependant encore son utilité dans les cas de chancres professionnels et elle pourra

1. Maisonneuve. *Thèse de Paris*, 1906.

2. Guiard. La prophylaxie anti-syphilitique, sa valeur, ses procédés pratiques. *Communication à la Soc. Médic. des Soc. d'arrondisement de Paris*. Décembre 1910.

3. Gaucher. *Acad. de Médecine*, juillet 1906.

4. *Bullet. Soc. de Médecine Paris*, janvier 1908.

rendre service aux médecins et aux sages-femmes exposés à la contagion auprès de leurs malades.

De tous les moyens préconisés après les rapports sexuels, c'est la pommade au calomel qui semble donc le meilleur ; la lotion avec une solution de sublimé à un millième paraît très infidèle.

Certains auteurs recommandent chez un sujet qui s'est livré au coït avec une femme manifestement syphilitique, de pratiquer avant l'éclosion du chancre, des injections locales préventives d'hectine à la dose de 0 gr,20 par jour pendant vingt jours; tel est l'avis d'Hallopeau; nous reviendrons sur ce point.

DEUXIÈME PARTIE

LES MÉDICAMENTS DE LA SYPHILIS

A. MERCURE. — IODE.

MÉDICAMENTS ADJUVANTS. — MÉDICATIONS DIVERSES

CHAPITRE PREMIER

MERCURE

Au point où nous en sommes arrivés, il convient d'étudier successivement les agents médicamenteux dits spécifiques, dont nous disposons à l'heure actuelle, dans la lutte contre la syphilis.

CONTRÔLE CLINIQUE ET EXPÉRIMENTAL DU MÉDICAMENT. — Ces armes doivent être dès maintenant jugées, non seulement comme autrefois, sur les seuls résultats cliniques, mais encore d'après l'action qu'elles exercent sur le tréponème et sur la réaction de Wassermann utilisée comme moyen de contrôle.

Commençons par le mercure, qui jusqu'à nos jours, a été presque unanimement considéré comme le seul spécifique de la syphilis.

LE MERCURE COMME PARASITOTROPE. — Il est d'ailleurs certain qu'il représente le premier exemple de traitement spécifique d'une maladie infectieuse, le type le plus anciennement connu d'un agent médicamenteux chimique capable d'exercer dans l'organisme vivant une action destructive propre sur le parasite, sans cependant, à la condition d'être manié avec prudence, exercer d'action trop nocive sur les cellules mêmes de cet organisme.

QUELQUES CONSIDÉRATIONS HISTORIQUES. — Les médecins arabes étaient à peu près les seuls, à la fin du XVIe siècle, à se servir de ce remède qu'ils employaient contre les poux, la gale et certaines maladies de la peau. Quelques charlatans employaient de même des onguents au mercure, parmi lesquels l'onguent sarrazin qui contenait un neuvième de mercure. Aussi, plusieurs médecins, comme Marcellus Cumarrus, Conrad Gilini, Gaspard Torella, Berenger de Carpi, Fallope, Jean de Vigo, eurent-ils l'idée d'employer dans la syphilis les onguents mercuriels en frictions, ou le mercure en fumigations. Les succès qu'ils obtinrent entraînèrent rapidement des abus et, grâce aux prescriptions désordonnées des barbiers et des empiriques, le remède devint bien vite pire que le mal. Les accidents dus au mercure, salivation, ulcérations de la bouche, tremblement, troubles gastro-intestinaux ou désordres nerveux, devinrent si fréquents, que, cinq ou six ans après son apparition, le traitement mercuriel tombait en discrédit.

Néanmoins, quelle qu'ait été la pensée directrice de ceux qui ont employé les premiers le mercure, dans le traitement de la syphilis, c'est exclusivement sur ses effets constatés dans la maladie, qu'il faut se baser pour en apprécier la valeur. Or, il n'est pas douteux que, d'une façon générale, le mercure ne soit le meilleur médicament proposé jusqu'à nos jours. D'autre part, sans parler de ses échecs qui ne sont ni exceptionnels, ni rares dans certaines formes de la syphilis, le bilan des accidents qu'il a causés serait effroyable, si nous voulions tenir compte de ce qui s'est passé à une époque où l'administration de l'hydrargyre n'était pas réglée, comme elle l'est aujourd'hui.

Il y a toujours au début de l'emploi d'un traitement nouveau, quel qu'il soit, une période d'essai, de tâtonnements, souvent aussi d'engouement exagéré, qui, pour les corps aussi actifs que le mercure, ne va pas sans entraîner de sérieux dangers.

Même à l'heure actuelle, le traitement mercuriel peut provoquer des accidents graves, à brève échéance, par exemple, chez des sujets hypersensibles ou atteints de lésions dentaires prédisposantes, qui ne le tolèrent pas. Si, comme c'est la règle, son usage est prolongé pendant des années, il peut entraîner des troubles toxiques variés plus ou moins graves. En outre, il est bien certain que des circonstances particulières, que certaines idiosyncrasies, d'autant plus fréquentes que le médicament employé est plus actif, se préciseront encore par la suite, et que le traitement mercuriel, qui a fait ses preuves, ne perdra pas de sitôt la place qu'il a légitimement acquise dans le traitement de la syphilis.

Il est donc nécessaire d'envisager ici comment on a employé et comment on doit employer le mercure et quelle est son action. On a beaucoup varié sur ses modes d'administration ; on discute encore aujourd'hui sur ce point.

DOSES FORTES. — Pendant près de deux siècles, il fut employé avec des fortunes diverses, mais comme on l'administrait toujours jusqu'à salivation, le malade arrivait à une émaciation complète, grâce à cette thérapeutique sans merci.

DOSES MOYENNES. — En 1718, seulement, un médecin de Montpellier, Chicoynau[1] ramena le traitement mercuriel dans les voies de la prudence, le traitement par extinction remplaça le traitement par saturation ; mais la lutte était dure contre un courant contraire d'opinions dû à plusieurs siècles d'exagérations.

BROUSSAIS ET LES ANTIMERCURIALISTES. — En 1752, Sanchez et Van Swieten préconisent le sublimé, immédiatement accusé d'être un poison mortel. En 1747, Ritter dénonce le mercure comme étant la cause de presque tous les accidents de la syphilis. Puis apparaissent les médecins *anti-mercurialistes* qui, à la suite de Broussais, nient la spécificité de la syphilis, ou comme Dubled, Richon des Brus, Murphy, Hermann (de Vienne) vers le milieu du XIXe siècle, s'acharnent contre le mercure qu'ils accusent de tous les méfaits. Contre lui s'élèvent encore les *syphilisateurs* qui croyaient avoir trouvé dans l'inoculation répétée du virus chancreux le remède souverain, préventif et curatif de la syphilis.

1. *Thèse* en latin de Antoine de Pellissery inspirée par Chicoynau. Montpellier, 1718.

Nous avons tenu à rappeler brièvement ces phases de l'historique du mercure pour montrer combien vive, combien persistante, combien injuste, fut pendant plusieurs siècles, la campagne menée contre un médicament cependant excellent, par des médecins, officiels pour la plupart, par les maîtres de l'époque. L'avenir a montré ce que valait cet esprit d'opposition systématique, qui n'a rien de commun avec la clairvoyance.

A mesure que l'on se rapproche de l'époque actuelle, le mercure plus sagement manié, reconquiert la faveur médicale. Les excès ont fait place à un emploi judicieux de ce médicament, grâce à l'influence de médecins prudents comme Diday, qui n'a jamais, quoi qu'on en ait pu dire, proscrit le mercure, mais s'est efforcé de le faire employer sans excès et d'une manière logique et raisonnable. Armand Desprès représentait encore en France, il y a quelques années, l'opinion des antimercurialistes absolus ; cette opinion ne compte plus actuellement de défenseurs : le mercure n'a plus d'adversaires de parti pris dans le monde des médecins.

Dans le public et dans le monde des malades, il persiste encore parfois aujourd'hui (écho lointain, mais durable des discussions d'autrefois), une opposition systématique et formelle contre le mercure ; et il n'est pas exceptionnel au XXe siècle, dans les campagnes et même dans les villes, de voir des malades, non absolument dépourvus d'instruction ou d'intelligence, refuser énergiquement de se soumettre au traitement mercuriel sous des prétextes invoqués au XVIe siècle : « Le mercure fait tomber les dents et les cheveux, produit la carie des os, conduit à la folie, empoisonne le sang, etc... ! »

MODES D'ADMINISTRATION. — Comme nous l'avons déjà fait pressentir, nous croyons que du fait de l'introduction d'une médication nouvelle, le rôle du mercure est loin d'être terminé dans le traitement de la syphilis. Il est donc nécessaire d'envisager quels sont les modes d'administration de ce médicament et de retenir ceux qui ont résisté à l'épreuve du temps. On a vivement reproché à l'arsénobenzol, dès son apparition, le nombre et la diversité des méthodes proposées, diversité telle, a-t-on pu dire, non sans quelque raison, que chaque expérimentateur apportait sa façon de faire particulière : A notre avis, on ne devrait voir dans ces tentatives diverses qu'un effort vers le mieux.

L'unité de technique est-elle indispensable pour qu'on puisse se faire une idée de la valeur d'un médicament?

Il ne faut pas oublier que nous ne connaissons l'arsénobenzol que depuis très peu de temps et que nous employons le mercure depuis plusieurs siècles. Sommes-nous d'accord, cependant, sur les voies d'introduction qu'il convient d'appliquer au mercure, sur son dosage, sur la nature des sels mercuriels, ou des combinaisons à employer, sur la durée du traitement, sur la répétition des cures et sur leur fréquence? Ces divers points d'application du traitement hydrargyrique constituent, dit le professeur Fournier, la partie la plus délicate du traitement. Il est donc indispensable de les étudier successivement.

VOIES D'ADMINISTRATION. — Le mercure peut être administré par les voies pulmonaire, cutanée, digestive (buccale ou rectale), sous-cutanée, intra-musculaire, ou intra-veineuse.

A. VOIE PULMONAIRE. — L'idée de faire absorber le mercure par la voie respiratoire est due probablement à Angelo Bolognini et à Jacques Catanée ; elle date du début du XVIe siècle. Les fumigations mercurielles employées contre la gale furent essayées contre la vérole.

1° *Méthode ancienne*. — La méthode ancienne (traitement par les parfums, ou suffumigations) avait pour but de faire transpirer le malade et de produire la salivation.

D'après Rollet[1], on usait tantôt des fumigations bénignes (matières résineuses, baumes, parfums divers), tantôt des fumigations malignes, faites avec les mêmes substances auxquelles on

1. Rollet. *Recherches cliniques et expérimentales sur la syphilis*, Paris, 1869. A. Fournier. *Traitement de la syphilis*, Paris, Vigot, 1909.

ajoutait du mercure sous forme de cinabre, de précipité rouge, de turbith minéral, ou même de sublimé corrosif.

Le patient *préparé*, c'est-à-dire saigné, ventousé et purgé, « pour tempérer les humeurs », était enfermé dans un cabinet bien clos servant d'étuve, assis sur un archet. A ses pieds était un réchaud de braises, et par un trou fait dans l'archet, on jetait de temps en temps, des tablettes de parfums, des trochisques ou des poudres destinées à produire la fumigation. Pendant une demi-heure ou trois quarts d'heure, le malheureux restait enfermé exposé à cette fumée résineuse, chaude et suffocante, respirant par intervalles, grâce à un orifice pratiqué dans l'archet, un peu d'air pur amené par un tuyau spécial. On le sortait de l'étuve pour le coucher dans un lit chaud, où on le faisait transpirer une ou deux heures. Le même supplice était répété tous les jours, ou à intervalles un peu plus espacés, suivant le degré du mal, et la résistance du sujet, pendant plusieurs semaines, « jusqu'à ce que la salivation ou le flux de ventre parût ou que les symptômes de la maladie disparussent entièrement ».

Outre « l'asthme, la toux, l'hydropisie et le marasme » cette médication provoquait une salivation telle pendant sept ou huit jours, « que le malade crachait, disait Fallope, un plein bassin chaque jour, ce qui allait à six ou dix livres. » Les cas de mort consécutive n'étaient pas rares. « Infinitos occiderunt ! »

2° *Méthode moderne*. — La méthode moderne est moins cruelle. Pour diminuer les dangers de l'inhalation mercurielle excessive, Lalouette en 1776 eut l'idée de n'exposer que le corps du malade enfermé dans une boîte étuve, aux fumigations de mercure, la tête émergeant à l'air libre. La préparation du malade, les parfums étaient supprimés ; on faisait seulement volatiliser du calomel très pur, en même temps que de la vapeur d'eau, dans un récipient chauffé par une lampe, placé sous le malade. Ce moyen n'était donc plus à proprement parler qu'un moyen d'absorption cutanée ; mais en réalité il se faisait toujours en même temps de l'inhalation pulmonaire, intentionnellement, par insuffisance du dispositif de production ou par imprudence. Cette méthode non exempte d'accidents, était incertaine, aveugle, peu pratique et même fort incommode.

FLANELLES MERCURIALISÉES. — Se basant de même sur les propriétés volatiles du mercure, M. Merget eut l'idée de faire absorber aux syphilitiques des vapeurs mercurielles par l'intermédiaire de flanelles ou de molletons mercurialisés à la suite d'immersion dans du mercure, puis dans l'ammoniaque [1]. Le tissu ainsi préparé était séché, puis coupé en carrés de dix centimètres environ et enveloppé dans un linge, placé sur l'oreiller ou le drap du malade, pendant la nuit; ou bien découpé en plastron que le malade portait devant la poitrine, jour et nuit, ou la nuit seulement. Ce procédé qui fut plus employé à l'étranger qu'en France (Blaschko, Welander), a une certaine efficacité dans les cas légers ; mais il est incertain comme dosage et en somme d'une valeur très restreinte.

INJECTIONS TRACHÉALES. — En 1902, P. Carnot [2] a essayé de faire absorber à la muqueuse respiratoire le mercure, par injections trachéales de sublimé au millième, ou d'huile biiodurée. L'auteur aurait eu quelques succès avec sa méthode, mais cette thérapeutique contre-indiquée chez les malades atteints d'une affection pulmonaire, est peu pratique et peu recommandable.

B. VOIE CUTANÉE. — La voie cutanée est la plus ancienne des méthodes employées. Elle fut l'occasion des premiers succès du mercure, mais aussi celle de la première réaction qui se manifesta contre lui.

1° *Méthode ancienne.* — La méthode ancienne ne ressemblait guère à celle qu'on emploie de nos jours. On comprend que des médecins ou des écrivains de cette époque aient été épouvantés du martyre infligé aux pauvres vérolés. Voici ce qu'en disait, en connaissance de cause, en 1519, Ulrich de Hutten, qui avait passé onze fois par les onguents [3] :

1. Merget. *Thèse de Bordeaux*, 1883 et *Journal de Médecine de Bordeaux*, 1891.
2. P. Carnot. *Presse Médicale*, 19 novembre 1902.
3. Cité par Rollet. *La syphilis*, p. 556.

« Ils (les empiriques de cette époque) faisaient avec un liniment composé de différentes drogues, des onctions sur les jointures des bras et des jambes ; quelques-uns en faisaient sur l'épine du dos et sur le cou ; quelques autres sur les tempes et sur le nombril ; d'autres sur tout le corps ; aux uns, on n'employait ce remède qu'une fois le jour ; aux autres deux fois, à quelques-uns, on ne le répétait que de trois en trois, ou de quatre en quatre jours. On tenait les malades pendant vingt ou trente jours, et quelquefois davantage, enfermés dans une étuve, où l'on entretenait continuellement une grande chaleur. Après les avoir frottés d'onguents, on les mettait au lit et les ayant bien couverts, on les faisait suer. »

Les désordres occasionnés par ce traitement étaient terribles ; on s'explique les termes employés par les malades pour le désigner : « Passer par les grands remèdes », « passer par la casserolle » en raison de la casserolle dans laquelle les malheureux salivaient !

Comme les fumigations, outre la préparation, cette méthode comprenait la séquestration, le surchauffage, la dépuration par les purgatifs, les électuaires, les lavements, la saignée, les ventouses, la diète poussée jusqu'à la quasi-inanition, et enfin la salivation.

Rien n'est plus curieux, mais aussi plus effrayant que les prescriptions et les descriptions des vieux auteurs : Fracastor célébrait avec pompe en vers latins le flot bienfaisant de salive qui s'écoulait en un large fleuve aux pieds du malade !

2° *Méthode moderne*. — Arrivons maintenant à la méthode moderne. Là encore, suppression des pratiques accessoires et surtout condamnation du dogme de la salivation et au contraire addition d'un régime réconfortant et d'une bonne hygiène.

On emploie l'onguent napolitain ou onguent mercuriel double fraîchement préparé :

Mercure	} ââ
Axonge benzoïnée	

On peut remplacer l'axonge par de la lanoline.

On a recommandé aussi les savons mercuriels :

Savon d'Hébra	30 grammes
Mercure	10 —

Avec lesquels la friction est faite à l'eau chaude ; mais l'onguent napolitain est plus généralement employé.

Doses. — Les doses sont variables suivant l'âge, le sexe et les indications — en moyenne quatre grammes pour un adulte homme, au besoin six à huit grammes. — On ne dépasse guère la dose de trois grammes chez la femme, et de un à deux grammes chez l'enfant. L'enfant très petit supporte parfaitement les frictions, même à cette dose de un ou deux grammes qui paraît considérable pour son poids, mais on n'a pas, chez le nourrisson ou chez l'enfant avant la pousse de dents, à craindre la stomatite.

Les frictions doivent être faites avec des quantités de mercure fixées ; aussi le professeur Fournier recommande-t-il de formuler de la façon suivante :

Onguent mercuriel double (fraîchement préparé)	30 grammes
A diviser en 7 cartouches.	
Chaque dose sera de 4 grammes.	

Manière de faire la friction. — La friction quotidienne (exceptionnellement, on prescrit deux frictions par jour dans les cas très graves) est faite de préférence le soir, ce qui est moins gênant pour le malade et plus favorable pour l'absorption du médicament pendant la nuit. Elle peut être faite en un point quelconque ; cependant mieux vaut éviter les aisselles, le scrotum, et les régions riches en poils qui absorbent trop facilement et s'irritent davantage. Il faut varier les régions. Par exemple on frictionnera alternativement les deux côtés du thorax, les faces internes des deux cuisses, des bras, puis on recommencera la série.

La peau doit être frottée avec assez de force pour que la pommade pénètre et pendant un temps suffisant pour que toute la quantité de pommade soit absorbée, ce qui demande au moins dix minutes.

Si le malade fait lui-même sa friction, il peut la faire à main nue; si c'est une personne qui frotte le malade, il est bon de recommander le port d'un gant de caoutchouc. Après la friction, on place sur la peau enduite d'onguent, une couche d'ouate, un linge humide, ou un peu de taffetas gommé et une bande, de manière à prolonger le contact du mercure avec la surface cutanée. Au bout de huit à dix heures, on lave au savon, on essuie, et on poudre pour prévenir l'irritation. Il faut également, dans ce but, recommander les grands bains plusieurs fois par semaine.

Durée de la cure. — On peut continuer les frictions plus ou moins longtemps, suivant les sujets, les effets produits, la gravité des cas. Le professeur Fournier a fixé par expérience, la limite de tolérance à trois ou quatre semaines, cinq semaines au maximum. Il recommande de « laisser reposer la bouche des malades » tous les quinze ou vingt jours, et souvent « de fragmenter la cure ». En tout cas, une surveillance de chaque jour est nécessaire.

Mode d'action. — Les frictions agissent par absorption mercurielle ; on retrouve le mercure dans les urines ; les effets physiologiques de ce médicament, la stomatite entre autres, se font sentir rapidement; enfin, les résultats thérapeutiques sont souvent merveilleux. Le mode d'absorption du mercure est encore discuté, mais cette absorption est certaine.

Avantages et inconvénients. — La méthode par frictions est une méthode puissante ; ses succès sont nombreux et indubitables ; elle a l'avantage de ne pas fatiguer l'estomac, ce qui est particulièrement appréciable chez les dyspeptiques et chez les enfants, et ce qui permet chez certains malades d'adjoindre au besoin un autre traitement par les voies digestives, au traitement mercuriel.

Mais elle a aussi de grands inconvénients : C'est une méthode sale, ennuyeuse, désagréable, difficile à dissimuler ; elle est mal vue de bien des malades et elle amène des accidents. Elle peut produire, assez rarement il est vrai, de la diarrhée mercurielle, de la courbature, de la dermite (erythème simple, ou eczéma mercuriel, peu graves ; exanthème étendu, dermite exfoliatrice, accidents plus sérieux et parfois mortels). Mais elle provoque avant tout la stomatite. De toutes les méthodes mercurielles, c'est la friction qui expose le plus aux complications inflammatoires de la bouche ; elle cause une stomatite plus brusque, plus générale d'emblée, plus grave, plus maligne que la mercurialisation par ingestion. En outre, le professeur Fournier reproche à cette méthode son inégalité de rendement utile, suivant la manière dont elle est faite et aussi suivant les individus.

Elle convient à certaines syphilis graves ; — aux cas réfractaires aux autres médications, à ceux où l'estomac doit être respecté et surtout *aux enfants très jeunes*. — Mais c'est une méthode difficile à appliquer longtemps et c'est le plus grand inconvénient qu'on puisse lui reconnaître, car il est bien difficile d'obliger un malade à se faire des frictions pendant des années, comme cela est indispensable dans le traitement mercuriel de la syphilis.

C'est, en résumé, une méthode éventuelle excellente, qui ne peut plus prétendre à l'heure actuelle à rester une méthode courante et habituelle de traitement.

Comme modes accessoires de traitement par la voie cutanée, il faut signaler le *traitement par les emplâtres* (emplâtre de Vigo, emplâtre de Quinquaud), ne convenant guère qu'aux accidents superficiels et légers et le traitement par les *bains mercuriels* employés un moment pour les enfants. Ces médications infidèles, très délaissées, ne constituent pas un traitement général de la syphilis.

Les frictions mercurielles ont été longtemps employées dans certaines stations hydro-minérales (Aix-la-Chapelle ou Uriage) ; mais, comme il semble que les eaux sulfureuses, employées, en même temps que le mercure, jouent un certain rôle dans cette thérapeutique, nous reviendrons sur cette question à propos des médications auxiliaires.

C. VOIE DIGESTIVE. — La méthode consistant à faire absorber le mercure par l'estomac est également vieille, bien qu'un peu postérieure aux deux précédentes. En 1535, Pierre-André Mathiole, botaniste célèbre de son temps, administra le premier le précipité rouge. Puis on employa le mercure cru qui entrait dans la constitution des fameuses pilules de Barberousse. Nombreuses ont été, depuis lors, les préparations mercurielles administrées sous forme de pilules, de solutions ou de sirops.

Avantages de la méthode. — Ce qui a toujours fait le succès de la méthode par ingestion, c'est sa simplicité et sa facilité d'exécution. Comme les autres, elle exige une surveillance attentive et expose à des accidents, bien que ceux-ci soient peut-être plus facilement évitables, moins aigus et moins rapides qu'avec les autres procédés ; mais, avant tout, elle est pratique et facilement acceptée par les malades comme médication de longue haleine.

Modes d'administration. — Le mercure a été employé à l'intérieur, pour ainsi dire, sous toutes ses formes : A l'état métallique (pilules de Barberousse, sirop de mercure de Plenk, pilules de Belloste, de Sédillot) ; à l'état de biiodure de mercure (un des éléments constitutifs du sirop de Gibert) ; d'acétate de mercure (dragées de Keiser) ; de lactate ; de peptonate ; de gallate ; de tannate, de salicylate de mercure etc... Les formes les plus usitées et les plus commodes sont le bichlorure, le calomel et le protoiodure.

Sublimé. — Le bichlorure de mercure ou sublimé est la *base* 1° de la liqueur de van Swieten dont la formule actuelle est la suivante :

Eau distillée	900	grammes
Alcool à 90°.	100	—
Bichlorure de Hg.	1	—

Une cuillerée à soupe renferme environ un centigramme et demi de sublimé.

Et 2° des pilules de Dupuytren :

Bichlorure de mercure.	1	centigramme
Extrait d'opium	2	—
Extrait de gaïac.	4	—

pour 1 pilule.

1 à 2 par jour.

Ou bien :

Bichlorure de Hg.	ââ 1 centigramme
Extrait d'opium	

Ou bien encore (Codex) :

Chlorure mercurique porphyrisé . .	1 centigramme
Extrait d'opium	ââ 2 deux centigrammes
Extrait de chiendent. . .	
Poudre de réglisse	q. s.

Calomel. — Le calomel, qui entrait déjà dans la composition des pilules de Plummer[1], sera parfois très utile dans les cas où il est nécessaire de prescrire le mercure sans éveiller l'attention du malade ou de l'entourage, chez une femme syphilisée par son mari, par exemple. Quand le médecin ne doit pas révéler la nature de l'affection dont est atteint le malade, le calomel peut passer pour un purgatif. Voici la formule que nous avons souvent employée avec avantage :

Calomel	5 centigrammes
Lactose	0 gr. 50

pour un paquet.

Prendre un paquet matin et soir dans un peu d'eau.

Protoiodure. — Le protoiodure doit sa fortune à Ricord qui prescrivait ses fameuses pilules de la façon suivante :

Protoiodure d'Hg.	3 grammes
Extrait thébaïque	1 —
Thridace	3 —
Conserves de roses	6 —

Pour 60 pilules ; une pilule contenait cinq centigrammes de protoiodure.

1. Voici la formule modernisée des pilules de Plummer.

Soufre doré d'antimoine.	ââ trois centigr.
Calomel à la vapeur.	
Extrait de réglisse	
Eau distillée	q. s.

pour 1 pilule.

De 1 à 5 par jour dans les affections oculaires syphilitiques.

On prescrit plutôt maintenant :

Protoiodure d'Hg.	3 à 5 centigrammes
Extrait d'opium.	1 centigramme

pour 1 pilule molle.
ou (Codex) :

Protoiodure de mercure récemment préparé.	5 centigrammes
Poudre d'opium	2 —
Poudre de réglisse	0 gr. 25
Miel blanc	q. s.

pour 1 pilule.

Doses. — Action et avantages du bichlorure et du protoiodure. — Le professeur Fournier a longuement étudié l'action du sublimé et du protoiodure [1], et les doses qu'il convient d'employer.

Action sur la bouche. — D'après lui, le protoiodure produit plus facilement la salivation que le sublimé, cependant, à la dose de 10 centigrammes chez l'homme, de 6 à 8 chez la femme plus sensible à son action, il est ordinairement toléré, à moins de susceptibilités individuelles. Le sublimé semble moins nocif pour la muqueuse buccale, ce qui ne veut pas dire qu'il ne l'affecte jamais.

Action sur les voies digestives. — Leur action sur les voies digestives est variable ; le sublimé influence plus l'estomac que l'intestin ; l'action irritante pour l'estomac a valu à la liqueur de van Swieten, de la part des malades femmes de Lourcine, le nom de « casse poitrine ». La saveur du sublimé est, en outre, fort désagréable. Il ne peut être toléré longtemps, quinze à vingt jours au maximum, avec intervalles de repos.

Le protoiodure est mieux supporté, il est plus irritant pour l'intestin que pour l'estomac. Les coliques et la diarrhée qu'il provoque sont ordinairement passagères et obligent rarement à interrompre le traitement.

1. A. Fournier. *Traitement de la syphilis*. Paris, 1909, p. 275.

Action curative. — L'effet curatif du sublimé et du protoiodure est sensiblement égal. Cependant, comme il est plus facile de forcer les doses de protoiodure, on peut avec ce dernier obtenir une action plus intense. Certains sujets arrivent exceptionnellement à supporter 15 à 20 centigrammes de protoiodure par jour, mais il en est peu qui tolèrent plus de 3 à 4 centigrammes de sublimé.

Le sublimé sera donné de préférence aux malades dont la bouche est en mauvais état ; le protoiodure à ceux qui ont l'estomac sensible. En somme, le protoiodure est un médicament plus usuel, c'est le chef de file de la médication mercurielle par ingestion (Fournier).

Doses. — La dose « qui guérit » est variable suivant les symptômes et suivant les individus.

Les doses moyennes sont pour le sublimé :

2 à 3 centigrammes par jour pour un homme adulte de constitution moyenne.

1 à 2 centigrammes pour une femme dans les mêmes conditions.

Pour le protoiodure :

10 à 12 centigrammes pour un homme.

7 à 8 centigrammes pour une femme.

Il pourra être nécessaire d'élever ou de diminuer ces doses suivant les cas.

Il faut citer encore, pour en finir avec la voie digestive, une préparation vantée à nouveau, il y a quelques années par Variot, dans la thérapeutique infantile, la poudre grise, *mercurium cum creta*, qui contient 33 p. 100 de mercure et 67 p. 100 de craie.

Un centigramme et demi de cette poudre représente 5 milligrammes de mercure. On fait prendre aux nourrissons, dans un biberon de lait, pendant quinze jours, un des paquets suivants :

Mercurium cum creta.	2 à 3 centigrammes
Sucre de lait	3 centigrammes

pour un paquet.

Recommencer après huit jours de repos. On peut élever la dose à 6 centigrammes de six mois à un an.

Toutes les fois qu'il s'agit de syphilides muqueuses de la bouche ou de la gorge, il est préférable d'employer une forme médicamenteuse qui s'adresse à la fois à la maladie générale et à la lésion locale.

Nous prescrivons volontiers en pareil cas les comprimés que l'on ne doit ni avaler d'un seul coup, ni même mâcher ; on doit les laisser fondre dans la bouche. Nous ajouterons que pour éviter les accidents souvent ennuyeux de stomatite constatés à la suite de l'administration des mercuriaux, les pastilles qui permettent la dissolution préalable dans la bouche, semblent être le moyen le plus efficace. C'est d'ailleurs la confirmation de l'opinion de Galippe que la stomatite dite mercurielle est avant tout une stomatite septique — et qu'elle se traite avec succès par les gargarismes au sublimé (Hallopeau, Augagneur).

On a prescrit (Hallopeau) les pastilles dosées à 1 milligramme de sublimé ; nous préférons celles de lactate mercurique qui n'ont pas la saveur métallique désagréable des comprimés au sublimé, ni l'inconvénient de noircir les dents.

On se sert de comprimés, dosés à 5 milligrammes. La dose habituelle est de 3 à 9 pastilles par jour.

Voie rectale. — Enfin on peut administrer le mercure par la voie rectale. Audry[1] recommande l'emploi de suppositoires contenant 2 à 4 centigrammes de mercure métallique incorporé dans du beurre de cacao — 1 à 2 suppositoires par jour. Pour les enfants, les doses seront de 15 milligrammes à 2 centigrammes.

Ces suppositoires seraient facilement tolérés, sans diarrhée ni inflammation du rectum. Leur efficacité a paru suffisante, pour qu'on puisse recommander ce mode d'administration « dans les cas où il n'est pas nécessaire de frapper vite et fort ». C'est une méthode d'exception, mais qui n'est pas à dédaigner complètement.

1. Audry. *Annales de Dermatologie*, mars 1906.

D. Voie hypodermique. — La voie hypodermique paraît due à Hébra et à Hunter qui, vers 1860, eurent l'idée d'administrer le sublimé en injections dans le derme. En 1864, Scarenzio, de Pavie, employa par la même voie le calomel en suspension et en 1867, les publications de Lewin (de Berlin) fixèrent les principes de la méthode. Depuis lors, les travaux se sont multipliés sur ce sujet, un nombre considérable de recherches et de publications ont contribué à vulgariser, à étendre et à codifier cette méthode [1].

Avantages. — Les avantages de ce mode d'administration sont considérables :

Il assure le dosage rigoureux du mercure employé, empêche toute supercherie de la part du malade; assure plus sûrement que tout autre moyen l'absorption du médicament par l'organisme; laisse libres les voies digestives, et surtout les respecte, en évitant toute action locale et *directe* du mercure sur l'estomac et l'intestin. Il ne faut pas dire que le mercure ainsi introduit dans l'économie ne cause jamais de troubles gastro-intestinaux, mais il ne les cause pas directement comme le protoiodure ou le sublimé ingérés par la voie buccale. Il est universellement admis aujourd'hui que la méthode des injections est très puissante, très efficace, et constitue le *traitement de choix* dans les cas graves.

Inconvénients. — Très pratiques à l'hôpital, les injections quotidiennes ou fréquentes sont parfois incommodes ou trop onéreuses pour la clientèle de ville. Les douleurs qu'elles provoquent assez souvent sont parfois une gêne, et les malades pusillanimes peuvent les refuser ; il semble cependant que les avantages priment les inconvénients et l'on peut dire que l'administration hypodermique du mercure constitue, sinon la médication exclusive, du moins la meilleure façon d'introduire le mercure dans l'organisme.

Technique. — La technique opératoire est simple, elle est tellement connue que nous y insisterons peu. Moyennant quelques précautions, elle est d'application facile.

1. On trouvera dans la *Thèse* d'Eudlitz, Paris, 1893, et dans celle de Lévy-Bing, Paris, 1902, tous les renseignements concernant la Bibliographie de la méthode hypodermique dans la syphilis.

On ne doit pas employer de composés mercuriels trop caustiques ; les préparations seront pures, aseptiques, et aussi irréprochables que l'instrumentation de l'opérateur.

Le matériel se compose d'une seringue en verre, stérilisable, et d'aiguilles en platine iridié bien acérées et longues.

Les mains du médecin, la peau du sujet doivent être soigneusement savonnées ; on lave à l'alcool et à l'éther le point où on fera la piqûre, ou bien l'on se borne simplement à une application de teinture d'iode.

Injections sous-cutanées. — L'injection a été faite sous la peau ; Stoukowenkoff, Gaucher ont recommandé longtemps de ne pas dépasser le tissu cellulaire sous-cutané. Outre les douleurs plus vives qu'elle provoque, cette manière de faire entraîne plus facilement des abcès ou des plaques de sphacèle.

Nous déconseillons donc, d'une façon générale, l'injection sous-cutanée, sauf avec certaines préparations toujours bien tolérées, mais d'une activité ordinairement insuffisante.

Injections intra-musculaires. — L'injection doit être poussée dans le tissu musculaire, le plus loin possible du derme, en plein muscle fessier par exemple. Ainsi faite, l'injection est moins douloureuse, détermine moins de réaction inflammatoire, s'absorbe plus facilement et laisse moins d'induration que l'injection hypodermique.

Le lieu d'élection est certainement la région fessière, ou dorsale [1]. La fossette rétro-trochantérienne, ou point de Smirnoff, est une bonne région, mais peu étendue. D'une manière générale, on fait les piqûres, au tiers supérieur de la fesse, de préférence à 2 ou 3 centimètres au-dessous de la crête iliaque, en dirigeant excentriquement l'aiguille par rapport à la région médiane, pour éviter les gros vaisseaux. L'injection se fait en deux temps : d'abord, on

1. Nous aurons l'occasion d'insister à nouveau sur les lieux d'élection des injections intra-musculaires à propos de l'arsénobenzol ; de même en ce qui concerne les injections intra-veineuses ; ce qui nous permet d'être plus brefs dans ce chapitre.

enfonce l'aiguille seule, pour s'assurer qu'on n'a pas piqué un vaisseau sanguin, puis on assujettit la seringue et on pousse le liquide lentement. On retire rapidement l'aiguille et on obture avec un peu de collodion.

Quand on fait une série d'injections, on alterne d'ordinaire des deux côtés.

Injections intra-veineuses. — En 1893, Bacelli eut l'idée de pratiquer les injections directement dans les veines. Après lui, Blaschko, Dinkler, Görl, Stoukowenkoff, Campana, Abadie, etc. expérimentèrent la méthode.

La technique est simple, la pratique un peu plus délicate dans quelques cas. On choisit une veine apparente, on la rend saillante par compression, on la ponctionne avec une aiguille parallèlement à son trajet ; on lève l'obstacle à la circulation en retour, et on pousse la solution à injecter. Ces injections se font tous les jours ou tous les deux jours. Elles ont l'avantage de ne pas être douloureuses, de ne pas provoquer d'accidents locaux, et d'introduire instantanément dans l'organisme un médicament exactement dosé. C'est un moyen sûr, très rapide et très énergique. Cependant, dans la pratique courante, le médecin hésite encore un peu à introduire un corps comme le mercure directement dans les veines ; on craint la production de phlébites ou de thromboses, on craint aussi de léser l'endocarde. La pratique des injections mercurielles intra-veineuses n'a pas encore donné tout ce qu'on pouvait attendre d'elle; ses dangers ne sont pas aussi grands qu'on l'a répété, et c'est un moyen précieux dans les formes malignes et envahissantes, menaçant les yeux, la moelle, le cerveau, ou le système vasculaire.

Les doses de mercure injecté par la voie veineuse varient de quelques milligrammes à un centigramme. Bacelli injectait chaque jour un centigramme de sublimé. Le cyanure et le benzoate de mercure ont été employés à la dose de un centigramme ou un peu plus. Il est évident en tout cas, qu'on ne pourra se servir que de sels solubles pour les injections intra-veineuses. Le cyanure de mercure, le benzoate, le biiodure en solution aqueuse sont les composés les plus employés.

Voici la formule d'Abadie et de Laire :

Cyanure de Hg.	0 gr. 50
Eau distillée	50 grammes

1 cent. cube = 1 centigramme de cyanure.
1 à 2 cent. cubes en injections intra-veineuses tous les 2 jours.

Et celle de Stoukowenkoff :

Benzoate de Hg.	1 gramme
Chlorure de sodium.	0 gr. 50
Eau distillée q. s. pour	100 cent. cubes

1 cent. cube = 1 centigramme de benzoate.
1 à 2 cent. cubes par 24 heures.
Pour une cure moyenne : 26 centigrammes.

Sels mercuriels injectables. — Sous quelle forme doit-on injecter le mercure ? Là, encore, les controverses recommencent et les discussions ne sont pas closes entre les syphiligraphes. Sels solubles et insolubles se partagent la faveur des médecins.

Sels solubles. — Les sels solubles doivent être injectés tous les jours, ou à intervalles rapprochés, de manière à fournir au malade sa dose d'entretien mercuriel pendant trois, quatre ou cinq semaines.

Les sels de ce genre sont innombrables. Citons : le sublimé, les chloro-albuminates, les peptonates, le cyanure, l'oxycyanure, le salicylate, le lactate, le cacodylate iodo-hydrargyrique, le bibromure, le salicylarsinate ou énésol, l'hermophényl, etc.

Parmi ces nombreux composés nous n'en retiendrons que quelques-uns.

L'*huile biiodurée* dont la formule est due à Panas :

Huile stérilisée.	10 cent. cubes
Biiodure de Hg.	4 centigrammes

1 cent. cube = 4 milligrammes de sel mercuriel.

eut beaucoup de succès, elle était peu douloureuse, mais pratiquée aux doses de 4 à 8 milligrammes indiquées par son auteur, elle était loin d'avoir l'activité qu'on lui prêtait.

Le *benzoate de mercure*, l'injection soluble préférée du professeur Gaucher est composée de la façon suivante :

Benzoate de mercure.	1 gramme
Chlorure de sodium chimiquement pur .	2 gr. 50
Eau distillée q. s. pour.	100 cent. cubes

1 cent. cube = un centigramme de benzoate, soit 0,0045 de mercure.

M. Gaucher pratique ces injections à la dose de 1 ou 2 centimètres cubes. Ce sel donne relativement peu d'inflammation locale, peu de diarrhée et de stomatite ; la douleur qu'il provoque ne dépasse guère quelques heures ; mais on lui reproche son peu de stabilité.

Le *biiodure de mercure*, en solution aqueuse, est la préparation soluble qui, à l'heure actuelle, réunit le plus de partisans :

Biiodure de mercure.	0 gr. 20
Iodure de sodium pur et sec	0 gr. 20
Eau distillée q. s. pour.	10 cent. cubes

Nous l'employons couramment à la dose de 1, 2, 3 ou 4 centimètres cubes par jour pendant douze à vingt jours.

Sauf exceptions toujours possibles, elle est peu douloureuse, plus active que l'huile biiodurée et généralement exempte d'accidents.

Pour empêcher la douleur consécutive aux injections de benzoate ou de biiodure de mercure, on a voulu ajouter à ce liquide injecté du chlorhydrate de cocaïne ; le professeur Gaucher s'oppose à cette addition qui précipite une certaine quantité de mercure à l'état de sel double de mercure et de cocaïne et qui a en outre l'inconvénient d'exposer plusieurs jours de suite le malade aux effets de la cocaïne. C'est pour cela que Desmoulière et Lafay ont proposé d'employer des solutions sucrées iso ou hypertoniques, en général mieux tolérées. Voici les formules recommandées par ces auteurs :

Benzoate de mercure récent	1 gramme
Chlorure de sodium pur	1 —
Saccharose pure	10 grammes
Eau distillée q. s. pour.	100 cent. cubes

Le saccharose peut être remplacé par du glucose ou du lactose aux mêmes doses. La stérilisation ne peut être faite à l'autoclave car il y aurait réduction plus ou moins complète du sel mercurique ; elle sera faite par filtration à la bougie. C'est une méthode peu pratique.

Les mêmes auteurs ont recommandé pour le biiodure la formule suivante :

Biiodure de mercure récent	1 gramme
Iodure et sodium sec et pur	1 —
Saccharose pur	10 grammes
Eau distillée q. s. pour	100 cent. cubes

Deux formules qui nous ont donné satisfaction sont les suivantes :

Biiodure de mercure	5 centigrammes
Chlorure de sodium.	5 —
Eau distillée	2 cent. cubes

pour une ampoule scellée.

Ou bien :

Biiodure de mercure	4 centigrammes
Chlorure de sodium.	4 —
Phosphate tribasique de soude . . .	8 —
Eau distillée	2 cent. cubes

pour une ampoule scellée.

On injecte quotidiennement la moitié ou l'ampoule entière. Les préparations ampullaires sont préférables aux autres, elles sont presque généralement adoptées aujourd'hui.

Inconvénients. — Les reproches faits aux injections mercurielles solubles portent surtout sur les douleurs qu'elles provoquent. Ces douleurs existent dans certains cas ; elles peuvent être immédiates, prochaines ou éloignées ; elles sont variables *suivant le sel employé et suivant les individus*. Ces injections peuvent provoquer des nodosités parfois persistantes pendant plusieurs semaines ; il peut même se former de petits abcès, des hématomes, de la gangrène locale, des phlegmons graves parfois et susceptibles de conséquences sérieuses chez les sujets débilités. On peut observer à leur suite, des phénomènes nerveux, sciatique, parésies, paraplégies.

En tant que traitement mercuriel, l'injection soluble de biiodure par exemple, rend des services considérables ; mais dans les cas ordinaires, elle offre parfois en clientèle des difficultés d'exécution qui en restreignent forcément l'emploi, bien qu'elle ait l'immense avantage de ne pas provoquer de lésions de l'estomac, comme c'est le cas pour les mercuriaux pris par la voie buccale.

Sels insolubles. — Les sels insolubles sont injectés à doses massives et à intervalles éloignés. Par exemple : une injection de 5 centigrammes de calomel tous les huit jours, pendant cinq semaines constituera une cure.

Méthode ancienne. — Scarenzio (de Pavie) est l'inventeur de la méthode. Il injectait des doses énormes de calomel, 15, 20, 30 ou 40 centigrammes en une seule fois ! Outre les réactions excessives qui suivirent ces doses énormes, on observait alors 84 abcès sur 86 injections, des stomatites terribles, des accidents gastro-intestinaux et des intoxications aiguës avec mort fréquente. La méthode ancienne des injections massives de calomel est aveugle, non dirigeable, très dangereuse, parfois mortelle. Elle est définitivement condamnée.

Méthode moderne. — A doses plus faibles, les sels insolubles sont susceptibles de rendre de grands services. Fournier donne à cette méthode le nom de méthode des injections rares.

Parmi les nombreux sels employés, nous n'en retiendrons que deux : l'huile grise et le calomel.

Huile grise. — L'huile grise (Lang de Vienne) est actuellement ainsi formulée :

Mercure purifié.	40 grammes
Graisse de laine stérilisée	26 —
Huile de vaseline médicinale stérilisée q. s. pour.	100 cent. cubes

Soit 0 gr. 40 de mercure par cent. cube.

La solution doit être chauffée et agitée avant l'emploi. On peut se servir pour l'injection de la seringue en verre ordinaire, dans laquelle une des 20 divisions du centimètre cube répond à 2 centigrammes de mercure. Pour injecter 4 centigrammes de mercure, il suffit par conséquent de pousser le contenu de deux divisions. Mais ces divisions sont petites; il est difficile d'être exact; aussi est-il préférable de se servir pour l'huile grise des seringues spéciales, comme celles de Barthélemy ou d'Edmond Fournier. Ces seringues permettent, grâce à des dimensions de calibre moindres, et à un espace plus grand entre chaque division, de mieux se rendre compte de la quantité injectée.

Comme technique: asepsie absolue, injection intra-musculaire profonde aux lieux d'élection. Doses oscillant entre 5 et 10 centigrammes suivant l'âge, l'état général, la taille et le poids du malade. Des doses supérieures ont entraîné des accidents mortels.

Une cure d'huile grise se compose de 6 injections à 8 jours de distance.

Calomel. — Le calomel employé est le calomel à la vapeur :

Calomel à la vapeur	0 gr. 50 centigrammes
Huile d'olive stérilisée . . .	10 cent. cubes

(Formule de FOURNIER.)

Ou bien :

Calomel.	0 gr. 80 centigrammes
Vaseline liquide	9 gr. 20 —

(Formule de BALZER.)

Le calomel ne doit renfermer ni sublimé, ni corps étrangers. 1 centimètre cube renferme 5 centigrammes de calomel, dose moyenne, qui sera abaissée si le sujet est petit, débilité, ou si c'est une femme ; plus rarement elle sera augmentée dans les cas graves ou chez les sujets résistants. Il est bon de débuter par une dose d'essai de 3 centigrammes. La cure de calomel se compose de 4 à 6 injections, de semaine en semaine.

Rien à dire de la technique qui est toujours la même.

Avantages. — L'injection de calomel est particulièrement énergique et rapide, elle réalise parfois des effets surprenants, extraordinaires et nombreux sont les cas de lésions particulièrement graves (chancres phagédéniques, syphilis malignes précoces, lésions tertiaires), où elle a fait merveille. Bien souvent on a vu le calomel réussir, là où les autres préparations de mercure avaient complètement échoué. C'est, jusqu'ici, au calomel que nous avons eu constamment recours dans les formes graves, rebelles de la syphilis et surtout dans les accidents du tertiarisme cérébral et dans les gommes récidivantes.

Inconvénients. — Une ombre au tableau, c'est la douleur consécutive plus vive qu'avec les autres composés mercuriels.

La réaction locale, les nodules, les accidents généraux ne sont pas rares. L'action du médicament s'épuise assez vite, et les récidives sont fréquentes dès qu'on cesse son emploi. Il ne met pas à l'abri des complications au cours du traitement et son action ne semble pas persistante. « Il blanchit bien, mais laisse revenir. » (Fournier.) Enfin, il peut produire comme les autres mercuriaux de la stomatite, de la fièvre, des accidents gastro-intestinaux et surtout des tuméfactions inflammatoires locales gênantes pour le malade et des abcès, susceptibles de se produire, en dépit de l'asepsie la plus sévère. Les intolérants de la méthode sont nombreux et enfin on a pu observer à la suite d'injections de calomel, des accidents rares, mais sérieux d'embolie pulmonaire [1], ou des troubles nerveux (névrites, parésies partielles, lésions trophiques).

Conclusions. — Sans prendre parti dans la discussion, il faut reconnaître que les injections insolubles, d'huile grise en particulier, peuvent entraîner des accidents très graves; Fournier cite au moins 23 cas de mort à la suite de piqûres d'huile grise, et Gaucher, qui condamne absolument cette préparation, la regarde comme très redoutable.

Les injections insolubles de calomel constituent un mode de traitement très actif et souvent merveilleux dans les formes graves et dans certains cas où un autre traitement est impossible ou mal suivi. Mais comme médication courante et de longue durée, les

1. Le Dr Lasserre dans sa statistique citée plus loin a relevé 133 cas d'embolie pulmonaire connus après injection de calomel.

injections solubles de biiodure paraissent plus pratiques et moins dangereuses.

Nous avons exposé les divers modes d'application du traitement mercuriel. Certains peuvent être préférés aux autres, suivant les cas, les lésions à traiter, les conditions sociales ou particulières aux individus. Toutes les méthodes ont du bon, toutes ont des inconvénients, mais il n'existe pas encore de traitement univoque et pourtant on emploie le mercure depuis quatre siècles. Cela n'empêche pas que le mercure ait à son actif des succès sans nombre et des guérisons merveilleuses ; on peut affirmer qu'il guérit presque toujours les accidents de la syphilis et qu'il n'est pas, contrairement à l'opinion souvent reproduite, sans action contre les lésions de la parasyphilis. Chez les tabétiques, on voit encore assez souvent, si l'on emploie les doses suffisantes, rétrocéder les symptômes les plus rebelles et s'il n'est pas permis de parler de guérison, tout au moins pouvons-nous affirmer que, sauf dans les périodes ultimes, le mercure, non seulement ne doit pas être proscrit, mais représente la meilleure et la plus efficace médication que le médecin ait eue entre les mains antérieurement à l'arsénobenzol. Seulement, car il y a un seulement, il faut recourir à un traitement *systématique* et à *doses suffisantes*.

Action du mercure sur le tréponème et sur la réaction de Wassermann. — Il était intéressant de rechercher l'action du mercure sur le tréponème lui-même. Il est d'observation courante que les tréponèmes, très nombreux dans les produits de raclage des lésions syphilitiques, diminuent ou disparaissent après un traitement mercuriel. L'action du mercure *in vitro* ne prouve pas qu'il ait une action *in vivo* sur ce micro-organisme ; il semble bien cependant que le médicament agisse directement sur le parasite lui-même.

L'action du mercure sur la réaction de Wassermann est mieux connue. On peut dire que, si le traitement mercuriel rend négative cette réaction, positive auparavant, l'action médicamenteuse a été véritablement efficace.

Voici un certain nombre de statistiques dues à divers expérimentateurs[1] :

STATISTIQUE DE BRUCK

	Non traitées.	Traitées.
Syphilis secondaires en activité	87,1 p. 100 +	45,1 p. 100 +
— latentes	50 » +	18,7 » +
— tertiaires en activité .	66,6 » +	45,4 » +
— latentes	50 » +	16,9 » +

STATISTIQUE DE BERING

Syphilis latentes, cas traités légèrement. . . . . 75 p. 100 +
— cas traités énergiquement. . . 16 » +

STATISTIQUE DE LESSER

	Avant le traitement.	Après le traitement mercuriel.
23 cas. . . .	23 cas +	23 cas —

STATISTIQUE DE CITRON

	Avant le traitement.	Après le traitement.
58 cas	58 cas +	11 cas réact. affaiblie 27 cas R. —

STATISTIQUE DE MAURIAC

(Soc. de Biologie, n° 14, 1909).

Syphilis avec accidents non traités depuis 4 mois au moins.

	Syphilis primaire.	Syphilis secondaire.	Syphilis tertiaire.
Réactions +	78 p. 100	85 p. 100	78 p. 100

Syphilis avec accidents au cours de traitement mercuriel.

	Syphilis primaire.	Syphilis secondaire.	Syphilis tertiaire.
Réactions +	20 p. 100	50 p. 100	70 p. 100

Traitement par pilules de Hg. . . . . 60 p. 100 de R. +
Traitement par injections de Hg. . . . 45 » de R. +

STATISTIQUE DE BLASCHKO

I. Syphilitiques présentant des manifestations de la maladie (syphilis en activité) :

	Modifié.	Pas modifié.	Modifié.
a) Syphilis ancienne. . .	41,36	5	
b) — tardive . . .	11,09	2	
Ensemble.	52,45	7	86 p. 100

1. Gastou et Girauld. *Diagnostic de la syphilis*, p. 88.

II. Syphilitiques ne présentant aucune manifestion de la maladie (syphilis latente) :

	Modifié.	Pas modifié.	Modifié.
a) Syphilis ancienne. . .	23,18	5	
b) — tardive. . . .	15,13	2	
Ensemble.	38,31	7	80 p. 100
Période ancienne	64,54	10	84 —
— tardive	26,22	4	84,6 p. 100

STATISTIQUE DE BAYET

I. *Syphilis secondaire :*

		Réact. W. +
A. En évolution. .	Avant le traitement . . .	88 p. 100
	Après le traitement . . .	45 —
B. Latente. . . .	Avant le traitement . . .	50 —
	Après le traitement . . .	18 —

II. *Syphilis tertiaire :*

A. En évolution. .	Avant le traitement . . .	65 —
	Après le traitement . . .	45 —
B. Latente	Avant le traitement . . .	50 —
	Après le traitement . . .	15 —

STATISTIQUE DE PURCKHAUER

Le Dr Purckhauer, assistant de Neisser (Breslau), a étudié la réaction de Wassermann dans *801 cas*[1].

Dans *539 cas*, la R. W. a été faite seulement une fois, plusieurs mois ou plusieurs années après le dernier traitement spécifique.

La R. W. était d'autant plus souvent négative que le nombre des traitements avait été plus considérable.

A. — Chez les syphilitiques, en période latente, ayant fait antérieurement 1 cure mercurielle :

R. W. + ...	50 p. 100	Égalité
R. W. —	50 —	

B. — Chez les syphilitiques, en période latente, ayant fait antérieurement 6 ou 7 cures mercurielles :

R. W. + ...	10 p. 100
R. W. —	90 —

Le traitement mercuriel n'entraîne pas de modifications de la S. R. W. chez les hérédo-syphilitiques, ni chez les syphilitiques tertiaires ; la R. W. est dans ces cas restée positive.

1. *Münchener med. Wochench.*, 1909, n° 14, p. 600.

Purckhauer est d'avis que la façon dont les cures ont été suivies et que le mode d'administration ont relativement peu d'influence sur les modifications de la R. W. Les injections auraient peu de supériorité sur les pilules ou les frictions dans le pourcentage négatif, à l'exception cependant des injections de sels insolubles qui, employées à plusieurs reprises, donnent une proportion plus grande de R. W négatives.

Un 2e groupe de malades étudiés par Purckhauer comprend 262 syphilitiques examinés avant et après le traitement :

		Avant le traitement	Après le traitement par injections de Calomel.
		—	—
I. Syphilis primaire et secondaire.	116 cas	+ 116	+ 41 — 75
II. Syphilis tertiaire	18 cas	+ 18	+ 16 — 2

Dans les cas de syphilis tertiaire, malgré un traitement intensif (il a été fait jusqu'à 20 injections de calomel de 0 gr. 05 à 0 gr. 20 centigr.), la R. W. est restée positive; il semble qu'à cette période le mercure n'atteint plus le spirochète et agit seulement sur le symptôme (Purckhauer) ; même pendant les périodes latentes du tertiarisme, la R. W. n'est plus influencée par le traitement mercuriel.

D'après Blaschko [1] qui admet la spécificité de la réaction de Wassermann pour la syphilis (cas de lèpre exceptés), si la réaction de Wassermann est positive, le diagnostic est certain. Cette réaction apparaît dès que l'organisme est touché, elle est maxima à la période secondaire et lors des retours offensifs de la maladie ; son intensité est proportionnelle à l'intensité de l'infection ; sa disparition après le traitement indique sinon la guérison complète, du moins l'atténuation de virulence de la maladie. Pour lui, la réaction doit servir de guide au traitement qui sera prolongé tant que la R. W. sera +, supprimé momentanément si la R. W est — et supprimé définitivement si, après des examens répétés, la R. W. reste négative.

1. Blaschko. *Rapport au Congrès de Budapest*, 1909.

De toutes ces recherches, nous pouvons conclure que le mercure semble bien avoir une influence sur le tréponème, puisqu'il modifie favorablement la réaction de Wassermann dans le plus grand nombre des cas à la période primaire et secondaire ; mais dans la syphilis tertiaire et la syphilis héréditaire, le spirochète et la réaction ne paraissent plus influencés par le traitement.

Dujardin[1] a constaté que la syphilis était nettement contrariée dans sa marche par le traitement mercuriel ; livrée à elle-même elle reprend son cours.

Le mercure influence la réaction de Wassermann dans des proportions variables, mais il l'influence. Telle est du moins l'opinion de la majorité des auteurs, Neisser, Ledermann, Lesser, Blumenthal, Dujardin, Bayet, Gastou[2].

S'il s'agit de préciser, grâce à ce moyen de contrôle, quel est le meilleur mode d'administration du mercure, on retrouve les mêmes indécisions : on a vu des cas où la réaction de Wassermann restée positive malgré les injections mercurielles devenait négative après les frictions et inversement. La statistique de Mauriac donne aux injections une supériorité de 15 pour 100 sur les pilules. Blumenthal a constaté les effets plus énergiques du calomel donné à doses intensives ; mais on ne saurait conclure autrement qu'en disant que tel sujet ou telle lésion resteront insensibles aux injections de biiodure de mercure ou aux frictions, qui guériront avec les injections de calomel ou inversement (Gastou).

Le mercure prévient-il les *récidives*, même graves de la maladie ? Guérit-il toutes les formes et tous les individus ? Certes, le plus souvent, un sujet qui s'est traité pendant plusieurs années, a des chances de ne pas voir surgir de complications particulièrement sérieuses. Mais les plus ardents mercurialistes comme le professeur Fournier sont obligés de reconnaître que le mercure ne coupe pas court d'emblée à toute manifestation spécifique et n'éteint

1. Dujardin. *Soc. clinique des hôpitaux de Bruxelles*, 14 mai 1910.

2. Romme. *Presse Médicale*, 1er mai 1902. P. Gastou. *Soc. de Dermatol. et de Syphiligr.*, Paris, 7 juillet 1910.

pas du coup la syphilis. Il l'atténue, rend les poussées ultérieures plus bénignes ou moins fréquentes, parfois même, les accidents deviennent si minimes et si rares que le malade est étonné de la bénignité de cette maladie qu'on lui avait dépeinte sous un jour si effrayant. Par contre, on voit se reproduire chez certains sujets moins heureux, au cours du traitement mercuriel le mieux conduit, des accidents graves qui résistent à tous les efforts thérapeutiques. « Cela il faut le reconnaître, écrit le professeur Fournier, et même le dire bien haut, pour signaler un desideratum dans notre thérapeutique et faire appel en ce sens à de nouveaux efforts[1]. »

Enfin, il est des individus qui ne peuvent supporter ce médicament et chez lesquels on voit survenir à chaque tentative d'administration du mercure des accidents qui obligent à en suspendre l'emploi. Cela nous amène à parler des accidents imputables au mercure.

Accidents dus au mercure. — Nous avons signalé, chemin faisant, un certain nombre d'accidents produits par le mercure. Nous n'insisterons pas sur les accusations ridicules amassées contre lui ; ces accusations étaient dues uniquement à la manière déplorable dont on usait jadis de ce remède excellent. Mais, employé même avec prudence, le mercure, en raison de son activité, a ses inconvénients et ses dangers : Il est susceptible de provoquer des accidents aigus, locaux ou généraux et des accidents chroniques, pouvant entraîner la mort.

Accidents locaux. — Passons rapidement sur les accidents aigus locaux : Les frictions peuvent produire des érythèmes localisés ou même des éruptions diffuses. Les injections solubles ou insolubles donnent quelquefois naissance à des intumescences nodulaires souvent persistantes, à des abcès, à des phlegmons. Ces abcès dus à l'huile grise ou au calomel sont, comme l'a montré Balzer, de faux abcès, des foyers de nécrose liquéfiés, amicrobiens, uniquement imputables au produit injecté et

1. A. Fournier. *Traitement de la syphilis.*

non à une faute de technique. En est-il de même pour les abcès tardifs se produisant quinze ou vingt jours après la disparition de la réaction du début ?

Accidents généraux. — Les accidents généraux plus sérieux peuvent porter sur divers appareils. Le tube digestif est particulièrement atteint.

STOMATITE. — Tous les composés mercuriels, quels qu'ils soient et quel que soit leur mode d'introduction dans l'organisme, peuvent causer le ptyalisme et la stomatite. Cette crainte de la stomatite est une préoccupation constante pour le malade et pour le médecin.

On n'observe plus guère les stomatites épouvantables de jadis, avec gangrène et carie des maxillaires ; mais la stomatite actuelle constitue toujours un danger, avec lequel il faut compter.

Il importe de ne jamais commencer le traitement mercuriel sans s'être assuré que la bouche et les dents du malade sont en bon état. Au cours du traitement, on doit exercer une surveillance particulière sur le brossage régulier des dents et les nettoyages fréquents de la bouche. Il faut enfin toujours dépister *la stomatite d'alarme*, qui se présente sous quatre formes : au niveau des incisives médianes inférieures ; des dents en mauvais état ; de la muqueuse de la joue ; ou de la dernière molaire (décollement rétro-molaire). Dès l'apparition de l'un de ces signes, on doit cesser immédiatement le traitement mercuriel.

Malgré tous nos soins, nous pouvons voir encore des stomatites intenses et il faut avouer avec Fournier, « que nous ne sommes pas encore maîtres de l'action ptyalique du mercure, ni de ses dangers buccaux » : parce que nos malades ont de mauvaises dents, parce que nous sommes forcés parfois, dans les formes graves, d'employer des doses dangereuses, parce qu'enfin il y a des surprises issues d'intolérances idiosyncrasiques.

ACCIDENTS GASTRO-INTESTINAUX. — Les accidents suraigus mortels ont été notés, tels qu'on les observe dans les cas d'empoisonnement criminel ou volontaire. Plus fréquente est l'intoxication aiguë.

Forme aiguë. — Dans la forme aiguë, la diarrhée est un des phénomènes le plus précoces ; cette diarrhée est précédée de coliques, de sensation de brûlure dans le bas-ventre; elle est extrêmement fréquente et particulièrement tenace. On peut observer vingt ou trente évacuations dans les vingt-quatre heures : les selles d'abord profuses, bilieuses ou séreuses, diminuent de quantité et deviennent glaireuses, sanguinolentes, extrêmement fétides ; le malade élimine des débris gangrenés de sa muqueuse intestinale. En même temps que ces symptômes très graves du côté des évacuations intestinales, on observe du ballonnement du ventre et ordinairement de la douleur au niveau du cæcum et de l'S iliaque.

Les symptômes gastriques sont moins marqués : on note cependant les éructations, le hoquet, les nausées et même les vomissements muqueux ou bilieux comme phénomènes fréquents. En certains cas, l'intolérance gastrique peut être telle, que le malade est dans l'impossibilité de se nourrir.

Malgré leur gravité apparente, ces phénomènes gastro-intestinaux sont cependant susceptibles de s'amender et de guérir.

Formes légères. — L'intoxication mercurielle légère se traduit habituellement au début par des coliques et de la diarrhée : La fréquence et l'abondance des selles qui deviennent glaireuses, d'odeur infecte ou même sanguinolentes et s'accompagnent de ténesme sont les premiers signes de l'intolérance du malade vis à-vis du mercure. Les nausées et les vomissements sont plus rares ; ce sont surtout les symptômes intestinaux qui font leur apparition, mais n'atteignent pas la même gravité que dans les formes précédentes. Parfois même une diarrhée légère est le seul signe qui puisse mettre le médecin en éveil et lui faire craindre d'autres phénomènes plus graves d'intoxication.

Enfin, il est un dernier point sur lequel nous ne saurions trop insister. L'absorption prolongée du mercure par la voie buccale provoque, à chaque reprise de la médication, un état d'irritation de la muqueuse gastrique, qui aboutit à des formes souvent graves de gastrite chronique. Notre longue expérience des maladies de l'estomac nous permet d'affirmer que cette variété de gastrite médicamenteuse est non seulement fréquente, mais encore toujours sérieuse.

Accidents rénaux. — L'intolérance rénale est moins commune que l'intolérance gastro-intestinale. Le rein sain supporte d'ordinaire assez bien le mercure, il peut cependant survenir de l'albuminurie, en général, légère et fugace. Le rein malade est moins tolérant. Si la néphrite syphilitique est curable par le mercure, lorsque la lésion rénale est due à une autre cause, il est nécessaire de donner le mercure avec prudence, en surveillant attentivement les urines.

Accidents cutanés. — Par suite de son absorption, sans irritation locale, le mercure peut provoquer des lésions de la peau. Ces hydrargyries cutanées, malgré leur rareté, sont peut-être moins exceptionnelles qu'on ne le croyait jusqu'à ces dernières années (Fournier). Elles apparaissent à la suite des frictions, de l'ingestion de pilules ou d'injections et ne sont que le résultat de l'action du mercure sur un organisme intolérant. Elles se présentent sous forme d'érythèmes polymorphes desquamatifs, de dermatites exfoliatrices, simulant la scarlatine, la rougeole ou l'eczéma aigu. La généralisation de l'éruption est possible ; la desquamation générale s'accompagne de fièvre, de troubles gastro-intestinaux, parfois de prostration et de délire ; la mort a été observée. Hâtons-nous de dire que ces accidents cutanés incontestables sont rares.

Accidents généraux. — Le mercure détermine chez certains malades des troubles généraux de la nutrition. Administré pendant trop longtemps et à trop fortes doses, il peut provoquer de l'inappétence, de l'amaigrissement, de la fatigue générale. Mais ces désordres sont plutôt le fait d'une médication mal conduite que de la médication elle-même.

Accidents chroniques. — Si le traitement est prolongé trop longtemps, sans mesure, chez des sujets à tolérance en apparence complète, il est possible d'observer des accidents chroniques de mercurialisme.

Cette intoxication chronique est rare après le traitement mercuriel, cependant vers 1850 Vidal la signale encore dans plusieurs observations, à la suite d'un traitement prolongé.

Dyspepsie chronique. — Même administré avec les plus grandes précautions, quel que soit le sel utilisé, le mode de préparation, le moment de l'absorption, le mercure ingéré pendant des années, provoque des lésions plus ou moins graves des muqueuses digestives et en particulier de l'estomac. La gastrique hydrargyrique est assurément une des plus fréquentes et des plus graves des gastrites médicamenteuses, sur lesquelles M. le professeur Hayem a attiré l'attention.

Accidents mortels. — Enfin le mercure a causé un certain nombre d'accidents mortels. Laissons de côté les très nombreux cas de mort observés avec les traitements anciens ; le mercure était moins coupable que ceux qui l'employaient ; reconnaissons encore que souvent de nos jours, la mort a été souvent causée par une thérapeutique excessive. Il n'en reste pas moins des cas où le mercure a provoqué une issue fatale.

A la suite de traitement hydrargyrique, par injections surtout, Vogeler a réuni 10 cas de mort, Kaposi, Hallopeau, Lukasiewicz, Lewin, Smirnoff, Kraus, du Castel, Fournier, etc. en ont signalé également, soit par stomatites effroyables, soit par intoxication générale, ou accidents intestinaux. Le Dr Lasserre[1] a réuni tous les cas connus de mort par le mercure. Sa statistique montre que 110 fois, il y eut à la suite d'injections solubles ou insolubles, production d'accidents graves, 133 fois d'embolies pulmonaires qui guérirent cependant, et 69 fois terminaison fatale. Sur ces 69 cas, l'huile

1. Lasserre. *Annales de Dermatologie et de Syphiligraphie*, Paris, 1908.

grise causa la mort dans 23 cas, le calomel dans 15, le salicylate de mercure dans 7, l'huile de mercuriol dans 5, le sublimé dans 4, les diverses autres préparations solubles ou insolubles se partageant pour de plus faibles parts, les autres cas.

Le plus souvent, la mort fut imputable à la néphrite, à l'entéro-colite, à la stomatite. A part quelques cas, où il y eut faute opératoire ou contre-indication tenant à l'état du malade, il est certain que des accidents mortels ont pu survenir à la suite de doses normales et d'injections bien faites.

Il faut ajouter encore que ce chiffre de 70 est très certainement inférieur au chiffre véritable, car il ne comprend que les cas connus. Balzer est d'avis, en ce qui concerne l'huile grise, qu'on pourrait doubler le chiffre des morts qui lui sont imputées [1].

Depuis le travail de Lasserre, un grand nombre de cas de mort, dus à une intoxication mercurielle, ont été publiés, surtout dans ces dernières années ; nous avons pu en réunir près de quatre-vingt-dix et nos recherches sont certainement restées incomplètes.

Conclusions. — Quoi qu'il en soit, cette mortalité est faible, si on la compare au nombre considérable de malades guéris par le mercure ; elle est malheureusement le tribut de toute thérapeutique active.

Il est nécessaire de manier le mercure avec prudence et de savoir se servir de ce médicament admirable, qui a donné trop de preuves de son efficacité, pour qu'il lui soit tenu rigueur de ses défaillances et même de ses dangers.

Ricord disait : « Le mercure n'est pas un spécifique quand même, mais c'est le remède le plus sûr et le plus puissant jusqu'à ce qu'un spécifique soit trouvé, ou que mieux connu et mieux appliqué, il échappe à ses détracteurs pour reprendre le rang qu'il doit occuper dans la thérapeutique [2]. »

1. Cité par Lasserre.
2. Ricord. *Traité pratique des maladies vénériennes*, Paris, 1838.

CHAPITRE II

IODIQUES

IODE. — IODURES. — COMBINAISONS ORGANIQUES DE L'IODE

Étudions maintenant l'iode et les iodures. L'iodure qui a eu, nous l'avons dit, sa période de vogue peut-être exagérée (on le considérait comme l'égal du mercure), et qui, depuis quelques années surtout, connaît, bien à tort suivant nous, le retour des choses d'ici-bas, l'iodure est cependant bien loin d'être sans valeur et sans efficacité ; non seulement il peut agir et agit souvent seul, mais dans les cas où il est employé après le mercure ou l'arsénobenzol, il faut bien souvent faire une très large part à son action propre.

Historique. — L'histoire de l'iode et des iodures est moins longue que celle du mercure. Pour la première fois, Biett[1] l'employa dans la syphilis développée sur un terrain scrofuleux : L'iodure devait agir surtout sur la scrofule dans la pensée des médecins qui eurent d'abord recours à lui. Puis Cullerier, Lugol[2], Eusèbe de Salle et surtout Wallace (de Dublin[3]) prescrivirent ce médicament contre les accidents chroniques de la vérole ; enfin, Ricord[4] l'étudia à fond, fixa ses indications spéciales et vulgarisa son emploi dans le traitement de la maladie qui nous occupe.

Au cours de ces dernières années, nous le répétons encore, l'iodure a été un peu trop délaissé, mais placé dès le début à un rang légèrement secondaire, il n'a jamais suscité les formidables oppositions qu'a provoquées le mercure.

1. Biett. *Bullet. de Thérapeutique*, t. IV, 1831.

2. Lugol. *Mémoires sur les emplois de l'Iode*, Paris, 1841.

3. Wallace. Leçons sur l'emploi de l'Iode dans la syphilis. *The Lancet*, 1835. *Gaz. des hôpit.*, 1837.

4. Ricord. *Tr. prat. des maladies vénériennes*, 1838. *Bulletin de Thérapeutique*, t. XVII, 1839, t. XIX, 1840, t. XX, 1841, t. XXIII, 1842.

L'iode et ses combinaisons. — L'iode est aujourd'hui employé sous des formes diverses que nous rangerons en cinq groupes, sans nous placer d'ailleurs exclusivement au point de vue chimique.

Le 1er comprend l'iode métalloïde, l'iode à l'état colloïdal qui semble plutôt une promesse de demain qu'un fait dès maintenant réalisé, l'acide iodhydrique, les iodures et les solutions iodo-iodurées.

Le 2e comprend les composés organiques iodés stables, c'est-à-dire dans lesquels la molécule iode perd en quelque sorte son activité propre : iodoforme, diiodidoforme, iodocrésol, aristol.

Tous ces corps ne sont guère utilisés en syphilithérapie que comme agents de la médication locale.

Le 3e, les huiles iodées, que l'on rattache souvent au second groupe.

Le 4e, les tannins iodés.

Le 5e, les peptones iodées et les albumines iodées.

Nous commencerons la revue de ces diverses substances, par les plus employées dans la syphilis, les iodures.

Iodures. — C'est généralement l'iodure de potassium qui est utilisé dans le traitement de la syphilis. Cependant un certain nombre d'autres composés iodés peuvent être prescrits, en raison de leur similitude d'action ; nous devons tout au moins les signaler.

L'*iodure de potassium* (KI) renferme 76,33 pour 100 d'iode, c'est un sel cristallisé très soluble dans l'eau, l'alcool et la glycérine. Transparent à l'état de pureté, il ne doit contenir ni carbonate de potasse, ni iodate de potasse, ni sulfate de potasse, ni bromure de potassium, ni chlorures alcalins ou terreux. La quantité de carbonate de potasse qu'il renferme toujours ne doit pas excéder cinq centièmes.

Bien que, sans vouloir négliger le rôle du métal dans les iodures alcalins et alcalino-terreux, ce soit l'iode qui donne son véritable caractère, l'iodure de potassium présente des avantages réels sur les iodures de sodium et d'ammonium, à élimination très rapide et à dédoublement imparfait.

L'*iodure de sodium* (NaI) est analogue à l'iodure de potassium. Il renferme un peu moins d'iode, 68 pour 100 ; contenant 20 pour 100 de son poids d'eau, il a l'inconvénient d'être déliquescent et moins stable que l'iodure de potassium.

Gamberini (de Bologne[1]) préférait l'iodure de sodium à l'iodure de potassium, parce qu'il occasionnerait moins de douleurs d'estomac, moins de salivation et moins d'accidents. Il agirait en outre plus rapidement ; nous employons fréquemment l'iodure de sodium qui ne nous paraît en tout cas guère inférieur à l'iodure de potassium, malgré la présence dans ce dernier du potassium dont l'action est loin d'être indifférente.

Les autres iodures sont moins bien connus au point de vue physiologique et thérapeutique :

L'iodure d'*ammonium* (AzH^4I) renferme 87 pour 100 de son poids d'iode. Volatil, très soluble, il s'altère très facilement au contact de l'air et semble moins stable et moins actif que l'IK.

L'iodure de *calcium* (CaI) contient 86 pour 100 d'iode; très acilement décomposable à l'air, il est inusité dans la syphilis.

L'iodure de *strontium* dont l'efficacité serait très analogue à celle du KI dans certains cas, n'est guère prescrit contre les accidents syphilitiques, il en est de même de l'*iodure de lithium*, très soluble et plus toxique que l'iodure de potassium et de l'iodure de rubidium, vanté par Ch. Richet et Erdmann, qui ne se décompose pas au contact de l'air; le rubidium est très peu toxique.

L'iodure d'*arsenic*, de coloration brun rouge, volatil et soluble dans l'eau chaude, a été surtout employé contre le lupus.

La *teinture d'iode* dont la formule ancienne était

Iode	10 grammes
Alcool à 90°.	120 —

a été modifiée depuis l'adoption du nouveau Codex de la façon suivante :

Iode	10 grammes
Alcool à 95°.	90 —

1. Gamberini. De l'emploi médical de l'iodure de sodium. *Bullet. de la Soc. Médic. de Boulogne* et *Bullet. de Thérapeutique*, t. XLV. 1853.

Elle mériterait d'être moins rarement employée à l'intérieur comme médicament antisyphilitique. Administrée dans le lait qui peut en fixer une proportion considérable, elle est aussi bien tolérée que remarquablement active, si l'on a recours aux doses suffisantes, que permet facilement l'administration dans le lait.

L'iode qui représente un des éléments constituants de l'organisme est très répandu dans la nature. Il entre dans la composition d'un certain nombre d'eaux minérales, Bondonneau, Challes, Heilbronn, etc., dans celle de l'eau de mer et d'un certain nombre d'espèces animales ou végétales, etc.

L'étude des composés iodés organiques a fait, au cours de ces dernières années, l'objet de très nombreux travaux qui, sans permettre encore à l'heure actuelle des conclusions précises, nous assurent qu'il sera bientôt possible d'établir, sur des données nouvelles et véritablement scientifiques, les bases de l'iodothérapie.

Iodures de potassium et de sodium. — L'iodure de potassium ou de sodium est un médicament très facilement absorbable, très rapidement diffusible et non moins facilement éliminé par les reins. Il peut être administré de trois manières différentes : par la voie digestive (voie buccale ou rectale) et par la voie sous-cutanée.

Voie buccale. — La voie buccale est de beaucoup la plus employée (99 fois sur 100 d'après Fournier). Le mode le plus simple et le plus répandu est celui qui consiste à l'administrer en solution étendue ou en sirop :

Iodure de potassium	30 grammes
Eau distillée	500 —

ou bien :

Iodure de potassium	25 grammes
Sirop —	500 —

Une cuillerée à soupe équivaut à un gramme d'iodure.

A cette dose même, la solution doit être étendue et prise avec un liquide, eau, infusion, sirop, lait ou bière. Les doses doivent, autant que possible, être fractionnées et prises en 2 ou 3 fois dans la journée. La préparation sera mieux tolérée immédiatement avant et même pendant les repas.

Les doses à employer sont extrêmement variables. La dose efficace moyenne varie de 2 à 3 grammes suivant le sexe, la constitution du sujet et les résultats à obtenir. Il peut être utile de dépasser cette dose de 3 grammes et les effets ont paru bien supérieurs en certains cas avec des doses de 6, 8, 10 et 12 grammes. On a même été jusqu'à prescrire des doses quotidiennes de 20, 30, 40 et même 70 grammes ! La dose déjà intensive de 10 grammes paraît un maximum, qu'en aucun cas on ne doit dépasser, d'après le professeur Fournier.

Telles sont les conceptions classiques. Cependant Lailler avait depuis longtemps démontré que dans bien des cas les doses faibles agissaient aussi efficacement que les doses élevées et nous croyons que souvent 0 gr. 50 par jour constituent une dose effective suffisante. Lafay a démontré qu'à dose moyenne et forte, l'iodure de potassium est rapidement éliminé à l'état d'iodure de sodium, alors qu'à doses faibles il s'élimine lentement.

L'iodure est ordinairement adultéré par des produits voisins, aussi plusieurs précautions sont-elles indispensables quand on veut l'employer :

1° Il faut employer des produits chimiquement purs et l'iodure le meilleur paraît être celui que l'on obtient par saturation directe de l'iode par une base (soude, potasse, strontium ou lithium).

2° La solution doit être fraîche. Il faut prescrire de petites doses souvent renouvelées, car les vieilles préparations s'altèrent facilement et se troublent.

Les solutions sont facilement altérables à l'air, aussi emploie-t-on avec avantage les ampoules titrées. Les cachets et même les comprimés sont à rejeter.

3° L'action irritante de l'iodure s'exerçant surtout sur l'estomac, l'enrobage de ce médicament dans du gluten, soluble dans l'intestin, offrirait des avantages. Si cela est possible, on prescrira des capsules kératinisées ou glutinisées d'iodure de 0,25. L'emploi de ces capsules est incompatible avec les doses fortes de médicament, mais nous croyons qu'elles peuvent rendre de grands services dans nombre de cas.

La formule que nous employons, quand nous prescrivons l'iodure en solution, est la suivante :

Iodure de sodium	10 à 20 gr. suivant les cas
Chlorure de sodium	5 grammes
Sulfate de soude	15 —
Eau distillée.	300 —

Prendre trois cuillerées à café par jour aux repas.

Le chlorure de sodium peut être supprimé, si la médication hypochlorurée était indiquée.

Voie rectale. — Si malgré ces précautions, le malade ne tolérait pas l'iodure par les voies digestives supérieures, chez les aliénés, chez les malades dans le coma ou si l'on avait des raisons de ménager particulièrement l'estomac, la voie rectale offre un mode précieux d'administration.

Après avoir évacué l'intestin par un lavement simple, on prescrira un lavement médicamenteux formulé de la façon suivante :

Iodure de potassium	1 à 4 grammes
Laudanum	II à V gouttes
Eau.	100 à 250 grammes

Depuis plus de vingt ans, l'un de nous, à l'exemple de son maître le professeur Hayem et dans le but d'éviter les troubles dyspeptiques provoqués par la méthode buccale, prescrit habituellement l'iodure par voie rectale (Paul L. Tissier).

De son côté en 1906, M. Queyrat rapportait plusieurs cas où l'iodure administré en lavements quotidiens eut un effet remarquable [1].

Voie hypodermique. — L'injection d'iodure est douloureuse, elle produit souvent des eschares. Elle est rarement employée comme traitement général, si ce n'est dans les cas où l'on ne peut faire prendre quoi que ce soit au malade et où l'administration d'un lave-

1. Queyrat. *Société Médicale des hôpitaux de Paris*, 1906.

ment est également impraticable; par exemple dans une syphilis cérébrale avec état comateux et relâchement des sphincters; Fournier donne la formule suivante :

Iodure de potassium	0 gr. 50
Eau distillée	1 cent. cube

Comme traitement local, l'iodure de potassium a été employé pour la première fois par Besnier, en 1882, en injection au centre des gommes syphilitiques. Ce procédé d'administration a fait, en 1906, le sujet de la thèse de Boisseau[1] : Lorsque les traitements mercuriel et ioduré sont également contre-indiqués en raison du mauvais état des dents ou des reins du malade, Boisseau recommande l'injection dans le tissu cellulaire, avoisinant les gommes syphilitiques, d'une solution faible à 3 p. 100. Une injection tous les deux jours de 2 centimètres cubes de cette solution, ce qui équivaut à 6 centigrammes d'iodure, suffit et provoque très peu de douleurs. L'iodure rendu presque complètement indolore par l'addition de gaïacoloïd est encore préférable d'après Boisseau.

Il y aurait peut-être lieu de recourir à la *voie intra-veineuse* (Lafay), surtout dans les cas urgents.

Doses. — Quelle que soit la voie adoptée pour l'introduction des iodures dans l'organisme, les classiques recommandent l'emploi des doses moyennes dès le début. Une fois la tolérance assurée, il est possible d'augmenter. On pourrait prescrire, par exemple, la première semaine, 1 gramme par jour, la deuxième et la troisième 2 grammes et au besoin 3 et même 4 grammes pour la fin du mois. Nous avons dit déjà que ces quantités, à notre avis, étaient même un peu élevées et que d'excellents résultats thérapeutiques pouvaient être obtenus avec 1 ou 2 grammes et même 50 centigrammes d'iodure, *pro die*.

Action de l'iode et des iodures. — L'iode et les diverses préparations qui en dérivent ne sont guère étudiés que depuis le commen-

1. Boisseau. *Thèse de Paris*, 1906. Lafay. Absorption comparée des iodures et des huiles iodées. *Bullet. de la Soc. de Thérap.*, 10 mai 1911.

cement du XIXe siècle, époque à laquelle Courtois isola l'iode[1]. Mais à une époque bien antérieure au christianisme, les vertus de ce corps, un des plus répandus que l'on connaisse, étaient empiriquement employées contre le goitre et les tumeurs. Plus d'un siècle avant notre ère, les Chinois usaient contre ces affections de plantes marines et d'éponges. Après l'isolement scientifique de l'iode, on attribua à ce corps les propriétés curatives des produits marins dont on usait jusqu'alors et l'iode et ses dérivés furent employés contre une foule de maladies.

Administrés par les voies digestives, l'iode et les iodures furent prescrits contre le goitre, les scrofules, la phtisie, les rhumatismes, la goutte, la fièvre typhoïde, les fièvres intermittentes, le diabète, les maladies du cœur, les anévrysmes et bien d'autres maladies. Nous avons dit que l'iodure fut prescrit pour la première fois par Biett à l'hôpital Saint-Louis en 1821 contre la syphilis constitutionnelle : mais les médecins qui l'employèrent dans la suite, comme Brera, Cullerier, Lugol, conclurent que l'iodure ne guérissait que les accidents syphilitiques entés sur un fond scrofuleux. Ce n'est que plus tard que l'on accorda à l'iodure une action curative véritable sur la syphilis (Wallace, J. Reynaud de Toulon, Ricord...)[2].

Action sur les tissus lymphoïdes. — Les recherches faites il y a quelques années par Marcel Labbé et Lortat-Jacob[3], ont précisé le mode d'action de l'iode et des iodures sur les tissus lymphoïdes, mode d'action un peu différent pour l'iode qui est avant tout un agent producteur de mononucléose et un excitateur des fonctions du tissu lymphoïde et pour les iodures qui déterminent des réactions congestives et plus éosinophiliques que l'iode.

Le professeur Pouchet[4] résume ainsi le mode d'action de ce médicament : « L'iode, dit-il, agit par stimulation du tissu lym-

1. Courtois. Découverte de l'Iode. *Bulletin de Pharmacie*, t. V. Paris, 1813.

2. Consulter l'article Iode du *Dictionnaire Jaccoud*, vol. XIX.

3. Marcel Labbé et Lortat-Jacob. *Société de Biologie*. Paris, mai 1903. *Thèse* de Lortat-Jacob. Paris, 1903.

4. Pouchet. *L'Iode et les Iodiques*, Paris, 1906.

phoïde, par action spéciale sur la nutrition, enfin, par une action accessoire, si l'on peut ainsi dire, sur le cœur, la circulation et la respiration. »

Action sur le système lymphatique. — L'expérimentation, une fois de plus, a confirmé les données de l'empirisme : L'iode, médicament spécifique du tissu lymphoïde, agit comme stimulant des moyens normaux de défense de l'organisme contre l'infection, par la leucocytose qu'il provoque ; il est donc à ce point de vue microbicide et antitoxinique, « dépurateur du sang » comme on disait autrefois.

Tension sanguine. — En outre, l'iode et ses composés agissent comme abaisseurs de la tension sanguine. L'action spéciale des iodures sur les vaisseaux contrebalance jusqu'à un certain point l'action nocive qu'exerce sur eux la syphilis (Brocq), car on sait que la vérole aime les artères. L'iodure a une action quasi élective sur les parois artérielles, action antisclérosante ; par la vaso-dilatation et l'abaissement de la tension qu'il provoque, il soulage les fibres artérielles et par la dilatation des vasa-vasorum, il aide à la nutrition plus active et à la régénération des parois artérielles, luttant effectivement de la sorte contre les lésions d'artérite aiguë ou les lésions athéromateuses d'origine spécifique.

Viscosité sanguine. — Enfin, les recherches concernant la viscosité sanguine et les effets de l'iodure sur cette viscosité ont montré que les composés iodés diminuaient notablement la viscosité sanguine. (Expérience de Müller et Juada, assistants de Romberg, 1905.) Cette diminution de viscosité du sang, vérifiée depuis par plusieurs expérimentateurs, contribue à expliquer les heureux effets de l'iode dans les maladies cardio-vasculaires.

Absorption, élimination. — Les iodures ne sont pas attaqués par le suc gastrique, ils passent en nature dans le sang ; ne touchant pas les hématies imperméables pour eux (Chevalier), « ils se dédoublent rapidement au contact dès tissus et des humeurs de l'organisme (Lafay).

Une partie, la plus grande, ne fait que traverser l'organisme, l'autre, infiniment moindre, la seule vraiment thérapeutique, se combine avec les albuminoïdes et les leucocytes ; c'est la seule active, aussi est-il nécessaire pour que l'action persiste de prescrire pendant longtemps des doses suffisantes, malgré leur goût désagréable, leur action irritante sur la muqueuse gastrique, sur les éléments cellulaires et parfois sur les reins.

Action de l'iodure dans la syphilis. — Agit-il comme modificateur du tréponème ? Cela n'est pas douteux ; si dans la molécule de l'arsénophénol, on introduit de l'iode, alors qu'on affaiblit son action trypanicide, on exalte son action spirillicide, tout au moins chez la souris. Par son action lymphagogue, par son action activante sur le processus de désassimilation de l'organisme, par ses effets sur le système lymphoïde, sur la viscosité du sang, sur la circulation, rend-il l'organisme plus réfractaire au développement des parasites et favorise-t-il la lutte des cellules contre le tréponème ? Ce sont là autant de questions qu'il est impossible de résoudre à l'heure actuelle.

Cependant qu'il nous soit permis de résumer ici en quelques mots certaines remarques à notre avis fort utiles pour la pratique.

Quelle que soit la forme sous laquelle il est introduit dans l'organisme, il est bien certain que l'iode ne peut agir que lorsqu'il arrive au contact des cellules de l'organisme ou des parasites dans un état chimique qui permette le conflit de la molécule iode libre avec l'élément cellulaire.

La forme sous laquelle l'iode est introduit est-elle donc indifférente, puis que finalement c'est à l'état d'iodure de sodium qu'il circule dans l'organisme ? Ce serait une grave erreur de le croire.

Si l'on a eu recours à de grosses doses d'iodure, dont la très grande partie est rapidement éliminée, alors qu'une très faible partie est décomposée en présence de la cellule vivante (mise en liberté d'acide iodhydrique avec réduction ultérieure de cet acide), faut-il en conclure qu'on pourrait se contenter de doses infiniment plus faibles? Cela n'est pas douteux, d'une façon générale, mais à côté de cette action en quelque sorte spécifique de l'iode, n'y a-t-il pas lieu d'utiliser les effets de sa traversée rapide de l'organisme, effets qui s'exercent en particulier sur la circulation, sur la viscosité du sang, sur l'ation lymphe, sur les tissus lymphoïdes, etc.

Si l'on n'envisage pas les effets des doses toxiques et si l'on s'en tient surtout à l'action des iodures dans divers états pathologiques, qui nous intéressent ici particulièrement, il est démontré que les iodures « provoquent un abaissement de la tension sanguine » et certaines modifications du rythme cardiaque; « à ces doses médicamenteuses, l'action exercée par l'iode et les iodures est surtout le résultat des modifications que cet agent thérapeutique exerce sur le système lymphatique et sur le sang, dont il diminue la viscosité, provoquant ainsi une amélioration de la circulation capillaire périphérique ».

Il provoque une vaso-constriction périphérique et une abondante transsudation de sérum, mais « la clef de son action pharmacodynamique est son action sur la nutrition [1] ». Cette action est essentiellement désassimilatrice (azote, phosphore, chlorures).

L'expérimentation a montré peu de différences essentielles entre les iodiques et les iodures; ceux-ci, en raison de leur diffusibilité plus grande ont une action lymphagogue beaucoup plus prononcée, ce qui explique qu'ils provoquent plus facilement les accidents d'iodisme.

Leurs inconvénients (saveur, iodisme, etc.) ont fait accueillir les composés organiques iodés, récemment introduits dans la thérapeutique, avec une faveur d'autant plus marquée, que tout en ne présentant pas au même degré que les iodures les difficultés d'administration, ils avaient, au dire de leurs promoteurs, de multiples avantages : rareté des accidents d'iodisme, absence de saveur désagréable, action plus énergique, à doses beaucoup plus faibles,

1. Yervent Tchayan. Etude physiologique et thérapeutique des dérivés organiques de l'iode. *Thèse de Paris*, 26 décembre 1906.

l'iode se trouvant dans un état de combinaison qui permettait une utilisation plus parfaite et plus prolongée.

Effets thérapeutiques. — Quoi qu'il en soit du mode d'action de l'iodure dans la vérole au point de vue de son mécanisme intime, ce que nous devons reconnaître, c'est que cette action empirique n'est pas douteuse ; elle a pu s'exercer à toutes les périodes de la maladie, mais c'est surtout en certains cas et contre certains accidents, tertiaires pour la plupart, que l'on a observé des guérisons remarquables avec ce médicament. L'iodure agit vite, aussi son action est-elle souvent peu durable. Certains phénomènes douloureux (névralgies spécifiques, douleurs aiguës des exostoses) sont remarquablement soulagés, les gommes, les syphilomes gommeux de la peau et des muqueuses (voile du palais, arrière-gorge), les exostoses, les lésions tertiaires de la langue, des viscères, des muscles, certaines lésions phagédéniques guérissent parfois merveilleusement avec l'iodure seul, sans association de traitement mercuriel. On connaît depuis peu l'action vraiment spécifique de ce sel contre les sporotrichoses ou les actynomycoses : on ne peut se défendre de penser que peut-être dans les cas miraculeux relatés par les anciens auteurs, certaines de ces lésions cutanées ou muqueuses étaient des sporotrichoses ou des actynomycoses ignorées ; cela est possible, mais il n'est pas moins certain que l'iodure agit favorablement sur beaucoup de lésions syphilitiques.

Indications. — Quelles sont les lésions syphilitiques sur lesquelles l'action de l'iodure se fait le plus heureusement sentir ?

Depuis Ricord, on a tendance à dire que l'iodure convient surtout aux lésions tertiaires, tandis que le mercure reste le spécifique des deux premières périodes. Cette opinion, basée sur un fond de vérité, semble cependant un peu excessive. L'iodure peut être utilisé à toutes les périodes.

Au début de la maladie, il agit bien sur certains chancres à tendance ulcéreuse ou phagédénique.

A la période secondaire, s'il influence peu les éruptions (roséole, plaques muqueuses), il agit contre les céphalées de cette période, même à doses faibles, contre les névralgies, les périostites, les douleurs des os, des articulations, des muscles. Dans les syphilis malignes précoces, avec processus d'inflammation gommeuse et d'ulcération, dans tous les cas où le mercure sera contre-indiqué par suite d'intolérance, de tuberculose, de faiblesse ou de cachexie du malade, l'iodure sera administré avec avantage.

A la période tertiaire, ses effets sont encore plus nets et plus rapides : les gommes, les tumeurs syphilitiques du testicule par exemple, « fondent » parfois en quelques jours ou en quelques semaines sous son influence seule.

L'iodure de potassium guérit-il les accidents de la syphilis ?

Oui, l'iodure guérit non pas tous les accidents, mais certains d'entre eux. Il est bien entendu que nous parlons de l'iodure employé seul sans adjonction de mercure. Mais comme le mercure, et plus encore que lui, il a des défaillances ; beaucoup de cas résistent à l'iodure, à quelque dose qu'on l'emploie.

Action sur la réaction de Wassermann. — Il serait intéressant de connaître, comme pour le mercure, l'action de l'iodure employé seul sur la réaction de Wassermann. Ces recherches sont difficiles à faire, car on ne traite guère un syphilitique exclusivement par l'iodure. Pour Gastou, l'iodure ne jouerait probablement que le rôle de modificateur dans les lésions vasculaires de la syphilis et ne serait pas à proprement parler un remède contre le tréponème ; son action, si utile et si efficace qu'elle soit, ne semblerait pas, *a priori*, influencer la nature intime de la maladie.

Dans une publication récente Casoni (de Sassar[1]), s'appuyant sur des recherches de Morpurgo, croit que la médication iodurée seule peut rendre négative la réaction de Wassermann. Il est vrai que cet auteur a obtenu des résultats analogues avec l'arséniate de soude en injection et la quinine, qui chez deux syphilitiques suffirent à faire disparaître la réaction de Wassermann.

1. Casoni (de Sassar). *La Riforma Medica*, 30 octobre 1910.

Action préventive. — L'iodure prévient-il les récidives ? A cela, on peut répondre plus affirmativement encore que pour le mercure : L'iodure « efface », mais « il laisse revenir » (Fournier) ; d'après cet auteur, bien que les récidives puissent se produire, en dépit de toute espèce de traitement, elles se produisent plus souvent encore à la suite du traitement ioduré que du traitement mercuriel. Le traitement par l'iodure de potassium ne constitue pas une médication préventive pour les accidents à venir.

Nous avons vu que l'iodure n'influençait pas toutes les formes de la maladie et que son action était pour ainsi dire élective sur certaines d'entre elles. Aucun syphiligraphe n'admet à l'heure actuelle que l'iodure seul suffise au traitement de la syphilis, son action est trop infidèle contre certains symptômes d'abord, contre la maladie elle-même et contre les dangers héréditaires.

L'iodure, tout en constituant un très bon médicament auxiliaire de la syphilis, n'est donc pas un médicament absolument indispensable.

Huiles iodées. — Les *huiles iodées* sont bien tolérées en injections intra-musculaires. Elles peuvent aussi s'administrer par la bouche : le plus vieil exemple est l'huile de foie de morue iodée à 1 p. 1000. La voie rectale a aussi été utilisée.

On prescrit l'huile iodée à 40 p. 100 soit par gouttes, soit en tablettes, soit en capsules.

L'élimination est plus lente par la voie sous-cutanée qu'avec la voie intra-musculaire.

On peut injecter chaque fois 5 à 10 centimètres cubes d'huile iodée à 40 p. 100. Nous ne ferons que mentionner les injections intra-péritonéales, sous-conjonctivales, épidurales, intra-parenchymateuses.

L'iode ainsi administré se localise dans certains tissus, d'une façon relativement prolongée, en quantité proportionnelle à la dose injectée.

Les injections d'huile iodée préconisées par Barthélemy et

Lévy Bing[1] ont donné souvent de bons résultats, elles ne fatiguent pas les voies digestives et sont généralement bien tolérées.

Même en injectant des quantités considérables d'huile iodée, on observe rarement de phénomènes d'iodisme, en raison de la résorption extrêmement lente de l'huile injectée. L'élimination de l'iode par l'urine ne dépasserait pas 0 gr. 2 par litre, d'après Feibes et Lesser[2].

S'il est évident que malgré les doses élevées introduites sous la peau, on ne réalise pas en apparence une forte médication iodée (Posternak)[3], le problème change de face, si l'on admet que seul est vraiment actif l'iode qui « après avoir été retenu un certain temps dans l'économie ne s'est ensuite éliminé que peu à peu, donnant lieu à la formation régulière et continue, *in situ*, d'iodure à l'état naissant » (Lafay[4]).

Il faut d'ailleurs distinguer avec soin les huiles iodées à 40 p. 100 des huiles chloro-iodées (Winternitz) à 25 p. 100. La présence du chlore n'est pas en effet indifférente et peut par exemple diminuer la proportion d'iode fixé dans les centres nerveux (Sarvonat et Crémieu).

« Quand il est nécessaire d'agir vite, quand il faut ioder fortement et rapidement l'organisme, quand il importe d'atteindre aux confins de l'iodisme, il faut s'adresser à l'iodure de potassium (chancre phagédénique, lésions graves de syphilis tertiaire, etc.). Aucun produit ne peut alors le remplacer.

« Quand l'action sans rien perdre de sa puissance peut s'exercer à échéance moins immédiate, recourir aux injections d'huile iodée à 40 p. 100, à la dose journalière de 5 à 10 centimètres cubes (2 gr. 70 à 5 gr. 40 d'iode) ou même de 20 centimètres cubes.

« Quand on désire ioder à son gré l'organisme, avec tolérance parfaite, action régulière et continue, élimination prolongée et

1. Barthélemy et Lévy-Bing. L'huile iodée dans le traitement de la syphilis. *La Syphilis*, juin 1904

2. Voir Pillement. Sur l'action physiologique et clinique des huiles iodées. *Thèse de Nancy*, 1901.

3. Posternak. *Bull. Soc. de Thérap. Paris*, n° 14, 1910.

4. Lafay. *Bull. Soc. de Thérap. Paris*, n° 15, 1910.

absence d'iodisme, il n'y a aucune comparaison à établir entre les résultats de l'huile iodée et les autres iodiques » (Lafay[1]).

Peptones iodées. — Les peptones iodées, dont la vogue remonte à la communication de Gilbert et Galbrun, au Congrès international de thérapeutique de Paris en 1900, ont été étudiées depuis par de nombreux auteurs.

Les peptones iodées, telles qu'elles se présentent au praticien, ont une composition chimique assez variable. L'iode qu'elles renferment loin d'être dissimulé ou combiné se présenterait partiellement ou en totalité à l'état d'acide iodhydrique ou d'iodure.

Cependant, pour certains auteurs, la peptone iodée représente la meilleure préparation organique de l'iode.

La plus grande partie de l'iode, 75 p. 100, se transforme en acide iodhydrique et donne immédiatement des sels, des iodures organiques. La partie restante, qui varie de 0 à 25, suivant les préparations, se fixe réellement sur la chaîne carbonée donnant un produit de substitution vraie (Pépin[2]) ; elle est suffisante, lorsqu'elle atteint son maximum, pour donner au composé une action particulière.

C'est ce qui explique les bons résultats obtenus dans nombre de cas et spécialement dans la syphilis.

Tanins iodés. — Les tanins iodés sont utilisés depuis longtemps.

Voici la formule du sirop de raifort iodé qui contient 2 centigrammes d'iode par cuillerée à soupe :

Iode.	1	gramme
Alcool à 90°	15	grammes
Sirop de raifort composé. . .	985	—

Et celle du sirop iodotannique qui contient une dose double

1. Lafay. *Soc. de Thérapeutique de Paris*, 26 avril 1911.

2. Pépin. Etude physique et chimique des peptones iodées. *Thèse de Pharmacie*, Paris, 1910.

d'iode, bien trop faible encore pour posséder une action réellement spécifique :

Iode	2	grammes
Extrait de ratanhia	8	—
Sirop q. s. pour	1000	—

Y a-t-il véritable combinaison entre l'iode et le tanin comme l'ont admis Guillermond, Grimbert, etc. ? Power et Schedden [1] ont prouvé que l'iode agit exclusivement comme oxydant à l'égard du tanin, en se transformant lui-même en acide iodhydrique.

Dans la solution iodotannique, dans le sirop iodotannique, Douris[2] a trouvé près de 85 p. 100 d'iode à l'état d'acide iodhydrique. Il en est de même pour les vins iodotanniques (Harlay, Lermaie).

Existe-t-il, comme on l'a cru, des composés tanniques faisant exception ? Jusqu'ici, la chose n'est pas encore indiscutablement établie.

En tout cas, une chose est certaine, c'est qu'on a singulièrement exagéré les inconvénients de l'acide iodhydrique et que connaissant les résultats favorables obtenus avec les sirops iodotanniques et certaines huiles iodées, il faut attribuer une action réelle à cet acide iodhydrique.

Albumines iodées. — Les albumines iodées, très intéressantes au point de vue chimique et pharmaceutique, n'offrent jusqu'ici qu'un intérêt secondaire au point de vue de la syphilithérapie.

Inconvénients et dangers. — Il nous faut arriver maintenant au chapitre des inconvénients et des dangers de l'iode, ce ne sera malheureusement pas le plus court chapitre de son histoire.

Presque tous les appareils organiques peuvent subir des dommages plus ou moins sérieux du fait de l'iodure ; à l'exemple du professeur Fournier, nous diviserons ces accidents en 3 groupes : accidents habituels, accidents rares, et accidents exceptionnels.

1. Guillermond. *Journ. pharm. et chim.*, 1854. Grimbert. *Journ. pharm. et chim.*, 1904. Power et Schedden. *Yearbook of Pharmacie*, 1901.

2. Douris. *Bull. Soc. de Pharmacie*, t. XXI, avril 1900.

Accidents habituels. — Les accidents habituels sont plutôt les désagréments ordinairement provoqués par l'iodure. Ce sont : la saveur iodurique, le mauvais goût mi-salé, mi-métallique, dont se plaignent les malades, surtout le matin ; le coryza presque constant, variable suivant les individus et l'acné surtout localisée au visage ; ces petits accidents se reproduisent, d'ordinaire, toutes les fois que le malade reprend le traitement ioduré ; ils ne sont pas dangereux, mais seulement désagréables.

Accidents rares. — Les accidents rares sont plus variés ; on peut observer un coryza exagéré, tellement violent que les malades refusent de se soumettre à un nouveau traitement. De même pour l'acné. L'iodure est capable d'occasionner une véritable atteinte de grippe, à invasion suraiguë, dite grippe iodique, avec coryza, bouffissure érysipélateuse de la face et des paupières, conjonctivite, troubles généraux, fièvre, céphalée intense très pénible, raucité de voix, douleur de gorge, dyspnée. Ces symptômes très pénibles, parfois effrayants, disparaissent vite, d'autant plus vite que le médecin en a reconnu la cause. Les douleurs à forme névralgique, dans la tête, les yeux, les mâchoires, les dents ; la sialorrhée (comparable à la sialorrhée de la grossesse) ; la conjonctivite oculaire ou sclérite iodique ; le purpura iodique, siégeant à la face antérieure des jambes, ordinairement discret, rentrent dans ce groupe d'accidents possibles.

Accidents exceptionnels. Incompatibilité. — Comme le mercure, l'iodure a été accusé d'un nombre incalculable de méfaits. L'iodure, a-t-on dit, entraîne l'impuissance, atrophie les testicules, fait tomber les seins, engendre le mal de Bright, ou des désordres nerveux multiples comme l'hébétude, l'hémiplégie, la démence, etc. Sans discuter de telles assertions, il faut reconnaître que l'estomac et l'intestin ne tolèrent pas toujours ce médicament et réagissent souvent par des nausées, des vomissements, de la diarrhée, ou d'autres troubles dyspeptiques.

Il peut apparaître des gonflements fluxionnaires au niveau des glandes salivaires (iodisme ourlien), autour des tendons ou des articulations, des œdèmes localisés à la face, aux paupières ou aux lèvres ; des suintements uréthraux ; des phénomènes nerveux (vertiges, fourmillements, légère parésie des membres, difficulté de parole) assez rares ; des éruptions sérieuses, se présentant sous des formes diverses : pemphigus iodique, éruption furonculo-anthracoïde ; éruption pustulo-crustacée simulant parfaitement les syphilides ulcéro-croûteuses ; éruption mycosique enfin, forme véritablement maligne, très rare, mais presque toujours mortelle, se montrant sous l'aspect de tumeurs ulcérées rouges

Hallopeau a décrit une forme bulleuse d'iodisme siégeant aux mains ou au visage, avec cicatrices consécutives ; ces cicatrices ont pu même se développer sur les deux cornées et ont entraîné à leur suite une cécité complète.

Les accidents respiratoires sont parmi les plus sérieux.

L'œdème de la luette, du larynx, de la trachée, des bronches ; la gêne respiratoire, la toux spasmodique, l'asphyxie progressive nécessitant la trachéotomie, ont été observés avec toutes leurs conséquences parfois même mortelles. Ricord avait déjà signalé la terminaison fatale. Huchard, Fenwick ont vu leurs malades sauvés par la trachéotomie d'urgence ; mais Lawric Adair[2] a publié l'observation d'une jeune femme morte asphyxiée malgré la trachéotomie, vingt-quatre heures après le début du traitement ioduré.

Cas mortels. — Les cas mortels dus à l'iodure de potassium sont rares : Jullien[3] rappelle une observation de Stephen Mackenzie où un purpura aigu consécutif à l'ingestion de 15 centigrammes d'iodure de potassium entraîna la mort d'un enfant de cinq mois, soixante-huit heures après l'absorption du médicament.

L'observation signalée plus haut de Lawric Adair est un exemple de la mort possible par asphyxie. Me Elisabeth Bradley[4] cite plusieurs cas où les accidents laryngo-pulmonaires dus à l'iodure

1. *Annales de Dermatologie*, 1888 et *Traité de la syphilis*. Hallopeau et Fouquet, Paris, 1910, p. 117.

2. Cité par Jullien. *Tr. des maladies vénériennes*, p. 1186.

3. Jullien. *Loc. cit.*

4. Me E. Bradley. L'Iodisme. *Thèse de Paris*, 1887.

entraînèrent des symptômes effrayants. Si la trachéotomie d'urgence ne sauve pas le sujet ou si l'obstacle respiratoire siège au-dessous du larynx, le médecin est exposé à voir mourir son malade pour lui avoir ordonné une médication aussi simple, aussi répandue, aussi courante que l'iodure de potassium.

On a vainement cherché la cause exacte de ces accidents. On a incriminé l'impureté des préparations iodurées ou le mauvais état préalable des reins. Ehlers admettait que les accidents iodiques étaient liés à l'insuffisance rénale, entraînant une diminution de l'élimination de l'iode. Cette opinion a été réfutée par Lipschütz. Il paraît certain cependant qu'un rein malade supporte mal l'iodure. Les doses ont peu d'influence sur l'apparition des accidents qu'on peut voir se produire le premier jour du traitement, avec des quantités minimes ou moyennes, sans qu'il y ait accumulation médicamenteuse.

Les accidents iodiques apparaissent en somme, on ne sait pourquoi, chez certains sujets susceptibles à l'iodure et réagissant d'ordinaire toujours de la même manière au médicament. L'iodure est un poison pour eux et quels que soient les médicaments prescrits pour lutter contre cette toxicité (arsenic, bromure de potassium, bicarbonate de soude, belladone), il faut renoncer à son emploi.

C'est en somme reconnaître notre ignorance et en revenir à l'idiosyncrasie des anciens. Les recherches contemporaines sur l'anaphylaxie permettent d'espérer qu'un coin du voile va se soulever et que nous pourrons enfin déterminer le mécanisme et préciser les causes de l'*hypersensibilité* de certains organismes à l'égard de médicaments généralement bien tolérés.

Connaissant les désagréments habituels et les accidents graves que l'iodure peut provoquer, sachant qu'on ne peut lui demander plus qu'il ne peut tenir, s'il est difficile de poser ce médicament comme un spécifique constant, on doit reconnaître que c'est un auxiliaire précieux, merveilleux parfois, auquel on aura probablement recours bien longtemps encore et qu'il ne faut abandonner à aucun prix.

L'importance de ce rôle auxiliaire de l'iodure nous amène tout naturellement à parler du traitement mixte.

CHAPITRE III

TRAITEMENT MIXTE HYDRARGYRO-IODÉ

Le mercure et l'iodure pris séparément guérissent souvent les accidents de la syphilis, mais ils ont à leur actif l'un et l'autre des insuccès et tous deux ont leurs inconvénients et leurs dangers. Loin d'être incompatible avec lui, on a même prétendu que l'iodure favorisait l'action du mercure et le rendait plus efficace; il était donc naturel qu'on eût eu l'idée de les administrer en même temps pour obtenir des effets plus intenses ou plus rapides. La clinique a donné raison à cette conception et le traitement mixte iodo-mercurique est rapidement devenu classique. Après les premières périodes de la syphilis, il était d'usage courant jusqu'à ces dernières années, d'appliquer systématiquement le traitement mixte. Il n'est pas douteux que certains accidents résistant à un seul, cèdent à l'action combinée des deux médicaments. Cette action combinée trouve ses indications dans certaines lésions un peu spéciales. Telles sont les chancres phagédéniques, les syphilides tuberculeuses sèches, les accidents secondo-tertiaires, comme l'iritis, les choroïdites, les sarcocèles, les péri-onyxis, les syphilides ulcéro-croûteuses, les périostites, les désordres nerveux, et en général tous les accidents sérieux qui résistent au mercure ou à l'iodure, pris séparément et pour lesquels, encore une fois, il est nécessaire d'agir vite.

Mode d'administration. — On peut appliquer le traitement mixte en donnant le mercure et l'iodure réunis en une seule préparation, ou administrés isolément.

Le premier procédé est réalisé par les sirops composés, comme le sirop de Boutigny, la solution biiodurée de Ricord, et le sirop de Gibert.

Biiodure de mercure	1 gramme
Iodure de potassium	50 grammes
Eau distillée.	50 —

Faites dissoudre,

Ajoutez sirop de sucre froid, 1900 grammes. (CODEX.)

Doses : 20 à 30 grammes par jour, — 20 grammes de ce sirop ou une cuillerée à soupe contiennent 1 centigramme de biiodure de mercure et 50 centigrammes d'iodure de potassium.

Fournier a proposé la formule suivante pour remplacer le sirop de Gibert :

Sirop de café.	500 grammes
Biiodure de mercure	0 gr. 20
Iodure de potassium	20 à 25 grammes

Robin a modifié également la formule primitive et l'a remplacée par celle-ci, plus facilement tolérée :

Biiodure de mercure.	0 gr. 20
Iodure de potassium	20 grammes
Eau distillée.	20 —
Sirop de pensées sauvages . . .	160 —
Sirop simple.	200 —

2 cuillerées à soupe par jour une 1/2 heure avant chaque repas ou dans une prise de lait.

Le sirop de Gibert a eu beaucoup de succès, car il est facile à formuler et à faire accepter aux malades, mais il est moins facile à absorber, sa saveur est plutôt désagréable et son action sur l'estomac, si l'on a pas soin de le faire prendre dans un peu de lait, est au moins aussi dure que celle de la liqueur de Van Swieten. Il est difficile surtout de faire tolérer au malade plus de 2 ou 3 cuillerées à soupe par jour et à cette dose, le sirop de Gibert est un anti-syphilitique trop faible, au moins quant à la dose de mercure.

Les pilules de Gibert sont presque complètement abandonnées.

On a souvent recours à deux voies différentes pour l'administration simultanée des deux substances :

Par exemple, on prescrit des pilules de mercure et deux à quatre grammes d'iodure par la voie rectale, le mercure pris le matin, l'iodure le soir, de préférence pas au même moment ; mais l'estomac ne permet pas toujours ce traitement.

On pourra prescrire aussi l'iodure par la bouche, avant les deux repas, et le mercure en friction le soir avant le coucher.

Enfin, le moyen qui est de plus en plus employé actuellement est celui qui consiste à associer l'iodure et les injections mercurielles solubles ou insolubles, suivant les cas. Cette association permet d'appliquer un traitement mercuriel intensif, traitement des symptômes et traitement de fond de la syphilis, en même temps qu'on demande à l'iodure tout ce qu'il peut donner.

Le traitement mixte est le traitement des cas graves; il a les avantages des deux médicaments, car on ne croit généralement pas, comme l'avait dit en 1892 M. Petrini au Congrès de Vienne, que l'iodure entrave jusqu'à un certain point l'action résolutive et parasiticide du mercure, quand on les administre simultanément, mais il a aussi les dangers des deux méthodes et expose les malades aux mêmes désagréments et aux mêmes accidents que ceux que nous avons signalés précédemment.

CHAPITRE IV

MISE EN ŒUVRE ET DURÉE DU TRAITEMENT ANCIEN CURES DE RENFORCEMENT

Nous avons étudié le mercure, l'iodure et le traitement mixte. Comment, jusqu'à la période actuelle, on était convenu de mettre en œuvre ces divers traitements, comment on les appliquait, combien de temps il fallait prolonger leur action ? Ce sont là des questions bien délicates à résoudre et « les indications thérapeutiques qu'on peut donner à ce sujet, dit le professeur Fournier, ne sont que des formules générales, applicables tout au plus aux cas d'ordre commun et passibles, à l'infini, d'amendements, d'atténuations, de modifications de tout ordre et cela suivant des éventualités multiples, particulières à chaque sujet, à chaque cas individuel, etc... »

Cependant, on admet que pour fournir son maximum d'effets utiles, le traitement mercuriel doit être administré par *cures intermittentes*, c'est-à-dire d'une façon discontinue ; et pour réaliser autant que possible « l'influence préventive que nous en espérons », le traitement spécifique doit *être prolongé fort longtemps.*

On reconnait qu'il y a *tout avantage à prescrire le mercure et l'iodure par cures intermittentes plus ou moins espacées*, pour laisser reposer l'organisme du malade, ne pas dépasser sa tolérance médicamenteuse et ne pas créer d'accoutumance, en administrant trop longtemps le mercure aussi bien que l'iodure.

Il faut administrer ces médicaments *fort longtemps* et l'étude de la réaction de Wassermann a pleinement confirmé cette doctrine ; c'est tout ce que l'on peut dire, car si en certains cas, la maladie semble entrer assez vite dans la période silencieuse qui paraît être la guérison, dans d'autres cas, on peut avoir à traiter des syphilis récidivantes, désespérantes par leur ténacité ou par la réapparition ininterrompue d'accidents, survenant après d'autres accidents ayant cédé au traitement : chaque manifestation disparaît sous l'influence du traitement spécifique, mais à peine est-elle disparue, qu'une récidive analogue vient prouver que si le symptôme a été influencé, la maladie a conservé toute sa force meurtrière.

Les anciens médecins évaluaient diversement la durée du traitement de la vérole : Dupuytren pensait qu'il fallait administrer le mercure une période de temps égale à celle mise par le chancre pour se cicatriser avec le traitement. Vidal de Cassis pensait que 110 pilules de Dupuytren suffisaient. Chomel demandait cinq ou six mois de traitement continu. Ricord fixait en moyenne la durée du traitement mercuriel à six mois et la durée du traitement ioduré à trois mois. Fournier avoue, qu'à mesure qu'il avançait dans la carrière, les traitements qu'il ordonnait devenaient de plus en plus longs. Après avoir demandé aux malades de se soigner pendant deux ans, les médecins ont fixé le traitement à trois, puis à cinq, puis pendant une « série d'années et souvent de longues portions de l'existence (Besnier). « A maladie chronique il faut traitement chronique. » Pour arriver à ce résultat, le Pr Fournier recommande une série de cures mercurielles d'abord, iodurées plus tard, échelonnées au cours des premières années de la maladie et séparées les unes des autres par des stades de repos d'autant plus prolongés qu'on s'éloigne davantage du début de l'infection. La médication doit *systématiquement* être reprise, qu'il y ait des accidents ou non, au bout d'un certain temps, pendant cinq ou six semaines, de façon que le malade subisse approximativement quatre ou cinq traitements mercuriels pendant la première année, quatre pendant la deuxième, trois pendant la troisième et la quatrième. A ce moment, Fournier recommande l'iodure par cures intermittentes (en moyenne trois grammes par jour pendant quatre semaines). Pendant la cinquième et la sixième année, il est bon de continuer à prescrire deux cures d'iodure par an, à moins qu'il ne soit mal toléré.

Ces données générales sont, répétons-le encore, susceptibles de modifications multiples ; il est certain que si un syphilitique présente des lésions graves et récidivantes malgré le traitement, il conviendra d'agir avec plus de force et de multiplier les cures ; au contraire, si la syphilis reste silencieuse, on pourra prolonger les stades de repos à mesure qu'on s'éloignera du début de l'infection.

Neisser a proposé de faire alterner des cures énergiques avec des cures plus douces. On a proposé aussi de varier le mode d'administration du mercure, en le donnant tantôt par la voie digestive, tantôt par la voie cutanée ou hypodermique ; on a proposé encore de renforcer l'administration stomacale du mercure par l'addition d'injections solubles plus ou moins espacées. Tout cela est encore à l'étude et depuis le temps où le mercure est entré dans la thérapeutique de la syphilis, on discute et on hésite toujours sur ce qu'il faut faire pour avoir le moins d'insuccès possible et surtout pour prévenir les retours offensifs de la maladie. Est-il bien juste, encore une fois, de demander aux méthodes nouvelles une précision qu'est loin d'avoir encore une médication plusieurs fois centenaire ?

Malgré cela, outre les syphilis récidivantes et réfractaires, il est encore des cas où la médication mercurielle prolongée, successive, intermittente reste en défaut (*manifestations parasyphilitiques*). Sous ce nom d'affections parasyphilitiques on range le tabes, la paralysie générale, la leucoplasie et les dystrophies consécutives à l'hérédo-syphilis (infantilisme, hydrocéphalie, rachitisme, épilepsie, etc...) (Fournier). Ces affections parasyphilitiques n'obéissent pas au mercure, comme les accidents vraiment syphilitiques obéissent d'ordinaire ; elles sont très fréquentes et très graves. Il y a donc un intérêt considérable, puisque le traitement dit spécifique ne guérit pas la parasyphilis, à chercher par tous les moyens possibles à prévenir cette terrible et ultime étape de la maladie et à empêcher les accidents de se produire. Pour arriver à ce but, la médication mercurielle prolongée, la mieux conduite est bien souvent insuffisante et elle ne suffit pas de l'aveu des mercurialistes les plus convaincus, à faire face aux dangers qui menacent le malade. « Que faire pour mieux faire ? » se demande-t-on encore? C'est alors que par étapes successives, après avoir demandé une prolongation de plus en plus considérable de la durée du traitement, Fournier en est arrivé, devant la persistance de la maladie et ses terribles complications éloignées, même et dirons-nous surtout dans les cas en apparence bénins, à ces conclusions :

1° Si la syphilis peut être efficacement combattue, elle a besoin pour cela, non seulement d'être traitée longtemps (cela ne fait plus question de nos jours), mais d'être traitée par une série de cures, qui intervenant à étapes diverses de son évolution, réalisent pour elle, comme une série de vaccinations et de revaccinations mercurielles.

2° Il y aurait avantage à ce que quelques-unes de ces cures, pour arriver en leur temps, à leur heure, en un mot d'une façon propice, fussent rapprochées le plus possible du terme d'échéance habituel des plus graves accidents de la maladie.

Le traitement chronique intermittent répond à la première conclusion ; *les cures mercurielles à terme tardif* et *les cures de renforcement* essaient de prévenir l'apparition des accidents du tertiarisme et de la parasyphilis.

Le moment d'apparition des accidents graves de la syphilis, nous l'avons vu, atteint son apogée au point de vue de la fréquence vers la troisième année (voir tableau de Fournier p. 32) puis cette fréquence décroît, à tel point que dès sa troisième année la syphilis a réalisé plus du quart de la somme totale des manifestations tertiaires qu'elle est appelée à produire dans toute sa carrière ! A partir de la cinquième année, les accidents sont encore fréquents, c'est alors que Fournier fait intervenir les *cures complémentaires* ou de *renforcement*.

Ces cures seront ordonnées, autant que possible, vers les époques dangereuses, c'est-à-dire au moment où les statistiques montrent la fréquence plus grande de la paralysie générale ou du tabes par exemple.

La paralysie générale apparaît surtout entre la sixième et la douzième année, et diminue de fréquence jusqu'à la vingtième, après laquelle elle devient rare.

Le tabes atteint son apogée de la cinquième à la neuvième année, puis diminue ensuite. Il y a donc de la cinquième à la dixième année une passe périlleuse à franchir. C'est à ce moment qu'il faut instituer les cures de renforcement.

Ces cures complémentaires seront semestrielles ou annuelles, mais énergiques ; elles se composeront par exemple d'une série de six injections d'huile grise à intervalles de dix jours. Un traitement hydro-minéral et mercuriel est également très recommandable. On prolongera ces cures jusqu'à la dixième année, en laissant au besoin une année de repos complet, si l'on n'a aucune inquiétude momentanée. Là encore il est difficile, plus difficile que jamais de donner des indications précises ; l'observation seule peut guider le médecin, qui s'efforce de faire pour le mieux et de réduire au minimum possible les mauvaises chances, auxquelles reste, toujours et malgré tout, exposé le syphilitique.

CHAPITRE V

MÉDICATIONS AUXILIAIRES DES ANCIENNES MÉTHODES

En dehors de la médication principale de la maladie et quelle que soit cette médication, il n'est pas indifférent d'envisager l'état général du malade, son tempérament, sa constitution. Tous les syphiligraphes s'accordent sur ce point; il n'est pas suffisant d'ordonner du mercure, de l'iodure, ou même de l'arsénobenzol, cette prescription primordiale peut suffire à guérir la maladie, elle est insuffisante pour soigner et pour guérir le malade. Le professeur Fournier[1], M. Jacquet[2], notamment, ont beaucoup insisté sur ce point.

Certains nerveux, hommes ou femmes, certains malades en raison de leur état antérieur, de leur genre de vie, sont justiciables, au plus haut point, des médications auxiliaires qui acquièrent alors une réelle importance.

Médication reconstituante. — Passons rapidement sur les nombreux médicaments toniques et reconstituants, qui ont tous été plus ou moins préconisés dans le traitement de la syphilis.

Le fer, et en particulier l'iodure de fer en sirop ou en pilules a été recommandé contre l'anémie des syphilitiques. Balzer l'emploie fréquemment à la période secondaire, non seulement chez les femmes, mais aussi chez les hommes[3]. Le quinquina, l'huile de foie de morue, les glycérophosphates, la coca, la kola, la quinine, les injections sous-cutanées de sérum phosphaté peuvent rendre quelques services. C'est à ce titre de médicament auxiliaire qu'on employa d'abord l'arsenic à dose tonique. L'arsenic entrait avec

1. Fournier. *Traitement de la syphilis*, p. 404 et suiv.

2. L. Jacquet. *Bulletin Société médicale des hôpitaux*, 10 juin 1910 et *Gazette des hôpitaux*, 20 octobre 1910.

3. Balzer. *Thérapeutique des maladies vénériennes*.

l'iodure de mercure et l'iodure de potassium dans la composition de la liqueur de Donovan, de la solution iodo-arsenicale de Ricord, ou iodo-arsenico-mercurielle de Jullien [1].

HYDROTHÉRAPIE. — Depuis longtemps également, on fait bénéficier les syphilitiques de l'hydrothérapie. Comme médication tonique, sédative et régulatrice des fonctions nerveuses, on a employé les douches chaudes, froides ou écossaises, les bains simples, salés ou sulfureux. Les bains, pendant la période secondaire, outre leur action sédative sur les douleurs, ont de plus une action favorable sur l'évolution de certaines syphilides cutanées ou muqueuses. Ils en est de même des bains de vapeur ou des bains d'air chaud, qui peuvent, au même titre que la sudation des anciens auteurs, favoriser l'élimination mercurielle.

TRAITEMENT HYDRO-MINÉRAL. — Cette action bienfaisante de la balnéation constitue une des indications des cures hydro-minérales, avantageusement prescrites au cours du traitement de la syphilis. Les eaux sulfureuses d'Aix-les-Bains, Aix-la-Chapelle, Barèges, Cauterets, Challes, Luchon, Amélie-les-Bains, Saint-Honoré, Uriage, Enghien, Schinznach, etc., ont sur la maladie une action tonique et reconstituante fort appréciable, en même temps qu'elles facilitent l'élimination du mercure et permettent des traitements intensifs que le malade ne tolérerait pas, dans le milieu ordinaire de ses occupations. L'action très remarquable des cures sulfureuses est bien connue ; pour remonter l'état général d'un syphilitique surmené ou anémié, pour lutter contre les manifestations nerveuses,

1. Voici à titre documentaire la formule de Donovan-Ferrari :

Iodure d'arsenic	0 gr. 20
Biiodure de mercure	0 gr. 40
Iodure de potassium	4 grammes
Eau distillée	125 —

V à C gouttes chez l'adulte ; de un à trois ans, II à X gouttes ; de quatre à dix ans, II à XV gouttes.

Celle de Jullien :

Biiodure de Hg.	10 centigrammes
Iodure de potassium. . . .	5 grammes.
Arséniate de soude	5 centigrammes
Eau distillée.	200 grammes.

pour stimuler les fonctions cutanées, circulatoires ou nutritives et contre certaines localisations spécifiques buccales, pharyngo-laryngées, osseuses ou articulaires, on obtiendra les meilleurs effets d'une cure sulfureuse de quelques semaines au grand air dans une station hydro-minérale.

A défaut d'une station sulfureuse, nombre de syphilitiques bénéficieront de certaines eaux, comme Bourbon l'Archambault, Salins, Royat, la Bourboule, etc. Suivant l'état de santé du malade, les indications seront différentes pour le choix de la cure. Mais encore une fois, dans tous ces cas, il faut faire une grande part au repos intellectuel, à l'air, au changement de milieu, si bien que le simple séjour à la mer ou à la campagne auront parfois la plus favorable influence sur la marche d'une maladie qui paraissait résister au traitement spécifique.

Médications thermales. — La cure thermale peut être simple, ou mixte. On dit qu'elle est mixte quand on applique au malade outre le traitement par les eaux, le traitement par le mercure ou l'iodure. La cure simple convient aux syphilitiques fatigués ou guéris, mais ne présentant pas d'accidents graves depuis un certain temps. Au contraire, les syphilis récidivantes, graves, malignes ou cachectisantes, sont justiciables de la cure mixte[1].

Il paraît établi que les eaux sulfureuses permettent une utilisation plus considérable du mercure, rendent plus faciles l'assimilation et l'élimination de ce médicament et augmentent vis-à-vis de ce dernier la tolérance du malade.

Voici le traitement tel qu'il est appliqué dans quelques stations où l'on soigne beaucoup de syphilitiques :

A Luchon. — A) *Traitement mercuriel.* Suivant les indications : ou bien frictions avec 5 ou 6 grammes d'onguent napolitain ; les doses peuvent être portées à 7 ou 8 grammes.

Ou bien injections de sels solubles de 2 centigrammes au minimum à 4 centigrammes.

1. Mauriac. *Traitement de la syphilis*, p. 340.

Ou bien pour les nerveux, tabétiques, etc., une injection de 10 centigrammes de calomel par semaine et de plus une ou deux injections solubles de 2 centigrammes dans la même semaine.

B) *Traitement thermal.* a) *Général.* Bains à 34° de vingt à quarante minutes, de sources diverses suivant les accidents.

Étuves sulfureuses si le cœur, les vaisseaux, les reins des malades sont normaux. Traitement très actif, mais à surveiller de très près.

Boisson : 1 à 3 verres d'eau représentant en moyenne 5 à 7 centigrammes de sulfure sodique par litre.

b) *Local.* Gargarismes, lavages de bouche, pulvérisations pour éviter la stomatite et traiter les accidents buccaux, humage pour les laryngites.

C) *Traitement ioduré.* Egalement favorisé par les eaux sulfureuses; on peut administrer l'iodure à haute dose.

A Aix-la-Chapelle. — A) *Traitement mercuriel.* Le plus souvent frictions fortes après les bains, pendant quinze à vingt minutes.

On ajoute parfois aux frictions des pastilles de Hg-glidine, une ou deux pastilles après le repas.

B) *Traitement thermal.* Bains sulfureux à 35° ou plus chauds, de quinze à vingt minutes.

Boisson : 2 à 6 verres d'eau par jour.

Gargarismes au chlorate de potasse toutes les deux heures et nettoyage des dents avec des pâtes spéciales.

C) *Traitement ioduré.* Fréquemment à l'aide d'injections d'iodipine ou de pastilles de sajodine que l'on fait mastiquer après les repas.

A Uriage. — *Traitement mercuriel.* Surtout injections de sels solubles, biiodure, benzoate ou bibromure en injections intra-musculaires, ou cyanure en injections intra-veineuses. Les frictions, très en honneur il y a quelques années, sont un peu délaissées actuellement. Le benzoate ou le biiodure en injections sont employés à la dose quotidienne de 3 à 6 centigrammes ; l'onguent napolitain en frictions à la dose de 12, 15 et même 20 grammes.

Traitement thermal. Boisson : Un demi-verre à 2 verres d'eau sulfureuse pour aider chimiquement l'élimination du mercure (Desmoulières, Simon et Ameuille).

Bains ou douches avec massage, à température alternée. Chez certains malades qui ne supportent pas l'eau en boisson, on remplace l'absorption gastrique par l'absorption pulmonaire (inhalations sulfureuses).

On envoie quelquefois à Uriage des malades qui ont suivi avant leur séjour aux eaux un traitement mercuriel intensif, à seule fin de débarrasser leur organisme des réserves mercurielles et de le mettre en état de nouvelle réceptivité médicamenteuse. On peut voir, au cours de cette cure de démercurialisation (où seuls sont mis en œuvre les moyens thermaux), des lésions spécifiques, rebelles jusque-là, guérir par le fait du mercure en réserve dans l'économie et remis en circulation par le traitement thermal.

Hygiène générale. — L'hygiène générale du syphilitique doit être de la part du médecin, l'objet de soins tout particuliers [1]. Les exagérations de l'ancien temps, les diètes sévères et épuisantes destinées jadis à chasser le virus de l'organisme et dont l'effet le plus certain était d'enlever toute résistance au malade, sont passées dans le domaine de l'histoire.

On doit nourrir le syphilitique comme tout le monde, même mieux que tout le monde ; car c'est un malade qui devra peut-être se soigner longtemps et dont la santé générale doit être soutenue et fortifiée.

Tous les excès quels qu'ils soient sont dangereux. L'alcool, permis à doses modérées, est néfaste s'il est absorbé à hautes doses ou d'une manière régulière. L'alcoolisme constitue certainement un facteur de gravité relativement à certains accidents de la syphilis, comme les dermatoses ou les manifestations nerveuses. Le café absorbé à doses raisonnables a plutôt une action favorable.

Jacquet insiste beaucoup sur le traitement hygiénique, sur la

1. H. Bourges. *L'hygiène du syphilitique*, Paris, 1897.

biothérapie de la syphilis [1] et il rapporte plusieurs observations où des accidents graves de nature spécifique ont guéri par le traitement hygiénique seul. « En agissant sur la régulation de l'excitation fonctionnelle excessive ou insuffisante, en tous tissus et organes ; et en supprimant les irritations inflammatoires banales d'ordre externe ou interne, on arrive à des résultats merveilleux. » L'application de cette thérapeutique est très complexe, car elle varie suivant chaque cas et elle exige de la part du médecin un effort méthodique constant.

Il y a lieu de signaler spécialement l'influence nocive du tabac, dont l'usage doit être, autant que possible, interdit aux syphilitiques. On voit souvent chez certains fumeurs, qui ne peuvent renoncer à leur habitude, s'éterniser des syphilides buccales, se développer des glossites tertiaires, de la leucoplasie, que la seule suppression du tabac suffirait à faire disparaître. Si le tabac ne produit pas seul certaines complications secondaires ou tertiaires, il contribue largement à les développer et il empêche leur guérison.

L'état général du malade que l'on aura à traiter doit par conséquent être soigneusement observé. De cet examen, découleront certaines indications de première importance pour la réussite du traitement. L'âge, le sexe, le genre de vie, ce que l'on appelait autrefois l'état diathésique, les prédispositions morbides (rhumatisme, goutte, artério-sclérose, alcoolisme, nervosisme), les maladies existantes (tuberculose, affections rénales, hépatiques, diabète...) sont susceptibles de faire modifier les grandes lignes du traitement ou de nécessiter des indications spéciales. L'état de la peau (maladies cutanées antérieures), ou du tube digestif n'ont pas une moindre importance.

Un malade qui a de mauvaises dents, de la gingivite ou des dents cariées supportera mal le mercure et fera rapidement de la stomatite. Il est donc indispensable d'examiner la bouche et les dents de ses malades et de prescrire des soins particuliers pendant le traitement mercuriel. Les gargarismes au chlorate de potasse,

1. Jacquet. *Gazette des hôpitaux*, 20 oct. 1910.

le brossage des dents avec une poudre dentifrice[1] sont absolument nécessaires plusieurs fois par jour. Dans certains cas même, si les dents sont en trop mauvais état, il est prudent de les faire soigner avant de commencer le traitement mercuriel.

Nous n'insisterons pas sur les précautions spéciales que l'on devra prendre pour traiter un dyspeptique, qui supportera difficilement le mercure ou l'iodure par ingestion ; ou bien un rénal qu- présentera des troubles particuliers à la suite du traitement ioduré. Ces infinies variétés ne constituent plus le traitement de la syphilis, mais le traitement des syphilitiques, qui revêt dans chaque cas une physionomie spéciale.

Enfin l'hygiène morale ne doit pas être négligée. Le médecin doit réconforter son malade, lui parler avec fermeté mais avec confiance ; l'empêcher de recourir à des moyens violents comme le suicide, dont les observations ne sont pas rares et l'assurer, qu'en suivant un traitement bien compris, pendant tout le temps qui sera nécessaire, il a toutes les chances de se guérir[2].

CHAPITRE VI

AUTRES MÉDICATIONS

Un certain nombre de médications eurent dans le traitement de la syphilis une vogue plus ou moins prolongée. Les espérances auxquelles elles avaient donné lieu au moment de leur apparition furent vite déçues et, pour la plupart, elles sont tombées dans l'oubli.

1. Nombreuses sont les formules de poudres ou de pâtes dentifrices dont l'usage est le plus souvent également recommandable ; on pourra prescrire par exemple :

Poudre de charbon. . .	10 gr.	ou bien	Quinquina gris pulv. .	10 gr.
— de quinquina. .	10 —		Charbon porphyrisé. .	10 —
Chlorate de potasse . .	5 —		Magnésie calcinée. . .	1 —
			Essence de Menthe . .	q. s.

2. A. Fournier. *Hygiène générale et morale des syphilitiques.*

Gaiac. — Lorsque les excès de la thérapeutique mercurielle firent au XVIe siècle rejeter momentanément le mercure, on annonça avec enthousiasme l'apparition d'un remède nouveau et sans danger, employé avec succès dans les Indes et importé en Espagne : *le gaïac* ou *bois saint*. Chantée par Fracastor, employée par Charles-Quint, la décoction de gaïac, en raison de son prix élevé, fut bien vite remplacée par d'autres bois sudorifiques (squine, salsepareille, sassafras), peut-être encore moins efficaces.

Salsepareille. — La salsepareille forme la base de la fameuse *décoction de Sittmann* qui eut, elle aussi, son heure de célébrité, et donna même quelques résultats heureux. A titre de curiosité, en voici la formule qui n'a pas le mérite de la simplicité :

Salsepareille	100 grammes
Eau commune	2600 —

Faites digérer vingt-quatre heures et ajoutez :

Sucre blanc pulvérisé . . }	ââ	4 grammes
Alun pulvérisé. . . . . . }		
Calomel phorphyrisé		4 —
Cinabre pulvérisé.		1 —

Faites chauffer au bain-marie dans un vase couvert, pendant trois heures et ajoutez :

Semences d'anis concassées . .	4 grammes
— de fenouil concassées	4 —
Feuilles de séné incisées . . .	24 —
Racines de réglisse incisées . .	12 —

Faites infuser un quart d'heure. Passez et décantez en 8 doses.

On a recommandé encore la décoction concentrée de salsepareille à la dose de 2 à 3 cuillerées à soupe par jour.

Pilocarpine. — La pilocarpine (Lewin) n'a pas d'action curative ; peut-être à la dose de 4 à 8 milligrammes peut-elle activer l'élimination mercurielle.

Métaux divers. — Un grand nombre de métaux ont été essayés autrefois contre la syphilis : L'antimoine, le cuivre, le thallium, l'argent, le platine et l'or. L'or notamment préconisé par Chrestien (de Montpellier), Pourchet, Lallemand, a été employé en injection sous-cutanée sous forme de sel double de chlorure d'or et d'iodure de manganèse. Ces injections très délicates n'étaient pas sans dangers. Les sels de platine seraient peut-être plus maniables.

Il est possible, comme le dit Balzer [1], qu'il existe en dehors des métaux actuellement connus comme agents thérapeutiques de la syphilis, d'autres métaux doués d'une vertu curative analogue. Jusqu'à ce jour les résultats obtenus en ce sens ne méritent pas d'être retenus.

Antiseptiques. — De même pour les antiseptiques comme les acides phénique, thymique, salicylique, la créosote, l'hyposulfite de soude (1/2 à 2 grammes, Radcliffe), le bichromate de potasse (2 à 3 centigrammes sous forme pilulaire ou en sirop), l'iodoforme (six à huit pilules de 10 centigrammes par jour, Pick), les résultats thérapeutiques ont toujours été équivoques.

CHAPITRE VII

ESSAIS DE SÉROTHÉRAPIE

Les essais de traitement de la syphilis par la sérothérapie sont nombreux ; les résultats de ces tentatives n'ont pas encore répondu aux efforts des expérimentateurs.

Sérums d'animaux réfractaires a la syphilis. — En raison du caractère réfractaire de certaines espèces animales, vis-à-vis de la

1. Balzer. *Thérapeutique des maladies vénériennes.* O. Doin, 1897, p. 350.

syphilis, on pensa tout d'abord à utiliser au profit de l'homme cette immunité de l'animal ; et on tenta l'inoculation du sérum sanguin de ces espèces réfractaires, aux malades atteints de syphilis. Richet, Fournier et Hericourt pratiquèrent des injections de sérum de chien ou de cheval[1]. Tommasoli employa le sérum d'agneau[2]; Kollmann et Istomanoff celui de veau[3]; Müller-Kannberg le sérum de cheval. Fournier et Tommasoli obtinrent au début quelques bons effets à la suite de ces injections : sous l'influence seule de ce sérum animal et d'un pansement, ils observèrent la cicatrisation relativement rapide de certaines lésions, en même temps qu'une amélioration de l'état général. Cette action tonique ne parut pas aussi évidente à tous les expérimentateurs, Kollmann notamment vit les lésions syphilitiques continuer leur évolution sans modification. Peut-être même ces injections ne sont-elles pas toujours aussi inoffensives qu'on le croyait d'abord ; d'après Morel-Lavallée[4], elles peuvent entraîner la production d'urticaires géantes laissant après elles des ecchymoses.

En somme, l'action des sérums d'animaux réfractaires n'a aucune action véritablement spécifique.

Sérums humains syphilitiques. — Pellizari le premier essaya de faire des injections de sérum sanguin provenant de sujets syphilitiques arrivés à la période tertiaire[5], espérant combattre l'agent spécifique de la maladie par les antitoxines qu'il a fait naître dans l'économie. Plusieurs auteurs ont poursuivi ces recherches, en usant de sérum recueilli chez des syphilitiques secondaires ou même hérédo-syphilitiques. Bonaduce essaya le sérum du nouveau-né syphilitique, Picarli le sérum d'accouchée syphilitique, Tommasoli et di Giovanni le liquide d'ascite symptomatique d'une hépatite syphilitique ; Moore le liquide ammiotique d'une grossesse

1. A. Fournier. *Traitement de la syphilis.*
2. Tommasoli. *Gaz. degli ospitali,* 1892.
3. Kollmann. *Deutsche mediz. Woch.*, 1892.
4. Morel-Lavallée. *Bullet. Soc. franç. Dermat. et Syphiligr.*, 1891.
5. Pelizzari. *Congrès de Vienne,* 1892. *Congrès de Rome,* 1894.

spécifique; C. Back le liquide d'hydrocèle accompagnant une épididymite secondaire [1].

Les recherches en ce sens sont, croyons-nous, abandonnées, elles n'eurent pas plus de succès que les précédentes.

Sérums d'animaux immunisés. — Richet, Hericourt et Triboulet [2], après avoir infecté expérimentalement des chiens par du sang provenant de syphilitiques, ont injecté le sérum de ces animaux. Gilbert et L. Fournier [3] dans le service de Mauriac expérimentèrent sur un certain nombre de malades, avec du sérum de chiens infectés par du sérum de syphilitiques, injecté sous la peau ou dans le péritoine, ou chez lesquels ils avaient inséré des produits de chancres syphilitiques dans le tissu cellulaire. Tarnowsky, après avoir gorgé de produits syphilitiques des pouliches auxquelles il fit 90 à 100 inoculations, employa ensuite leur sérum sans plus de succès.

Maragliano [4], Risso et Cippolina [5], firent plus récemment des expériences analogues avec du sérum d'âne, de cheval ou de chèvre auxquels ils avaient injecté des produits syphilitiques, en ajoutant au sérum ainsi préparé de petites doses des globules sanguins des animaux eux-mêmes.

Ces dernières recherches, bien que n'ayant pas été vérifiées étaient déjà basées sur la connaissance du spirochète.

L'expérimentation sur les singes conduisit naturellement à essayer le sérum de ces animaux diversement traités, dans un but curatif et préventif.

Neisser [6] fit la remarque que les chimpanzés inoculés sous la peau avec du sang de syphilitiques primaires ou secondaires ne présentaient pas d'accident, mais n'étaient pas immunisés. Le sang des syphilitiques ne jouit donc pas de propriétés préventives

1. Hallopeau et Fouquet. *Traité de la syphilis*, 1911.
2. Richet-Triboulet. *Soc. de Biologie*, janvier et avril 1905.
3. Gilbert et L. Fournier. *Semaine Médicale*, 1895, n° 22.
4. Maragliano. *Annales de l'Institut Maragliano*, 1904-1905.
5. Risso-Cippolina. *Arch. f. Dermat. und Syphilis*, 1906
6. Neisser. *Die Experimentale Syphilisforschung Berlin*, 1906.

pour le singe, il n'est pas davantage bactéricide pour le tréponème[1].

Roux et Metchnikoff n'ont pas obtenu des résultats plus appréciables avec le sérum de singes syphilisés et soumis ensuite à des injections répétées de sang de syphilitiques en pleine éruption : les lésions spécifiques continuèrent leur évolution chez les animaux syphilisés traités par ce sérum, qui ne jouit par conséquent *d'aucune propriété curative* contre le virus introduit dans l'organisme. Par contre ce même sérum aurait *in vitro* d'une manière inconstante, mais, indéniable cependant, une action mibrobicide. Roux et Metchnikoff préparèrent dans un tube à essai un mélange de virus humain et de sérum d'un cynocéphale traité depuis huit mois par des injections de sang spécifique. Ce mélange fut inoculé par scarification à un autre cynocéphale qui survécut six mois sans présenter de lésions locales, — un singe témoin inoculé avec un mélange de ce même virus et de son propre sérum présenta un chancre spécifique au bout de vingt-sept jours.

Les mêmes expérimentateurs se servirent de sérum desséché provenant de singes immunisés pour saupoudrer et frotter la peau au niveau du point d'inoculation du virus syphilitique : *Ils obtinrent quelques résultats au point de vue bactéricide et préventif.* Ces résultats permettent d'espérer, soit en modifiant le mode de vaccination, soit en choisissant des voies différentes ou d'autres animaux d'expérience, qu'on arrivera peut-être à préparer un sérum curatif[2].

Grouven[3] a obtenu chez le lapin, présentant depuis deux ans des lésions syphilitiques étendues, au voisinage du point d'inoculation (paupière), une amélioration remarquable, précédée d'une vive réaction locale et générale, en se servant d'un vaccin préparé avec les cultures de Sowade.

1. Furger et Landsteiner. Cités par Levaditi et Roché. *La syphilis*, p. 111.
2. Levaditi et Roché. *La syphilis*, p. 112.
3. Grouven, *Münch. Med. Woch.*, n° 30, p. 1640, 1911.

TROISIÈME PARTIE

LES MÉDICAMENTS DE LA SYPHILIS

B. ARSENICAUX

BENZO-SULFONEPARAAMINOPHÉNYLARSINATE
DE SOUDE (HECTINE)

SALICYLARSINATE DE MERCURE (ÉNÉSOL)

BICHLORHYDRATE DE DIOXYDIAMIDOARSÉNOBENZOL (SALVARSAN)

CHAPITRE PREMIER

HECTINE

Benzo-sulfoneparaaminophénylarsinate de soude. — Le benzo-sulfoneparaaminophénylarsinate de soude (hectine) a été récemment introduit dans la thérapeutique par MM. Mouneyrat et Balzer[1] et appliqué au traitement de la syphilis par M. Hallopeau. Dans une thèse récente, à laquelle nous ferons de nombreux emprunts, M. Dive a consciencieusement présenté l'état actuel de la question.

Le benzo-sulfoneparaaminophénylarsinate de soude a pour formule :

$$C^6H^5 - SO^2 - AzH - C^6H^4 - As \begin{cases} OH \\ = O \\ ONa \end{cases}$$

1. Ancien élève et collaborateur du professeur Gautier, M. Mouneyrat s'est efforcé de trouver le moyen « de désintoxiquer les molécules tréponémicides des acides arséniques aromatiques ». Partant de cette donnée que l'organisme se défend contre les corps chimiques toxiques en engageant ces corps nocifs, et cela par l'intermédiaire de leurs groupements fonctionnels (oxydrile, aminogène, carboxyle) dans des combinaisons soit du type éther sulfurique, soit du type uramido ou uréique, soit enfin du type amide et, dans ce dernier cas, par conjugaison avec le glycocolle, M. Mouneyrat s'est arrêté aux dérivés phénylsulfoniques.

Il a ainsi préparé une série de corps, dont le plus simple et le prototype est l'acide phénylsulfone-para-aminophénylarsénique.

Cependant, il faut bien remarquer qu'ici l'arsenic est pentavalent et que les expériences sur l'animal et les observations sur l'homme ont démontré que dans cet état l'arsenic était beaucoup plus toxique, en général, surtout pour le système nerveux, que dans les combinaisons où il est trivalent.

Les composés arsenicaux organiques n'agissent pas en proportion de la quantité d'arsenic qu'ils renferment, cela ressort indiscutablement des très nombreuses expériences d'Ehrlich entreprises sur un grand nombre de produits arsenicaux. La clinique a d'ailleurs donné la même réponse que le laboratoire et l'arsénobenzol a pu guérir facilement un nombre déjà élevé de syphilitiques traités auparavant par l'hectine avec un insuccès partiel ou complet.

Toxicité. — En partant d'un corps très toxique comme l'atoxyl

$$AzH^2 - C^6H^4 - As = \left\langle \begin{matrix} OH \\ O \\ OH \end{matrix} \right.$$

M. Mouneyrat[1] est arrivé à faire la synthèse de l'hectine qu'il considère comme un des composés arsenicaux organiques solubles les moins toxiques : Voici comment il exprime la teneur en arsenic p. 100 de divers arsenicaux et leur toxicité :

Teneur en arsenic pour 100 des divers corps arsenicaux.		
	Arsénite de soude.	46 p. 100
	Arséniate de soude	40 —
	Méthylarsinate de soude. .	40 —
	Cacodylate de soude. . . .	46 —
	Atoxyl	31 —
	Dioxydiaminoarsénobenzol.	30 —
	Hectine.	19 —

Pour tuer un kilog de cobaye il faut administrer par voie sous-cutanée en moyenne.		
	1 cgr. 3	d'arsénite de soude
	1 — 3	d'arséniate de soude
	20 —	de méthylarsinate de soude
	25 —	de cacodylate
	7 —	d'atoxyl
	8 —	de dioxydiaminoarsénobenzol
	14 —	d'hectine

Action physiologique. — Au point de vue de l'action physiologique, il résulte des recherches de M. Mouneyrat, que l'hectine ne semble s'accumuler dans aucun organe ou tissu : on la retrouve un peu partout, en faible quantité, dans la peau et les poils, les globules blancs, les muscles, le foie, les globules rouges, le plasma sanguin, le cerveau, la bile, la rate et les reins. Elle se localise surtout dans les tissus d'origine ectodermique (sauf le tissu nerveux), tissus qui sont le siège le plus fréquent des lésions syphilitiques.

Les recherches hématologiques ont montré presque toujours,

1. Balzer et Mouneyrat. *Soc. médic. des hopitaux de Paris*, 4 et 28 juin 1909. Mouneyrat. *Journal de médecine interne*, sept. et octobre 1910. Balzer. *Presse Médicale*, n° 31, 1910. *Congrès de médecine internat.*, octobre 1910.

2. F. Dive. *Contribution à l'étude du traitement de la syphilis par l'hectine et l'hectargyre*. Paris, Jouve, 1910.

à la suite de la cure par l'hectine, une augmentation des hématies (500.000 à 800.000 globules par millimètre cube) avec légère augmentation de l'hémoglobine et une multiplication des globules blancs dont le nombre monte dans la proportion de 1 à 4 p. 100.

Le relèvement de l'état général est presque toujours marqué par une augmentation de poids à la fin de la cure.

L'hectine, ne s'accumulant dans aucun organe, est éliminée rapidement par les urines : la moitié de l'hectine injectée est éliminée le premier jour, les 3/4 au bout de deux à trois jours, le dernier quart s'élimine plus lentement, mais il est rare, qu'au bout de vingt-cinq jours, on retrouve encore de l'arsenic dans les urines.

Modes d'administration et doses. — Ce médicament a d'abord été employé par MM. Balzer et Mouneyrat par la voie digestive.

Ingestion. — En solution, dosée à 5 centigrammes d'hectine par cuillerée à café, on peut prescrire 10 à 20 centigrammes par jour (deux à quatre cuillerées à café).

En gouttes : Vingt gouttes renfermant 5 centigrammes d'hectine, on prescrit les deux premiers jours 40 gouttes par jour, puis on augmente jusqu'à 100 gouttes pendant dix jours.

En pilules : Une ou deux pilules par jour, renfermant chacune 10 centigrammes d'hectine, pendant dix à douze jours.

On administre pour une cure, en moyenne 2 à 3 grammes d'hectine.

Injections. — La méthode par injections est plus active et ordinairement préférée.

On peut employer les injections faibles fréquentes ou les injections massives espacées.

Méthode de Balzer. — Injection dans les muscles fessiers, tous les deux jours, pendant la première semaine de 10 centigrammes d'hectine dissoute dans 1 centimètre cube d'eau distillée. Puis injections quotidiennes de la même dose, avec repos de deux à trois jours au milieu du traitement.

Si l'on veut agir plus activement, on peut injecter 10 centigrammes pendant deux jours, puis 20 centigrammes tous les deux jours.

Même dose totale de 2 à 3 grammes.

Dans les cas graves, on pourra employer des doses plus fortes, 40 centigrammes, deux ou trois fois par semaine, ou même 0,50 à 0,70, administrés une fois par semaine.

Le manuel opératoire ne diffère pas de celui des injections intra-musculaires ; l'injection doit être rigoureusement aseptique ; la douleur ou la gêne consécutives sont variables, elles peuvent durer quelques heures ; mais ordinairement les doses moyennes sont indolores.

Méthode d'Hallopeau. — Pour renforcer l'action locale de l'hectine et pour faire avorter la syphilis, MM. Hallopeau et Fouquet font quotidiennement dans le chancre lui-même, dans son voisinage immédiat et, autant que possible, sur le trajet des lymphatiques, des injections locales de 20 centigrammes d'hectine, jusqu'à disparition de l'induration primitive.

Ces injections sous-cutanées sont plus douloureuses que les autres, mais elles seraient cependant supportables.

Résultats de la méthode. — 1° *Période du chancre.* — *Injections locales.* — Après les recherches de M. Fouquet[1], sur l'action tréponémicide de l'hectine, action constatée à l'ultra-microscope, MM. Hallopeau et Fouquet employèrent l'hectine localement espérant détruire le plus de tréponèmes possible au niveau du chancre et empêcher leur pullulation par la voie lymphatique. L'atoxyl et l'arsacétine à la dose de 10 et 12 centigrammes furent d'abord expérimentés ; mais l'amaurose et la cécité complète produites par ces sels même à doses minimes les firent abandonner. M. Hallopeau usa ensuite de l'hectine, à la dose de 20 centi-

1. Fouquet. *Gazette des hôpitaux*, mars 1908. *Journal de médecine interne*, 1910. Hallopeau, *Gazette des hôpitaux*, 1907. *Revue scientifique*, juillet 1907. *Gaz. des hôpitaux*, 1909. *Société de Dermatologie*, novembre 1909, février et mars 1910. *Société de médecine de Paris*, janvier, février, mars 1910. *Bulletin de Thérapeutique*, avril 1910.

grammes pendant trente jours, injectée localement — en même temps il fait tous les jours pendant le même temps, une injection intra-fessière de 2 centigrammes de benzoate de mercure.

A la suite de ce traitement, la syphilis serait stérilisée et même avortée. Les résultats de la séro-réaction de Wassermann seraient constamment négatifs. M. Hallopeau poussait même la confiance au point de permettre le mariage aux syphilitiques ainsi traités? L'Académie de Médecine [1], après un rapport du professeur Gaucher, laissa à M. Hallopeau la responsabilité de ses assertions et ne partagea point sa confiance. Enfin M. Hallopeau lui-même [2] a dû avouer que son optimisme était prématuré. Mais il est regrettable qu'on ait, avant d'en être absolument sûr, affirmé à la tribune retentissante de l'Académie de Médecine, qu'un traitement local intensif mis en œuvre dans les vingt premiers jours d'une syphilis à la période primaire et combiné avec un traitement général également très actif, en enraye complètement et, selon toute vraisemblance, définitivement l'évolution; en laissant espérer qu'un traitement local de quinze jours, combiné avec trente jours de traitement général, sera suffisant, en ajoutant qu'il est inutile de procéder ultérieurement à toute médication spécifique, la maladie ayant été tuée dans l'œuf.

Il ne faut pas rendre l'hectine responsable de pareilles exagérations et en raison de sa facilité d'administration, de son élimination rapide, elle doit conserver ses rares indications.

M. Dive, dans le service du Dr Balzer, n'a pas employé la méthode locale au point de vue abortif, mais seulement au point de vue curatif. Il a pratiqué les injections locales à la base du fourreau au voisinage du relai ganglionnaire inguinal infecté, plutôt qu'au niveau du prépuce par crainte de l'œdème et du phimosis consécutifs.

Le résultat de ses observations est que la méthode des injections locales est inférieure à celle des injections intra-fessières. On

1. *Académie de médecine de Paris*, février 1911.

2. H. Hallopeau, *Académie de Médecine*, 1911.

3. H. Hallopeau. Sur un traitement abortif de la syphilis. *Bulletin de l'Académie de médecine de Paris*, séance du 31 mai 1910.

obtient également par cette dernière, la cicatrisation rapide du chancre et la diminution de l'adénopathie un peu moins vite peut-être, mais dans un délai de quinze à vingt jours.

1° *Période secondaire.* — Certains accidents de cette période seraient remarquablement influencés par l'hectine : la céphalée, la roséole, les plaques muqueuses ou ulcéreuses. Les syphilides papuleuses généralisées ou psoriasiformes sont plus rebelles et nécessitent souvent l'adjonction de la cure mercurielle forte.

La guérison complète de l'iritis même grave serait obtenue rapidement avec une dose inférieure à 2 grammes d'hectine.

2° *Période tertiaire.* — Les résultats seraient excellents contre les gommes et les scléro-gommes.

Certains cas de syphilis viscérale ou cérébrale auraient été améliorés, mais les résultats sont moins concluants dans la syphilis nerveuse. Dans le tabes, on a pu observer certains cas d'amélioration au début.

M. Dive conclut que l'hectine associée au mercure et à l'iodure peut rendre de grands services, sinon pour faire avorter, du moins pour combattre énergiquement la syphilis. Il a pu voir, avec M. Balzer, des malades atteints depuis longtemps de lésions rebelles, guéris par l'hectine seule et n'ayant pas présenté depuis deux ans de manifestations syphilitiques.

Dans sa dernière communication, M. Hallopeau[1] estime que l'emploi du 606 doit être réservé aux périodes de généralisation de la syphilis. L'hectine employée localement en injections mériterait de lui être préférée en ce qui concerne les *accidents primaires*. Les injections doivent d'ailleurs être assez nombreuses et s'espacer sur un laps de temps assez long. Lors de l'injection, la pointe de l'aiguille sera dirigée vers l'induration initiale. M. Hallopeau continue à penser que l'on peut ainsi, *à coup sûr*, faire *avorter* la maladie.

Inconvénients et dangers. — L'hectine est bien supportée chez l'homme, par voie sous-cutanée ou buccale. Ne précipitant pas l'albu-

1. H. Hallopeau. *Académie de médecine de Paris*, 3 juillet 1911.

mine, son injection dans les tissus ne provoque presque aucune douleur ; on n'aurait pas constaté de symptômes d'intolérance, ni de troubles circulatoires, même après l'injection répétée de doses massives de 0 gr. 60. Cependant chez les cardiopathes, les tuberculeux en imminence d'hémoptysie, il faut administrer l'hectine avec prudence, en raison de l'action vaso-dilatatrice des arsenicaux. Il en est de même chez les albuminuriques (Gaucher, cas de mort de Fissinger).

On a observé rarement des troubles oculaires ; quand ces désordres ont été signalés, cela tenait sans doute à la vulnérabilité toujours possible de certains sujets ou à une médication trop énergique — nous ajouterons vraisemblablement aussi à la constitution chimique du médicament. Des doses trop élevées ont pu produire des troubles du côté de l'oreille : surdité, vertiges, bourdonnements (Duhot), mais il n'y aurait pas eu d'altération grave et définitive du nerf auditif.

Brocq [1] a rapporté un cas de troubles oculaires consécutifs aux injections d'hectine, qui cessèrent avec la suspension du traitement. Balzer en observa de même à deux reprises, mais les auteurs qui emploient couramment l'hectine (Hallopeau, Balzer) ne croient guère à la réalité de ces phénomènes d'intolérance. Il est vrai qu'ils conseillent de suspendre la médication à l'apparition des premiers troubles.

Il y a lieu cependant de ne pas prescrire l'hectine si l'ophtalmoscope relève chez le malade, avant le traitement, une lésion du fond de l'œil non spécifique, avec altération nette du nerf optique ; et si au cours du traitement par ce composé arsenical, le malade présente de la congestion conjonctivale, une sensation de brouillards, de la difficulté d'accommodation, du rétrécissement du champ visuel. Ces accidents seraient du reste passagers et cesseraient si l'on suspend le traitement.

H. Gaucher et Guggenheim [2] ont relaté récemment trois obser-

1. Brocq. *Société de Dermatologie*, Paris, novembre 1910.

2. H. Gaucher et H. Guggenheim. Accidents auriculaires au cours du traitement de la syphilis par les produits arsénicaux organiques. *La Presse Médicale*, n° 48, 17 juin 1911.

vations de troubles de l'ouïe consécutifs à l'emploi de l'hectine.

1er cas (résumé). Homme de soixante-quatre ans, syphilitique secondaire, atteint de sclérose otique ancienne. Traitement par l'hectine. Cinq mois après le début du traitement, alors que le malade a reçu 14 grammes d'hectine, administrés en quatre séries d'injections, séparées par 3 intervalles de repos (2 intervalles de quinze jours, 1 intervalle d'un mois), apparition de bourdonnements d'oreille. A une diminution unilatérale, légère, de l'acuité auditive qui existait depuis des années, succède brusquement une surdité très marquée bilatérale. L'examen otologique montre l'existence d'une otite interne double (limitée au nerf cochléaire). Sous l'influence de 7 nouvelles injections de 0,40 d'hectine, la surdité et les bourdonnements ne font qu'augmenter. Après cessation de tout traitement, les troubles de l'ouïe rétrocédent.

2e cas (très résumé). Un homme de cinquante et un ans ayant eu en novembre 1910 un chancre syphilitique, reçoit du 11 décembre 1910 au 26 février 1911, 50 injections d'hectine de 0,20. Le malade guéri de ses accidents secondaires cutanés et muqueux présente le 19 mars des bourdonnements d'oreille intenses. L'acuité auditive est un peu diminuée des deux côtés ; on cesse tout traitement et le 2 avril les troubles auriculaires ont disparu.

3e cas (Castex). Homme de cinquante-cinq ans, syphilis nasale tertiaire. Il reçoit 32 injections d'hectine de 0,20.

Une surdité grave bilatérale s'installe progressivement, accompagnée de bourdonnements violents.

L'examen otologique permet de constater l'origine labyrinthique de ces troubles de l'ouïe; on cesse l'hectine. Trois mois après, la surdité s'est un peu atténuée, mais les bourdonnements persistent avec quelques vertiges.

Ainsi donc surdité bilatérale, bourdonnements, lésion prédominante du nerf cochléaire, tendant à diminuer ou même à disparaître après la cessation du traitement. Il ne s'agit certainement pas de neuro-récidives : guérison spontanée, apparition après des injections répétées, représentant au total une dose considérable, aggravation progressive si l'on continue l'hectine.

Ces trois cas ne seraient pas les seuls, et Gaucher et Guggenheim font allusion à « certains cas non publiés », où l'on a observé des troubles de l'ouïe après des « injections uniques de 80 à 90 centigrammes ».

MM. G. Ballet et C. Hischmann[1] ont vu survenir brusquement des accidents graves chez un homme de soixante-douze ans, à la suite d'injections d'hectine (0,20). A la cinquième injection (le malade avait déjà reçu l'année précédente une dizaine d'injections d'hectine) surdité et cécité, sept jours plus tard l'acuité auditive revint à son état antérieur, mais la cécité persistait.

Nous laisserons à M. le professeur Gaucher et à son collaborateur le mérite des conclusions à tirer de ces observations sur la valeur de l'hectine. Avec « l'hectine qui passe pour être le moins toxique, mais qui n'est peut-être pas le plus efficace des produits arsénicaux organiques, appliqués à la thérapeutique anti-syphilitique », « nos observations I et II montrent que, parfois, la dose nécessaire pour guérir les accidents coïncide avec la dose toxique ».

CHAPITRE II

Médication arsenico-mercurielle. — I. *Benzosulfoneparaaminophénylarsinate de mercure* (hectargyre). Après différents essais d'association de l'arsenic et du mercure (cacodylate acide de Hg, cacodylate iodo-hydrargyrique, Bunsen, Brocq), on employa d'abord les deux médications alternées.

Par exemple, pendant une cure d'hectine, on faisait une injection par semaine de 5 centigrammes d'huile grise — ou bien on alternait les injections quotidiennes — un jour hectine, le lendemain sel mercuriel soluble (biiodure ou benzoate).

1. G. Ballet et C. Hischmann, *La Presse médicale*, n° 75, 20 septembre 1911.

M. Mouneyrat prépara une nouvelle combinaison l'hectargyre : (hectine et oxycyanure de Hg.

$$C^6H^3 - So^2 - C^6H^4 - As\begin{matrix} OH \\ =O \\ O \end{matrix} \; Hg \; \begin{matrix} OH \\ O= \\ O \end{matrix} C^6H^4 - So^2 - C^6H^5$$

La dose quotidienne d'hectargyre en injections répond à la formule suivante :

Hectine	0 gr. 10 centigrammes
Oxycyanure de Hg. .	0 — 01 —
Eau distillée	2 cent. cubes

Cure de vingt jours, ce qui représente 2 grammes d'hectine, et 0 gr. 20 centigrammes d'oxycyanure de Hg. Ces proportions peuvent être modifiées, renforcées ou diminuées suivant les cas.

Les injections doivent toujours être intra-musculaires, en raison de la présence du mercure ; pour combattre la douleur, on peut adjoindre un peu de cocaïne qui ne précipite pas l'oxycyanure.

On emploiera enfin, chez les malades qui ne tolèrent pas les injections, l'administration par voie digestive :

Hectine	0 gr. 10 centigrammes
Protoiodure d'Hg. . .	0 — 05 —
Extrait d'opium . . .	0 — 01 —

pour 1 pilule.

De toutes façons, la cure de dix à quinze jours doit faire absorber au malade 2 à 3 grammes d'hectine et 20 à 30 centigrammes de mercure.

CHAPITRE III

SALICYLARSINATE DE MERCURE (ÉNÉSOL)

Le salicylarsinate de mercure est une poudre blanche, donnant avec l'eau (3 p. 100) des solutions incolores ne coagulant pas l'albumine, ne réagissant pas avec les réactifs ordinaires de l'arsenic et du mercure. L'arsenic et le mercure sont dissimulés. Il contient 38,46 p. 100 de mercure et 14,4 p. 100 d'arsenic métalloïdique.

Il est peu toxique, soixante-dix fois moins que le biiodure de mercure (Coignet [1]) ; son élimination commence dès la deuxième heure et se continue en général pendant vingt-quatre heures, en s'affaiblissant graduellement (Goldstein [2]).

L'action de l'énésol est rapide ; en même temps qu'il fait disparaître les lésions syphilitiques, il remonte rapidement l'état général ; on l'a employé dans toutes les périodes et toutes les formes de la maladie. Il est bien toléré localement, ne détermine pas d'hydrargyrisme, donne lieu exceptionnellement à des troubles intestinaux. Il fait rapidement disparaître la réaction de Wassermann (Fränkel et Hahn [3], Fleckseder [4]).

Il s'administre en injections intra-musculaires à des doses quotidiennes de 6 centigrammes pouvant atteindre jusqu'à 9 et même 12 centigrammes, à la condition que la perméabilité rénale soit parfaite. On agit par séries d'injections de dix à vingt jours, séparées par des périodes de repos.

On emploie la solution à 0,03 par centimètre cube qui permet d'éviter la douleur ; on se sert de préférence d'ampoules de 2 centimètres cubes.

Frey [5] a obtenu avec l'énésol dans les paralysies oculaires des résultats favorables rapides. Il a constaté d'autre part la disparition des douleurs et des crises viscérales chez les tabétiques et il con-

1. Coignet. *Soc. nat. de médecine de Lyon*, 5 juin 1904.

2. Goldstein. *Monatshefte f. prakt. Dermatologie*, 1er avril 1905, voir aussi :
Bloch. *Deutsch. Aerzte-Zeit.*, 1er nov. 1905.
Loquin. *Thèse de Lyon*, décembre 1905.
Kamprath. *Wiener medizin. Woch.*, 2 juin 1906.
Gaussel. *Montpellier médical*, décembre 1907.
Davidesen. *Annales des maladies vénériennes*, 1907.
Dresch. *Gazette médicale de Paris*, 1908.
Trégoat. Contribution à l'étude clinique du salicylarsinate de mercure. *Th. Paris*, 1909.

3. Fraenkel et J. Kahn. *Medizinische Klinik*, n° 7, 1910.

4. R. Fleckseder. *Wiener klin. Woch.*, n° 36, 1910.

5. Frey. Ueber die Wirkung der Enesol auf die metaluetischen Nervenerkrankung. u. auf d. Wassermannsche Reaktion. *Berlin. klin. Woch.*, n° 26, 1911.

sidère l'énésol comme un puissant curatif des lésions nerveuses. Il a constaté aussi la transformation en — de la réaction de Wassermann +.

Les injections sont bien tolérées et ne provoquent, en général, ni douleurs sérieuses, ni induration.

Loquini, Breton, Kumprath, Bruc, Rocchini, Porosz[1], Majocchi, Fage, Candella[2], Hudovernig, Mironovitch, Tregoat[3] ont relaté un grand nombre de cas les plus divers de syphilis traités avec succès par les injections de salicylarsinate de mercure.

L'énésol représentait assurément une heureuse association du mercure à l'arsenic; ce dernier, en outre de son action reconstituante, montra aussi, conformément aux conclusions de Bloch[3], qu'il était capable d'une action antisyphilitique très nette.

CHAPITRE IV

DIOXYDIAMIDOARSÉNOBENSOL (SALVARSAN)

I

Avant-propos. — Ce n'est pas l'expérimentation des substances préparées dans le laboratoire, sur les déductions scientifiques du chimiste, qui a guidé les recherches expérimentales d'Ehrlich. C'est au contraire le pharmacologiste qui, fort de trente années de travail poursuivi inlassablement dans la même voie a indiqué, d'après le résultat de ses observations, les corps chimiques à préparer. Là, précisément, réside le principe dominant de la nouvelle méthode thérapeutique véritablement scientifique, de la chimiothérapie, enseignée par le professeur Ehrlich.

Si, en chimie, c'est une loi bien connue que les corps n'agissent les uns sur les autres qu'à la condition d'entrer en solution (corpora

1. Porosz. *Monatshefte f. praktische Dermatologie*, n° 12, Bd. 46.
2. Candella. *Gazetta internat. di medicina*, n° 32 à 55. Naples, 1909.
3. Bloch. *Deutsche Aerzt. Zeitung*, novembre 1905.

non agunt nisi soluta), en chimiothérapie, il existe aussi une loi fondamentale que l'on peut formuler ainsi, les corps n'agissent que s'ils sont fixés.

C'est là l'idée directrice de la chimiothérapie et Ehrlich reconnaît qu'elle lui est venue dès le jour où, dans le troisième semestre de ses études médicales, il eut pris connaissance d'un travail de Heubel, sur l'empoisonnement par le plomb. Suivant quel mode se répartissent dans l'organisme les substances médicamenteuses ou toxiques, dans quel organe ou plutôt dans quelles cellules se fixent-elles de préférence, tel devait être l'objectif du pharmacologiste soucieux de rechercher les rapports existant entre la constitution d'un corps chimique et son action médicamenteuse.

Cette action élective sur certains éléments cellulaires déterminés de l'organisme ou parasites de cet organisme fut dès lors la préoccupation constante d'Ehrlich dans ses recherches au point de vue thérapeutique.

Il désigne sous le nom de *parasitotropes*, les substances qui, introduites dans l'organisme, se fixent sur les parasites ; lorsque ces substances, qui sont pour la plupart des poisons, ont en même temps une affinité pour les cellules vivantes de l'organisme lui-même, il dit qu'elles sont aussi *organotropes*. Il est évident que ne sont utilisables comme médicaments que les corps dont la parasitotropie dépasse largement l'organotropie.

Nous n'avons pas ici l'intention, ni l'espace pour exposer, même succinctement, toutes les conséquences que les recherches tenaces et patientes du professeur Ehrlich ont tirées de ces prémisses dans le domaine de la chimiothérapie. Mais il nous paraît indispensable de montrer par quelles séries de longues expérimentations, de sagaces déductions, le savant maître fut amené, après avoir étudié longuement la thérapeutique des maladies à trypanosomes, à diriger ses efforts sur les maladies à spirilles, dont la syphilis représente, pour l'espèce humaine, le type le plus commun et de beaucoup le plus important.

Les trypanosomiases n'ont pas été seulement étudiées dans le laboratoire d'Ehrlich ; un peu partout elles ont suscité de très nombreuses recherches et il est bien certain qu'à l'heure actuelle, nous connaissons de nombreux médicaments capables, au moins dans les expériences de laboratoire, d'amener la guérison des animaux infectés.

Ehrlich range ces médicaments dans trois groupes :

A. Groupe des arsenicaux : d'abord l'acide arsénieux et l'atoxyl, ensuite les nouveaux produits de substitution de l'acide phénylarsinique, l'arsacétine, l'arsénophénylglycine et, en dernier lieu, le dioxydiamidoarsénobenzol.

B. Certaines substances colorantes du groupe azoïque : trypan-rouge, trypan-bleu, trypan-violet.

C. Certaines substances colorantes basiques du groupe du triphénylméthane.

C'est le premier groupe qui nous intéresse surtout ; d'ailleurs il représente la médication la plus active.

Examinons très brièvement son action sur les maladies à trypanosomes dont Ehrlich a d'abord poursuivi l'étude, en raison de certaines particularités biologiques du parasite et aussi parce qu'elles sont facilement transmissibles à la plupart des espèces animales et en particulier à la souris et au rat, sur lesquels on peut aisément dans les laboratoires expérimenter en séries nombreuses.

Les recherches d'Ehrlich montrèrent qu'il était possible, contrairement à ce que l'on observe avec l'atoxyl, d'obtenir par une injection unique, la guérison, même de cas graves, par l'injection d'une autre combinaison organique de l'arsenic, l'arsénophénylglycine.

Ici nous devons insister, car il s'agit là d'un fait essentiel dans la chimiothérapie des trypanosomyases et des spirilloses, *sur ce point capital*, sur lequel nous aurons à revenir, que l'obtention de ce dérivé de l'atoxyl, n'a pu être réalisé que grâce à la découverte, par Ehrlich et Bertheim, de la véritable formule de constitution de l'atoxyl, qui est en réalité un sel sodique de l'acide arsanilique.

L'arsénophénylglycine constituait dans la thérapeutique un progrès considérable, mais incomplet ; car on reconnut vite que le parasite de la maladie du sommeil présentait suivant les régions une résistance plus ou moins grande à l'action du médicament. Tandis qu'on obtenait des succès complets au Togoland, on échouait souvent au Congo et dans l'Afrique orientale.

Et cela confirmait précisément les expériences de laboratoire démontrant qu'il existait des espèces réfractaires ou tout au moins très résistantes vis-à-vis de l'arsenic (arséno-résistance).

Ce n'est pas le lieu ici d'entrer dans des détails qui sortiraient de notre sujet, mais qu'il nous soit permis de tirer des expériences sur les maladies à trypanosomes, ce qui peut nous servir d'enseignement en ce qui concerne les spirilloses et en particulier la syphilis.

La guérison, la stérilisation de l'organisme, nécessite toujours un grand coup et si (et nous verrons que cette remarque n'est pas absolument applicable aux spirilloses) on a recours aux petites doses successives, on ne guérit pas la maladie. Bien plus, on rend l'organisme hypersensible à l'arsenic qui se fixe sur les tissus au lieu d'atteindre les parasites eux-mêmes devenus parfois relativement réfractaires.

Il faut donc employer des doses suffisantes et, en second lieu, ne compter sur la guérison que dans les cas récents, non encore traités, dans lesquels la résistance des trypanosomes semble moindre.

L'étude expérimentale du traitement des maladies à trypanosomes permit à Ehrlich d'arriver à cette conclusion qu'il existe dans le corps des parasites certains groupements qui possèdent la propriété de fixer les agents médicamenteux chimiques, ce sont les *chimiocepteurs*.

En France, M. le professeur Gautier va plus loin et il pense que pour qu'un corps chimique soit actif, il est nécessaire qu'il possède avec certains éléments déterminés des tissus, une relation formelle de constitution, d'ordre géométrique, stéréochimique [1].

En ce qui concerne les arsenicaux, il existe des arsenicocepteurs, ayant pour ce corps et en particulier pour l'arsenic *trivalent* une affinité spéciale, qui leur permet de le fixer.

1. Paul L. Tissier. Anaphylaxie et thérapeutique. *Bulletin de la Société de Thérapeutique*, n° 9, séance du 24 mai 1911.

Il importe, dès la première administration de la substance, de la donner à dose suffisante pour saturer les arsénocepteurs de tous les trypanosomes, sous peine de laisser persister des parasites résistants qui ne peuvent désormais être influencés que par des doses plus élevées, en raison de leur affinité diminuée pour l'arsenic.

Sans entrer dans d'autres considérations qui nous entraîneraient trop loin, arrivons maintenant aux spirilloses.

Ces maladies présentent trop de caractères communs ou voisins avec celles à trypanosomes pour que la suite logique des faits n'amenât pas Ehrlich à chercher si les règles qui l'avaient conduit à perfectionner, dans une mesure qui permettait parfois le succès complet, la thérapeutique arsenicale des trypanosomiases, ne pouvaient pas aussi s'appliquer aux infections à spirilles.

Rappelons seulement les nombreuses analogies de la dourine du cheval et de la syphilis : la dourine se contracte par le coït, elle se traduit d'abord par une lésion locale, puis se généralise et provoque l'apparition d'un exanthème érythémato-papuleux, pour aboutir à un affaiblissement général de l'organisme. D'autre part, les lésions dégénératives du système nerveux chez le chien infecté par les trypanosomes ne sont-elles pas absolument semblables à celles du tabes (Spielmeyer, 1906)?

Tout cela est si vrai, que dès la découverte du parasite de la syphilis par Schaudinn, les médecins, connaissant l'action favorable de l'atoxyl dans la maladie du sommeil, l'appliquèrent dans la syphilis et non sans succès : Uhlenhuth[1], Gross, Bickel, Lassar, Salmon, Spielmeyer.

La transition était donc naturelle et devait être d'autant plus profitable à la science que le professeur Ehrlich apportait ici toute l'expérience acquise dans l'étude d'une infection voisine. Telle est la voie suivie par Behring qui, après avoir surmonté toutes les difficultés pour arriver à préparer le sérum antitétanique, obtint beau-

1. Les travaux d'Uhlenhuth sur l'action spirillicide de l'atoxyl sont particulièrement dignes d'intérêt ; c'est, de plus, lui, qui à la suite de nombreuses recherches expérimentales, a introduit en thérapeutique l'atoxylate de mercure.

coup plus simplement le sérum spécifique antidiphtérique. L'analogie des caractères biologiques des bacilles tétanique et diphtérique devait le conduire de l'étude de l'un à celle de l'autre. Avant d'aller plus loin dans l'exposé du traitement des spirilloses par la chimiothérapie, il nous faut, pour la clarté de l'exposition, dire maintenant comment la méthode chimique a conduit Ehrlich jusqu'au résultat cherché.

Les anciens avaient reconnu l'utilité, mais non la spécificité de l'arsenic dans le traitement de la syphilis : Hoffmann, Girdlestone, Adams, Buchner, etc.. Biett le recommandait contre les syphilides squameuses rebelles au traitement classique ; Rumer l'employait dans les cas graves.

C'était surtout, il faut bien le dire, dans le but de remonter l'état général, affaibli par la maladie d'abord et peut-être aussi par le traitement mercuriel, que l'on préconisait l'arsenic. C'est dans le même ordre d'idées que bien des auteurs ont conseillé les ferrugineux.

En 1856, au dire de Fournier, Ricord utilisait couramment la liqueur de Donovan-Ferrari :

Iodure d'arsenic	0 gr. 20
Biiodure de mercure	0 — 40
Iodure de potassium	4 grammes
Eau distillée	125 —

On a fait remarquer aussi que certaines stations thermales, où l'on envoyait les syphilitiques, possédaient des eaux arsenicales (Uriage).

Rosenthal a vu, dans les cas où le mercure est mal toléré, l'acide arsénieux en injection donner de bons résultats.

En 1896, le professeur Gautier[1] reprenait l'étude des cacodylates et des méthylarsinates connus depuis longtemps : cacodylates (1843) et méthylarsinate (1858, Bayer) et d'ailleurs bien antérieurement

1. Les études du professeur Gautier, confirmées par celles de G. Bertrand (*Bullet. de la Soc. chimique*, t. XXVII, 1902) ont en outre établi, contrairement à l'opinion jusque-là admise, que l'arsenic est un élément normal de l'organisme, plus particulièrement localisé dans les tissus kératiniques.

utilisés en médecine. Bunsen[1] avait établi que ces composés organiques, tout en possédant, exaltée, l'action curative de l'arsenic métallique, n'en avaient pas la grande toxicité. En 1864, Jochheim avait vivement recommandé l'acide cacodylique dans la malaria, les maladies de la peau et la tuberculose.

Dès 1902, F. Marchal[2] traitait avec succès la dourine du cheval avec le cacodylate de soude, puis avec le méthylarsinate[3].

F. Blumenthal et Schild[4] obtinrent de bons résultats de l'atoxyl dans le lichen ruber, l'alopécie, le psoriasis, etc.; Biringer, Sigel, Mendel, etc., confirmèrent ces conclusions.

En 1903, Laveran démontrait que l'acide arsénieux exerçait une action parasiticide évidente sur les trypanosomes, mais qu'il était cependant impuissant à amener la guérison définitive chez les sujets atteints de la maladie du sommeil (Voir aussi Broden, Greiget, Guay, Dutton, Todd et Christy).

La même année, Ehrlich et Shiga expérimentaient l'action *in vitro* de l'atoxyl sur les trypanosomes et la trouvaient nulle.

En 1905, Thomas publia un certain nombre de cas de trypanosomiase humaine, favorablement influencés par l'atoxyl; Kopke, au congrès de Lisbonne (1906), recommanda aussi l'atoxyl.

Dès 1906, s'appuyant sur ces résultats et sur la parenté des trypanosomes et des spirilloses, Uhlenhuth avait démontré son action préventive et curative dans la spirillose des poules ; un certain nombre de médecins expérimentèrent l'atoxyl dans la syphilis expérimentale et humaine : Lassar, Hoffmann et Roscher, Salmon[5], Hallopeau[6], Spielmeyer, Uhlenhuth, Gross et Bickel, Neisser, etc.

Les résultats furent excellents à titre préventif et curatif dans la syphilis expérimentale; dans la syphilis humaine l'action fut aussi

1. Bunsen. *Ann. de chim.*, Bd. 46, 10, 11, 1843.
2. Marchal. *Recueil de médec. vétérin.*, 15 avril 1903 et avril 1904.
3. Gautier. *Acad. de médecine*, 6 juin 1899 et 11-25 février 1900.
4. Schild. *Soc. méd. de Berlin*, 5 mars 1902.
5. Salmon. *Société de Biologie*, 16 mars et 13 avril 1907.
6. Hallopeau. *Acad. de méd.*, 4 juin 1907.

satisfaisante à l'égard des manifestations muqueuses, cutanées, osseuses, etc. de la syphilis.

Il y avait bien quelques voix discordantes, surtout pour les manifestations parasyphilitiques (Spielmeyer, Marie), mais l'atoxyl serait peut-être resté dans l'arsenal thérapeutique dirigé contre la syphilis, s'il n'avait pas eu, en dehors d'accidents toxiques connus (néphrite, troubles gastro-intestinaux, etc.), une action singulièrement élective sur les nerfs optique et vestibulaire.

Koch[1] fait mention de 22 cas de cécité, chez des malades de l'Est-Africain allemand, traités pour la maladie du sommeil. Pehr[2], Nonne[3], W. Bornemann, Blumenthal, Brenning, Kreibich, Broden et Rehdhain, Langgard, etc., apportèrent des observations semblables. Lassar[4], lui-même, tout en reconnaissant les bons effets de l'atoxyl, engage les médecins à s'en abstenir dans la pratique courante.

Cependant, sans parler de cette grosse menace oculaire, l'atoxyl avait souvent échoué dans la syphilis maligne (A. Zieler, Perls) et avait légitimé le jugement de Burchkes, déclarant que l'atoxyl avait fait « fiasco » dans le traitement de la syphilis.

L'atoxylate de mercure, étudié expérimentalement par Uhlenhuth et cliniquement appliqué par Lesser, Zieler et Hoffmann fut bientôt abandonné en raison de son activité insuffisante.

La conclusion de ces travaux fut que, bien qu'ayant donné d'excellents résultats dans la syphilis expérimentale, l'atoxyl et son sel mercuriel, outre qu'ils menacent gravement la vue et l'ouïe, se sont montrés *manifestement inférieurs* (Zieler) au mercure, dans le traitement de la syphilis humaine.

A la suite des travaux de Gautier, le professeur A. Robin, puis Danlos[5], Brocq[6], Hallopeau[7], Eudlitz et Gastou[8], Murphy (de

1. Koch. *Deutsche med. Wochenschr.*, n° 46, 1907.
2. Pehr. *Deutsche med. Wochenschr.*, 1907.
3. Nonne. *Neurolog. Centralbl.*, n° 10, 1908.
4. Lassar. *Soc. méd. de Berlin.*, 15 mai 1907.
5. Danlos. *Soc. méd. des Hôp.*, 16 juin 1899 et 23 février 1900.
6. Brocq. *Soc. de Dermat.*, 4 juin 1901.
7. Hallopeau. *Acad. de méd.*, 4 juin 1907.
8. Eudlitz et Gastou. *Ann. de Dermat. et de Syph.*, p. 698, 1901.

Chicago), Maramaldi (de Naples), obtinrent avec les cacodylates ou les méthylarsinates des guérisons d'accidents syphilitiques. Plateau[1], Meskerki[2], Verroti[3] ont aussi publié depuis des observations favorables.

L'arsacétine fut un progrès sur l'atoxyl et plus encore l'arsénophénylglycine; mais tout danger du côté du nerf optique était loin d'être écarté, aussi bien ces préparations n'eurent-elles qu'un succès passager.

Il fallait trouver mieux : c'est le but que se proposaient de nombreux chercheurs : Ehrlich en Allemagne, Mouneyrat en France; voyons donc comment se présente le problème à l'heure actuelle.

Dès 1903, Ehrlich étudia l'action de l'atoxyl sur les trypanosomes, mais n'ayant pas constaté d'action évidente *in vitro*, il arrêta ses recherches pour ne les reprendre qu'en 1905, dès la publication des résultats obtenus par Thomas et Breynl.

Il s'agissait dès lors d'appliquer à la cure arsenicale des trypanosomiases, les principes directeurs de sa méthode thérapeutique, c'est-à-dire d'établir les formules de tous les corps voisins ou dérivés de l'atoxyl, et, en tenant compte des résultats obtenus, de réaliser les formules répondant le mieux aux conditions complexes du problème et de les étudier successivement au triple point de vue biologique, pharmacologique et thérapeutique.

Malheureusement, la formule de constitution telle qu'elle était admise ne permettait guère la préparation de dérivés; ce fut le mérite d'Ehrlich et de son collaborateur Bertheim d'établir nettement que l'atoxyl était, non pas une anilide presque indifférente, mais bien le sel sodique de l'acide paraamino-phénilarsinique ou acide arsanilique, combinaison stable et éminemment douée de la faculté de réagir.

Dès lors, il était facile de préparer toute une riche série de com-

1. Plateau. *Soc. méd. de l'Elysée*, 6 mai 1907.
2. Meskerki. *Congrès des médecins russes*, 1907.
3. Verrotti. *Journ. internat. des sc. méd.*, 1905.

binaisons nouvelles, toutes dérivées de l'acide phénylarsinique. C'était sortir du domaine de l'empirisme pour entrer franchement dans celui de la synthèse chimique, volontairement dirigée dans un sens déterminé.

C'est le résultat de ces recherches systématiquement poursuivies avec une inlassable ténacité, qui progressivement rapprochaient du but, que représente la dioxydiaamidoarsénobenzol.

Ce que nous venons de dire nous montre donc en résumé deux choses : que le point de départ fut la découverte de la véritable formule de constitution de l'atoxyl et ensuite que c'est en appliquant systématiquement sa méthode directrice qu'Ehrlich arriva à l'édification de la substance possédant le pouvoir thérapeutique maximum et en même temps le minimum de toxicité pour l'organisme.

Constater, dès lors, la parenté éloignée de l'arsénobenzol avec l'atoxyl, ajouter que ce sont les effets de l'atoxyl sur les trypanosomes, qui ont conduit à préparer une substance plus active, ce n'est donc pas diminuer l'importance de la découverte d'Ehrlich.

Le dioxydiamidoarsénobenzol peut évidemment se préparer en partant de l'atoxyl, mais la voie est longue et difficile.

Nous préférons reproduire ici le tableau d'Ehrlich, plutôt que d'entrer dans de longues explications, qui nous entraîneraient trop loin de notre sujet.

La première étape est l'acide paraoxyphénylarsinique.

(1) $As{\lt}^{O}_{OH}{}_{OH}$ — C_6H_4 — NH^2 Acide paraamidophénylarsinique (atoxyl).

(2) $As{\lt}^{O}_{OH}{}_{OH}$ — C_6H_4 — $N = N - OH$ Acide paradiazophénylarsinique.

(3) As(O)(OH)(O) — C⁶H⁴ — OH Acide paraoxyphénylarsinique.

(4) As(O)(OH)(OH) — C⁶H³(NO²) — OH Acide métanitro-para-oxyphénylarsinique.

(5) As(O)(OH)(OH) — C⁶H³(NH²) — OH Acide métaamido-para-oxyphénylarsinique.

(6) As = O — C⁶H³(NH²) — OH Oxyde méta-amido-para-oxyphénylarsinic.

(7) As = As, NH² — OH, OH — NH² Dioxydiamidoarsénobenzol.

Ce tableau nous montre qu'il y a loin de l'atoxyl au diamidoarsénobenzol et cependant c'est sur la parenté de ces corps que l'on s'est basé pour faire redouter certains accidents et en particulier l'amaurose que l'on a observée à la suite de l'emploi de l'atoxyl et de ses dérivés l'arsacétine et l'orsudan.

Il va, en second lieu, nous permettre d'exposer un certain nombre de faits qui pourront donner une idée de la façon dont Ehrlich comprend la recherche des moyens de guérir.

D'après ses expériences, la fonction parasiticide appartient indiscutablement au reste arsenic trivalent. C'est donc, dans les exemples donnés, l'élimination, pour le traitement général, des corps renfermant un reste arsenic pentavalent, 1, 2, 3, 4 et 5. Car si, en réalité, l'acide paraoxyamidophénylarsinique est peu toxique, il nécessite des doses élevées, qui sont susceptibles d'amener une intoxication chronique : tremblement, mouvements choréiques rotatoires (souris). Or, Ehrlich a remarqué qu'en pareil cas il y a tout à craindre, chez l'homme, du côté de l'œil et de l'oreille. Envisageons maintenant le noyau benzol : si l'on introduit les substituants en haut sur le reste arsenic la toxicité augmente, si c'est en bas sur le reste benzol, elle diminue (Ehrlich).

Il y a avantage à introduire dans les dérivés actifs du benzol renfermant deux substituants différents, dont l'un est salifiant (groupe OH, AzH^2), un troisième substituant en position ortho sur le groupe salifiant ; or, c'est l'introduction du reste amidogène en position ortho par rapport au groupe hydroxyl, qui a permis d'obtenir le maximum d'action thérapeutique. Ainsi, se trouvait réalisé dans le dioxydiamidoarsénobenzol, le vieux précepte d'Ehrlich, par l'introduction simultanée de substituants, a) abaissant la toxicité générale, b) excitant les propriétés spirillicides ; c) rendant plus stable la combinaison.

Le dioxydiamidoarsénobenzol se prépare par le procédé suivant dont nous ne pouvons que résumer les grandes lignes.

En partant du paraoxyphénylarsinate de soude,

$$HO - C^6H^4 - As\begin{matrix} \diagup OH \\ \| \\ O \end{matrix}\diagdown ONa$$

As(=O)(ONa)(OH) — noyau benzénique — OH

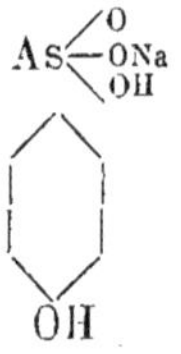

on obtient, par nitration, l'acide nitrophénolarsinique,

$$\begin{matrix} NO^2 \\ HO \end{matrix}\!\!>C^6H^3 - As\begin{matrix} \diagup OH \\ \diagdown OH \end{matrix} \quad (As = O)$$

As(=O)(OH)(OH) — noyau benzénique — NO² — OH

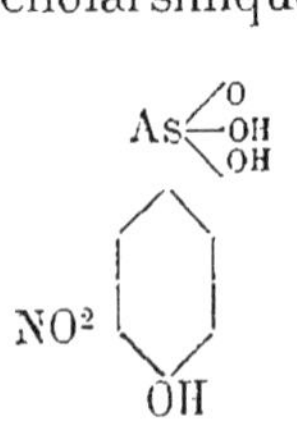

qui, soumis à l'action de réducteurs faibles (amalgame de sodium), conduit à l'acide aminophénylarsinique :

$$\begin{matrix} HO \\ NH^2 \end{matrix}\!\!>C^6H^3 - As\!\!<\!\!\begin{matrix} OH \\ OH \end{matrix},\ As{=}O \qquad As\!\!<\!\!\begin{matrix} O \\ OH \\ OH \end{matrix}\ \text{(noyau benzénique, } NH^2,\ OH)$$

sous l'influence de réducteurs plus énergiques, on aboutit au précipité jaune clair qui est le dioxydiamidoarsénobenzol.

$$\begin{matrix} HO \\ NH^2 \end{matrix}\!\!>C^6H^3 - As = As - C^6\,H^3\!\!<\!\!\begin{matrix} OH \\ NH^2 \end{matrix}$$

$$As = As\ \text{(deux noyaux benzéniques, chacun avec } NH^2 \text{ et } OH)$$

Le bichlorhydate de dioxydiamidoarsénobenzol, produit biarsénié du groupe des arsénoïques, comparables aux azoïques, se présente sous l'aspect d'une poudre fine, jaune clair, soluble dans l'eau qui donne alors une réaction fortement acide, dans l'alcool méthylique, dans la glycérine, moins facilement dans l'alcool éthylique. Il est insoluble dans l'éther et s'altère très rapidement à l'air ; aussi est-il livré au commerce dans des ampoules contenant un gaz indifférent, pour éviter les phénomènes d'oxydation.

Il peut facilement se produire par suite de l'altération du salvarsan au contact de l'air des combinaisons extrêmement toxiques. Il faudra donc absolument utiliser les préparations faites au moment même de s'en servir et rejeter impitoyablement les ampoules fissurées ou déjà ouvertes.

La teneur de ce sel en arsenic est d'environ 34 0/0, un peu plus forte que celle de l'atoxyl 31 0/0, un peu plus faible que celle du cacodylate 46 0/0, du méthylarsinate et de l'arséniate de soude 40 0/0.

Réactions caractéristiques. — On a proposé un certain nombre de réactions, nous nous bornons à donner celles indiquées par Meister Lucius et Brüning.

a) Dissoudre 0,10 de salvarsan dans 1 cm³ d'alcool méthylique, ajouter 1 cm³ d'eau et 5 cm³ de solution normale de nitrate d'argent à 1/10; on obtient un liquide clair, rouge foncé, dans lequel l'addition de 5 cm³ d'acide nitrique à 25 0/0 provoque un précipité jaune brunâtre. On chauffe dans un bain de vapeur jusqu'à ce que le précipité soit devenu franchement blanc et le liquide jaune. Après le dépôt du précipité caséiforme, soluble dans l'ammoniaque, on décante le liquide clair, auquel on ajoute quelques gouttes d'acide chlorhydrique dilué et on filtre.

Le liquide filtré, additionné d'ammoniaque en excès est alors mélangé avec une égale quantité de mixture de magnésie [1]; il se forme une précipitation de cristaux blancs. Ce dépôt recueilli sur un filtre et lavé à l'eau ammoniacale donne, après avoir été dissous dans l'acide chlorhydrique, une coloration brune, par addition d'une solution de chlorure de zinc.

b) Dissoudre 0,10 de salvarsan dans 5 cm³ d'eau, ajouter 1 cm³ de solution normale d'acide chlorhydrique et 3 gouttes de solution à 1/10 de nitrite de soude; la solution prend une coloration jaune, qui vire au rouge intense par l'addition de 3 cm³ de lessive de soude.

Caractères chimiques. — Le salvarsan doit se dissoudre complètement dans l'eau à la dose de 0,10 pour 1 cm³. La solution claire doit donner une réaction neutre avec le papier du Congo. Si l'on chauffe rapidement dans un bain de vapeur 5 cm³ d'une solution aqueuse de salvarsan à 1/10 avec 4 cm³ de solution d'acétate de soude, on obtient un précipité. Après filtration, le liquide acidifié avec l'acide chlorhydrique, ne doit subir aucune modification sous l'action de l'hydrogène sulfureux.

Le même liquide de filtration mélangé avec 3 cm³ d'ammoniaque

1.

Chlorhydrate de magnésie cristallisé	10
Chlorhydrate d'ammoniaque	14
Solution d'ammoniaque à 10 p. 100.	70
Eau distillée	150

et quantité égale de mélange de magnésie, ne doit présenter même au bout d'un long espace de temps, ni trouble, ni précipité,

II

LES DIFFÉRENTES PRÉPARATIONS D'ARSENOBENZOL

Le 606 primitif, dit idéal, a été remplacé d'abord par l'hyperidéal et maintenant par le salvarsan, qui est identique à l'hyperidéal.

Aussi, est-ce avec surprise que nous avons vu Fr. Lesser[1] de Berlin affirmer récemment que les trois produits ne seraient pas équivalents, au moins en ce qui concerne leur action sur l'appareil circulatoire.

Le salvarsan serait vingt fois moins toxique que l'hyperidéal et l'idéal 606 aurait une toxité intermédiaire.

L'action spirillicide du salvarsan serait par contre nettement plus faible et la transformation négative de la réaction de Wassermann beaucoup plus difficile à obtenir, même en répétant, par la voie intra-veineuse, les injections chaque semaine à fortes doses (0,60).

Ehrlich[2], en présence de ces assertions, a voulu reprendre complètement les recherches expérimentales et chimiques sur la toxicité du salvarsan, comparé à ses devanciers. La conclusion formelle de ces recherches est que l'opinion émise par Lesser doit être tenue pour complètement erronée.

La dose tolérée par kilog de souris est de 0,25 avec l'hyperidéal, de 0,222 avec le salvarsan.

III

ACTION SUR LES SPIRILLOSES

C'est à Hata, qui a travaillé plus spécialement la question dans le laboratoire et sous le contrôle du professeur Ehrlich, que nous empruntons les conclusions essentielles qui se dégagent

1. Lesser. Hyperideal und Salvarsan. *Berlin. klin. Woch.*, n° 23, 1911.

2. P. Ehrlich. Richtigstellung zu der Arbeit Fritz Lesser's. *Berlin. klin. Wochenschr.*, 12 juin 1911.

de ses nombreuses expériences sur le spirille de la fièvre récurrente, sur celui de la spirillose des poules et sur le tréponème.

Il importe de préciser tout d'abord le mode d'expérimentation : on commence par l'étude de l'action de la substance étudiée sur le parasite, *in vitro* ; l'immobilité des spirilles est en général le signe de leur mort. Il ne faut pas cependant se borner à cette constatation, car il y a des corps qui tuent dans le récipient et n'agissent pas une fois introduits dans l'organisme et, d'autre part, il en est qui ne modifient pas la mobilité des spirilles, et, cependant, si l'on injecte le mélange à l'animal, celui-ci reste indemne. Cette injection doit donc toujours être faite.

Chez l'animal, on examinera le sang, au point de vue de la présence des spirilles, dès le lendemain de l'inoculation et si le résultat est positif, on injecte le médicament expérimenté. L'examen du sang a lieu ensuite chaque jour.

Il importe d'expérimenter constamment sur des infections de gravité comparable et autant que possible correspondant aux formes habituelles de l'infection chez l'homme.

L'introduction du médicament expérimenté dont on avait au préalable déterminé avec soin la dose tolérée, se fit le plus souvent sous la peau, quelquefois par l'estomac ; on utilisa des doses différentes et on renouvela au besoin le traitement une ou plusieurs fois.

I. Fièvre récurrente. — Les premières recherches portèrent sur la *fièvre récurrente* dont les spirilles sont particulièrement résistants aux agents chroniques et qui présente, en outre, cet avantage d'être facilement inoculable aux animaux de laboratoire.

a) *Matières colorantes*. — En suivant les règles générales que nous venons de résumer, Hata étudia environ 200 substances colorantes.

L'atoxyl, qui a donné des résultats chez l'homme à Glaubermann et Yversen, échoua chez la souris en injection sous-cutanée. Ce n'est qu'en le donnant avec les aliments une semaine avant l'injection et en le continuant pendant les sept jours suivants qu'Hata réussit à stériliser deux souris.

Les effets de l'arsacétine chez l'homme sont déjà supérieurs (Iversen) : chez la souris, il fallut deux injections consécutives à forte dose pour obtenir un résultat qui ne dura pas ; l'arsénophénylglycine ne donna pas de meilleurs effets ; l'arsénophénol, à la condition d'administrer successivement deux fortes doses, amène au contraire une guérison durable.

Le tétrachlorarsénophénol et le tétrabromarsénophénol agissent aussi, mais moins énergiquement que l'arsénophénol. Par contre, l'acide dichlorphénolarsinique, pour lequel l'écart entre les doses tolérée et curative est plus considérable, agit beaucoup mieux ; malheureusement, il détermine au bout de deux semaines des accidents nerveux graves (tremblement, chorée).

Avec le dioxydiamidoarsénobenzol (592), le 606 en étant le sel chlorhydrique, il faut de hautes doses pour immobiliser *in vitro* les spirilles de la fièvre récurrente et encore cette immobilisation est due à l'alcali. Cependant, le mélange injecté à l'animal est sans action infectante.

Il suffit d'une seule dose de 1/700 de 592, un jour après l'infection, pour obtenir sûrement la guérison chez la souris. Si la dose est plus faible, il est nécessaire de pratiquer une seconde injection. En outre de la guérison, il se produit même une immunité relative passagère.

Les doses relativement faibles empêchent la mort certaine dans la plupart des cas et même si les doses sont encore plus petites, la mortalité s'abaisse considérablement.

Ce sont là des données importantes pour nous et qui légitiment parfaitement l'incursion, que nous faisons, en résumant le travail de Hata, dans le domaine des spirilloses non syphilitiques.

Ainsi donc chez la souris et chez le rat, le dioxydiamidoarsénobenzol représente un agent de préservation et de guérison, d'une efficacité certaine et cela sans aucune action nocive sur le système nerveux : absence de tremblements, de chorée, d'amaurose.

Malgré les bons résultats obtenus, le devoir était de rechercher s'il n'était pas possible d'édifier des combinaisons encore plus actives sur le parasite et plus inoffensives pour l'organisme.

L'iodoarsénoamidobenzol est efficace, mais la dose curative est trop voisine de la dose toxique; l'arsénooxyphénylurée plus toxique, est d'une résorption trop lente et d'une action plus lointaine et moins durable; l'acétaminoarsénophénol plus facilement soluble et moins toxique est moins actif; la combinaison de dioxydiamidoarsénobenzol avec la phloroglucinaldéhyde possède peut-être une action préventive plus durable, mais son action curative est plus faible; elle est en outre très irritante pour les tissus.

L'amidophénolarsénoxyde et l'acide amidophénolarsinique ont fait preuve d'une toxicité élevée.

L'atoxylate de mercure agit très peu et n'est pas capable d'amener une guérison durable.

Hata n'a rien obtenu avec diverses autres combinaisons de mercure, de bismuth, d'antimoine, pas plus qu'avec la quinine, l'acide salicylique, etc.

Il résulte donc nettement de cette longue série d'expériences, que le dioxydiamidoarsénobenzol est de beaucoup le moins toxique et le plus fidèle des arsenicaux pour la guérison de la fièvre récurrente expérimentale.

II. Spirillose des poules. — Les expériences de Levaditi et M. Intoch, de Uhlenhuth, Gross, Bickel avaient déjà établi l'action efficace des arsenicaux; Hata a étudié l'atoxyl, l'arsacétine, l'arsénophénylglycine, l'atoxylate de mercure, le dioxydiamidoarsénobenzol, l'oxydiamidophénolarsenic et sa conclusion est que « s'il existe dans la dose curative des diverses substances à l'égard « de la fièvre récurrente et la spirillose des poules, une grande « différence, il est cependant certain qu'il y a une concordance « absolue dans l'action de ces substances dans les deux maladies, « de telle sorte qu'un corps agissant très faiblement dans les « expériences sur la fièvre récurrente, n'est doué que d'une activité « modérée contre la spirillose des poules et qu'au contraire une « substance agissant énergiquement contre la première montre « aussi un pouvoir élevé contre la seconde maladie ».

III. Recherches sur la syphilis du lapin. — Lorsque la notion de l'action tréponémicide de l'atoxyl fut connue, un certain nombre de pharmacologistes et de syphiligraphes l'expérimentèrent dans la syphilis du singe et du lapin et ils obtinrent des résultats encourageants, Metchnikoff, Salmon, Uhlenhuth, Hoffmann et Weindanz, Levaditi et Yamamouchi, etc. A. Neisser expérimenta l'arsacétine ; Uhlenhuth et Manteufel eurent des succès (kératite du lapin) avec l'atoxilate de mercure, etc.

Toutes les expériences de Hata ont été faites sur le lapin, sur des animaux atteints de kératite ou de syphilis scrotale, dont la lésion présente tant d'analogies avec le chancre chez l'homme.

La kératite expérimentale s'obtient en introduisant un fragment de cornée syphilitique dans la chambre antérieure de l'œil du lapin en expérience.

La même méthode permet d'obtenir un chancre scrotal, à l'aide d'un fragment de cornée introduit profondément dans la peau, à travers une incision pratiquée dans le mince revêtement cutané de la moitié inférieure du scrotum.

La plaie guérit très rapidement et la lésion spécifique apparaît, en moyenne, du dixième au quatorzième jour.

Le *dioxydiamidoarsénobenzol fut toujours employé par la voie intraveineuse*.

Avec 0,006 par kilogramme, on obtint dans tous les cas une guérison durable de la kératite (sans trouble ni vascularisation) en deux à trois semaines.

L'avantage de l'expérimentation avec la syphilis scrotale est qu'on peut y rechercher à volonté la présence des spirochètes. Ce n'est que dans les cas de chancre bien développé, avec nombreux spirochètes constatables, que Hata a appliqué le traitement et l'examen au point de vue de la présence des parasites fut poursuivi jusqu'à leur disparition complète.

La dose tolérée maxima par injection intra-veineuse est de 0,10 par kilogramme ; il suffit d'une seule dose variant de 0,015 à 0,01 par kilogramme pour amener la stérilisation complète de l'organisme.

Même avec des doses plus faibles, 0,005, la maladie guérit sans récidives, alors que les spirochètes ne sont pas immédiatement tués.

Sans nous attarder à donner les résultats des expériences faites par Hata soit avec d'autres combinaisons arsenicales, soit avec diverses substances, indiquons ici ses conclusions :

« Il résulte des expériences *in vitro* et sur l'animal, que les spirochètes possèdent manifestement toute une série de chémocepteurs divers. Mais en chimiothérapie, ne peuvent entrer en considération que ceux dont l'avidité à l'égard des groupements atomiques des corps utilisés est notablement plus forte que celle des cepteurs de l'organisme hôte. Envisagés à ce point de vue, il faut surtout considérer, au moins dans la limite que permettent jusqu'ici les recherches, comme importants chez les spirochètes : 1° l'arsénocepteur, 2° l'oxyamidocepteur, auxquels on pourrait encore ajouter l'halogénocepteur. »

« Il faut bien entendu réserver la possibilité de découvrir, par de nouvelles recherches, d'autres chémocepteurs importants pour certaines espèces de spirochètes. »

« Il me semble qu'il résulte de nos recherches que nous possédons dans le dioxydiamidoarsénobenzol, un agent avec lequel on réussit à atteindre les deux cepteurs que possèdent les spirochètes, de telle façon que les parasites sont facilement détruits dans l'organisme animal, sans danger pour celui-ci, c'est-à-dire à guérir les animaux infectés par les spirochètes. »

Ici devrait avoir sa place un long chapitre sur l'action biologique du dioxydiamidoarsénobenzol sur les différents organes, et surtout sur les cellules individualisées. De nouvelles recherches nous édifieront bientôt, mais nous sommes sur un terrain neuf et nous nous bornerons à quelques notions que nous avons pu recueillir avec beaucoup de peine.

IV

QUE DEVIENT LE SALVARSAN INJECTÉ DANS L'ORGANISME

Répartition, accumulation, élimination. — Quelle que soit la voie d'introduction, l'arsenic tend à s'éliminer rapidement surtout par l'urine et les matières fécales; c'est notamment le cas pour les injections intra-veineuses. Hata avait noté le fait et c'est sur cette donnée que l'on s'est basé pour renouveler à bref délai et en série les injections.

Des recherches ultérieures ont un peu modifié les conclusions des premiers observateurs.

L'élimination *par l'urine*, de beaucoup la plus importante, commence presque immédiatement, cinq, dix, quinze minutes (Abelin), après l'injection, dès la première demi-heure, la première heure (Hoffmann [1], Karl Greven [2]) ; au bout de quatre à cinq jours, elle serait terminée (Fischer et Hoppe [3]); pour Abelin (injection intra-veineuse), elle serait déjà complétée au bout de cinq à six heures. L'élimination varie, avec des doses identiques, suivant les sujets.

Ce qui paraît vrai, c'est que l'élimination à doses massives cesse à ce moment (Tendron [4]), mais on a pu encore caractériser l'arsenic dans l'urine le neuvième jour (Lockemann [5]), le douzième et le treizième jour (Treupel [6]), après deux semaines (Fränkel et Greven [7]), après deux mois (Rith), après treize semaines (W. Fischer [8], Bornstein [9]).

Les deux tiers de l'arsenic sont éliminés au bout de deux ou trois jours avec l'injection intra-veineuse (Fischer et Hope), de dix jours avec les injections sous-cutanées ou intra-musculaires.

1. E. Hoffmann. *Medizin Klinik*, n° 33, 1910.
2. Karl Greven. *Aus. d. pharmakol. Institut d. Universit.*, Bonn, 1910.
3. Ph. Fischer et J. Hoppe. *Münch. med. Woch.*, n° 29, 1910.
4. Tendron. *Société méd. des hôpitaux de Paris*, 18 novembre 1910.
5. Lockemann. Cité par Wechselmann. *Deutsche med. Woch.*, n° 34, 1910.
6. G. Treupel. *Deutsche med. Woch.*, n° 34, 1910.
7. C. Fraenkel et C. Grouven. *Münch. med. Woch.*, n° 34. 1910.
8. W. Fischer. *Medizin. Klinik*, n° 45, 1910.
9. Bornstein. *Deutsch. med. Woch.*, n° 3, 1911.

Greven estime que l'élimination est plus rapide après l'injection sous-cutanée (quatorze jours), qu'après l'injection intra-musculaire (dix-sept à dix-huit jours) et il a noté que l'administration simultanée du mercure allonge, tandis que celle de l'iodure de potassium raccourcit la durée de l'élimination.

Abelin[1] a établi qu'une partie de l'arsenic, éliminé par l'urine, après injection intra-veineuse, était à l'état de salvarsan.

L'élimination par les voies digestives suit le même rythme que l'élimination rénale : elle est aussi très rapide et on a caractérisé la présence de l'arsenic dans les vomissements qui surviennent parfois quelques heures ou même moins d'une heure après l'injection intra-veineuse.

Après avoir présenté son maximum pendant les premiers jours, l'élimination par les matières fécales reste minime, mais persiste souvent pendant très longtemps.

A quoi attribuer cette persistance de l'élimination ? En ce qui concerne les injections faites dans le tissu cellulo-adipeux sous-cutané ou dans les masses musculaires, on a invoqué l'enkystement d'une partie de médicament dans les tissus nécrosés. Le fait est exact : on l'a retrouvé en quantité très notable à maintes reprises, quatorze jours, trente-six jours, deux mois et plus après l'injection. Chez un malade dont il fallut inciser le foyer, à cause de violentes douleurs, cinq semaines après l'injection, Fischer et Hope retrouvèrent dans le foyer de nécrose musculaire 80 p. 100 de l'arsenic injecté.

C'est même cette donnée de la persistance de l'arsénobenzol *in situ* qui a fait considérer les injections intra-musculaires, comme des injections de dépôt, d'où le médicament était résorbé lentement. Sans parler de la possibilité de la production dans ces foyers de combinaisons nouvelles d'une toxicité plus élevée, il semble que l'examen histologique ne parle guère en faveur de la résorption progressive : absence d'organisation autour du foyer nécrosé (voir plus loin).

1. J. Abelin. *Münch. med. Woch.*, n° 33, 15 août 1911.

Il n'est que juste d'ajouter qu'avec les injections intra-musculaires correctement faites, on évite facilement les foyers étendus de nécrose et la rétention massive.

La persistance de l'élimination de l'arsenic, pendant une longue période après l'injection intra-veineuse ne saurait s'expliquer ainsi ; il faut alors admettre que le médicament se fixe dans certains organes.

Ce n'est pas dans le sang où ses proportions suivent la même marche que dans l'urine.

Les recherches minutieuses entreprises pas divers auteurs (Fischer et Hope, K. Ullmann[1], etc.) ont établi que le foie est l'organe qui retient la plus forte proportion d'arsenic. Viennent ensuite, le rein, la moelle osseuse, les muscles, la rate.

Il y a là une indication précieuse à retenir en ce qui concerne la nécessité de se préoccuper de l'état du foie, nous y reviendrons.

Le système nerveux central, au contraire, ne fixe qu'une très petite quantité d'arsenic, fait en accord avec l'observation clinique qui a montré l'absence d'action neurotropique du salvarsan et qui a permis de comprendre la fréquence relative des neuro-récidives.

Ajoutons que pour ce qui concerne la répartition du médicament dans l'organisme et son élimination, il faut tenir compte de la dose, du nombre des injections, de leur lieu d'application, de leur répétition et aussi de l'état organique et fonctionnel des organes.

Le sexe même intervient : présence d'arsenic en quantité notable dans le placenta.

V

ACTION SUR LE TRÉPONÈME ET LES LÉSIONS SPÉCIFIQUES

I

Sous l'influence des injections d'arsénobenzol, les tréponèmes avant de subir une altération de forme ou même de mobilité, per-

1. K. Ullmann. *Wiener. med. Woch.*, 19 mai 1911.

dent très rapidement leur pouvoir pathogène. Au bout de quelques heures, alors qu'on peut encore facilement en constater la présence, ils sont immobilisés sur place. Mais même morts, leurs cadavres se résorbent très lentement, « ce qui explique l'absence de production d'anticorps spécifiques au cours de l'évolution de la vérole et aussi après la guérison ».

Les spirochètes disparaissent rapidement et dans certaines observations (Sieskind[1]), il fut impossible d'en retrouver au bout de vingt-quatre heures. En général, ils ont disparu au plus tard au bout d'une semaine.

Pokrowsky[2] croit que l'action de l'émulsion est plus lente que celle des solutions; Wassermann n'a observé aucune différence. La plupart des auteurs admettent que l'injection intra-veineuse donne les résultats les plus prompts.

Cette disparition constatée dans les lésions de surface (chancre, plaques muqueuses) l'a été aussi dans tout l'organisme (foie, reins, poumons, etc.) (Herscheimer et Reinke[3]).

Avant de disparaître, les parasites subissent des modifications dans leur mobilité et dans leur forme qui ont été étudiées par Ascoli, Truffi, Pasini, Sieskind, Levaditi et Twort, Pokrowsky, etc.).

Ils perdent peu à peu leurs mouvements de vis et d'oscillation : il persiste quelque temps un léger mouvement pendulaire qui finit par s'arrêter.

Leur ténuité, leur faible réfringence disparaissent : la forme spiralée persiste, mais ils semblent comme gonflés.

Ils tendent à se réunir en amas.

Les spirochètes se détruisent en dehors des éléments cellulaires : « ils deviennent irréguliers, granuleux, moniliformes, se mettent en boule et finalement se transforment en granules, qui deviennent la proie des phagocytes, en particulier des macrophages ».

L'action sur le tréponème a été notée avec des doses extrême-

1. Sieskind. *Dermatol. Zeitschrift*, Bd. XVII, p. 478, n° 7, 1910.
2. Pokrowsky. *Medizinskoje obosrenije*, n° 4, 1911.
3. Herscheimer et Reinke. *Deutsche med. Woch.*, n° 39, 1910.

ment faibles, 0,025-0,05 (Ascoli). Il est vrai que la disparition des parasites n'était que momentanée, cinq à dix jours. L'intensité de l'action et sa durée semblent en général en relation avec la dose utilisée.

Il est à noter qu'une cure mercurielle antérieure semble favoriser l'action du médicament, tandis que c'est dans les cas où l'organisme a déjà été traité par une autre préparation arsenicale que la résistance des spirochètes est la plus forte (arsénorésistance).

Nous reviendrons sur ces faits qui sont la preuve indiscutable de l'action spécifique de l'arsénobenzol sur le parasite de la syphilis, car jamais avec le mercure on n'a pu faire des constatations comparables.

Les tissus montrent des modifications histologiques appréciables. Au fur et à mesure que la lésion évolue vers la guérison, on constate que les foyers embryonnaires péri-vasculaires deviennent plus rares et que le tissu conjonctif interstitiel s'épaissit. De nombreux éléments à noyau volumineux et clairs, véritables fibroblastes, font leur apparition et remplacent les lymphocytes et les plasmazellen. On constate également une néoformation vasculaire prononcée et de grosses cellules à pigment, ces dernières plus fréquentes au niveau des anciens syphilomes péri-vasculaires. Ce processus de réparation se termine par la formation d'un tissu conjonctif cicatriciel, recouvert d'une couche épidermique à aspect normal (Levaditi et Twort[1]).

II

ACTION SUR LA RÉACTION DE WASSERMANN

Il est aujourd'hui bien établi que la réaction de Wassermann, pratiquée dans les conditions voulues, est un excellent critérium de l'existence d'une infection syphilitique.

On devait donc se poser la question de ce qu'allait devenir cette réaction après le traitement par le salvarsan. Nous savons (Alt)

1. C. Levaditi et C.-C. Twort. *Société de Biologie*, 24 décembre 1910.

que la réaction est modifiable par le traitement mercuriel, mais seulement dans un nombre limité de cas et en général d'une façon très irrégulière. L'iodure n'exerce à ce point de vue qu'une action très faible. Avec l'arsénophénylglycine, Alt a vu la réaction devenir et rester négative dans 15 p. 100 des cas. La disparition fréquente et souvent définitive de la réaction de Wassermann après le salvarsan est une seconde preuve décisive de sa spécificité.

Nous avons précédemment montré la proportion des cas de syphilis dans lesquels la réaction de Wassermann est positive.

Envisageons d'abord les cas où l'on constate avant le traitement un W. +.

Les statistiques des auteurs sont extrêmement variables : de 2 p. 100 (Bayet) à 100 p. 100. Citons quelques chiffres :

Bering, 39 p. 100 ; Neisser[1], 44 p. 100 ; Kromayer, Géronne, 57/124 ; Herxheimer, 3/4 ; Linser, 60 à 70 p. 100 ; E. Freund[2], 35/43 ; Gennerich, 78/81 ; Schreiber[3], 80 à 90 p. 100 ; Lange[4], 153/268 ; Isaac[5], 100/100 : Jeanselme, 24/36.

Voici une statistique plus intéressante (Schroeber[6]) portant sur 1300 cas.

Période primaire.	70,5	p. 100
Chancre avec accidents secondaires. . .	100	—
Accidents secondaires	98	—
Période tertiaire	92,8	—
Syphilis héréditaire	86	—
Syphilis latente	31,25	—

Enfin, il est des malades chez lesquels la réaction d'abord négative avant le traitement devient positive après. Dans ces cas, qui représentent presque toujours des exemples de syphilis tertiaire, la réaction tend en général à redevenir lentement mais progressivement négative.

1. Neisser. *Berl. klin. Woch.*, n° 32, 1910.
2. Fruend. *Münch. med. Woch.*, 5 juillet 1910.
3. Schreiber. *Münch. med. Woch.*, 5 juillet 1910.
4. Lange. *Berl. klin. Woch.*, n° 36, 1910.
5. Isaac. *Berlin. klin. Woch.*, n° 33, 1910.
6. Schröber. *Naturwissenschaft mediz. Gesellschaft*, Iéna, 2 mars 1911.

a) L'administration préalable du traitement mercuriel semble hâter la transformation du Wassermann de + en —.

Cette transformation avec le salvarsan est régulièrement progressive, sans les oscillations en sens inverse, que l'on a souvent notées avec le traitement mercuriel.

L'inégalité des chiffres donnés par les auteurs tient à des causes multiples : technique différente, point sur lequel il est inutile d'insister ; date et durée des recherches ; nature des lésions qu'ils ont eues à traiter.

La transformation de la réaction de Wassermann n'est pas immédiate : une à sept semaines (Lange), deux semaines (Jeanselme). Les lésions apparentes peuvent être déjà guéries alors que la réaction reste positive. Il importe donc de faire une série de recherches, de semaine en semaine par exemple, jusqu'à la sixième, la septième, parfois plus tard encore, pour arriver à la réaction nettement négative. On est averti par les modifications régulières de la réaction.

La transformation de positive en négative de la réaction ne dépend pas des manifestations cliniques, mais de l'intensité de la réaction avant le traitement. La réaction disparaît d'autant plus tard, sans parler de la question de doses, qu'elle est plus complète au début ; elle disparaît non pas brusquement, mais en décroissant d'une façon régulière, sans à-coup.

Un second point, qui se relie étroitement aux considérations précédentes, c'est qu'il n'est permis de tirer de conclusions que de la réaction recherchée régulièrement pendant un temps suffisant, que l'on peut actuellement fixer à six ou huit semaines.

b) Cas où la réaction positive avant le traitement, après être devenue négative, redevient positive au bout d'un certain temps.

Toutes les fois que la réaction ne devient pas et ne se maintient pas négative, on peut affirmer que tous les parasites n'ont pas été détruits et que la guérison n'est par conséquent pas définitive.

La réaction peut devenir négative momentanément lorsqu'il persiste un trop petit nombre de spirochètes pour amener une réaction spécifique de l'organisme. Ils ne tardent pas à se multiplier et à provoquer de nouveaux accidents en même temps que la réaction redevient positive.

La rechute peut être déjà manifeste alors que la réaction reste négative (Jeanselme) ; il se produit alors ce qui se passe pour le chancre ; ce n'est guère que trois semaines après son apparition que la réaction de Wassermann devient positive ; dans les deux cas, celle-ci ne se manifeste qu'au moment où les lipoïdes sont assez abondants dans le sang pour pouvoir fixer le complément.

Ces cas exigent une seconde injection et souvent davantage.

c) Cas où la réaction négative avant le traitement reste négative après.

Inutile d'insister.

d) Cas où la réaction négative avant devient positive après.

Ces cas sont plus troublants.

Ils peuvent s'expliquer de différentes façons ; on a pu prétendre avant que l'expérience clinique n'ait démontré le mal fondé de cette opinion, expérimentalement soutenable, que l'arsénobenzol, injecté à dose insuffisante, ou chez des malades ayant des tréponèmes arséno-résistants, donnait un coup de fouet aux parasites. Il est bien plus probable (Ehrlich), en tenant compte des données expérimentales et cliniques que nous possédons actuellement, que les malades en question n'ont que des parasites insuffisants par leur nombre ou leur virulence, pour amener l'organisme à réagir ; vienne l'injection, ils sont détruits en masse, tout le poison spirochétique est mobilisé et provoque la réaction biologique suffisante.

Et ce qui prouve le bien fondé de cette opinion, c'est qu'il s'agit habituellement de lésions tertiaires, chez des sujets affaiblis (Wassermann) et qu'après être devenue positive, la réaction au bout de quelques jours, de quelques semaines, redevient négative.

Elle reste positive dans certains cas : faut-il invoquer la trop courte durée de l'observation, ou la première hypothèse, ou bien encore une rechute (injection insuffisante dès la constatation du chancre, avant l'apparition de la réaction de Wassermann) ?

e) Cas où la réaction positive avant l'injection reste positive après.

C'est là l'objection la plus grave à la méthode. La réalité du fait est cependant certaine. La proportion est très variable suivant les auteurs ; elle varie de 20 à 30 p. 100 en moyenne.

Il faut toujours en présence d'un tel cas se poser certaines questions :

A-t-on employé une dose suffisante? Cette dose a-t-elle été absorbée, c'est-à-dire utilisée et n'est-elle pas plutôt, comme nous l'avons vu chez M. le professeur Gaucher, restée bloquée dans le tissu cellulaire sous-cutané ?

La recherche de la réaction de Wassermann a-t-elle été suffisamment prolongée ? Ce n'est quelquefois qu'au bout de quatre, de cinq, de sept semaines, que la réaction devient décidément négative. Un bon renseignement à ce point de vue sera l'intensité de la réaction initiale : plus l'intensité sera grande à ce moment, plus tardive sera la disparition de la réaction.

Ainsi qu'il est facile de s'en rendre compte par le tableau de Schröber, les résultats ne sont pas comparables à toutes les périodes de la syphilis. Mais la particularité la plus remarquable c'est la difficulté, souvent insurmontable, que l'on a à transformer en négative la réaction positive dans certains cas de parasyphilis : tabes, paralysie générale. Cela tient-il à l'insuffisance de la quantité de médicament qui arrive jusqu'aux lésions? Nous avons vu que l'arsenic se fixait à très faible dose dans le tissu nerveux.

Il faut aussi tenir compte de la dose employée, qui, lorsqu'elle est insuffisante, n'amène qu'une disparition momentanée des parasites ; du mode d'injection : de la nature de l'infection : nombre et résistance des parasites, etc. A la période secondaire, il est aussi extrêmement difficile de faire disparaître la réaction positive chez certains malades. Nous avons déjà signalé comme étant la plus mauvaise la statistique de Bayet [1]. Dans une communication récente, il arrive cependant à des chiffres plus encourageants, mais il pense qu'il faut employer des doses très fortes, atteignant au moins 2 grammes. Il a vu la réaction de Wassermann rester

1. Bayet. Traitement de la syphilis par les injections fortes et répétées de Salvarsan. *Soc. franç. de Dermatol. et de Syphiligr.*, 6 juillet 1911.

positive même après des injections de 2 à 3 grammes; il a injecté dans certains cas de syphilis secondaire jusqu'à 3 et 4 grammes, par doses de 40 centigrammes tous les jours ou à cinq jours d'intervalle [1].

Une seconde injection, dans les cas restés positifs, permet d'obtenir encore un nombre élevé de cas négatifs et avec les réinjections systématiques, que nous conseillons, à moins de rechute cliniquement constatée, de ne renouveler qu'au *bout de deux mois*, on arrive (Géronne) à obtenir dans 90 p. 100 des cas, la transformation négative de la réaction primitivement positive de Wassermann.

Dans les 10 p. 100 des cas restants, en même temps que la réinjection, il sera bon d'utiliser conjointement le mercure et aussi l'iodure, dans l'hypothèse plausible de tréponèmes arséno-résistants.

Pour terminer, ajoutons que la disparition progressive de la réaction de Wassermann, 1° peut être synchrone avec la disparition des manifestations cliniques de la syphilis, 2° précéder cette disparition, surtout s'il s'agit de lésions tertiaires, dans lesquelles, notamment lorsqu'elles sont anciennes, la syphilis, tout en jouant le rôle principal, n'est plus seule en cause; 3° retarder au contraire sur cette disparition, ce qui prouve seulement que les lésions objectivement constatées ne représentent pas toute la maladie.

VI

MODES DE PRÉPARATION

Le salvarsan peut être injecté à l'état soluble : solution aqueuse bi-acide, solution mono-acide, solution alcaline, solution glycérinée; en émulsion neutre ou alcaline; en émulsion huileuse.

1. Si les observations de M. Bayet démontrent l'innocuité *immédiate* des très fortes doses répétées, elles établissent aussi leur inutilité. C'est une méthode à repousser; si certains foyers parasitaires (thrombus, par exemple) ne sont pas touchés par l'injection, il n'y a aucune chance de les atteindre dès le lendemain. Il vaut mieux avant de renouveler l'injection, attendre la réaction de l'organisme consécutive à l'injection et chercher par d'autres médications à rendre les foyers parasitaires accessibles.

Mais, en raison de l'instabilité du médicament, chaque préparation doit être effectuée extemporanément et nous devrons, pour le moment, tout au moins, déconseiller les produits couramment offerts au médecin, prêts pour l'injection. A l'heure actuelle, il n'existe pas de préparation faite à l'avance donnant toutes garanties.

Le bichlorhydrate de diamidoarsénobenzol est un sel éminemment *instable*, ne se conservant que dans le vide ; il est établi que ses préparations ne tardent pas à s'altérer dans un délai très court ; il se produit alors des composés arsenicaux de dégradation, susceptibles de présenter une très grande toxicité.

La découverte d'Ehrlich n'est pas celle d'un corps arsenical actif vis-à-vis de la syphilis, mais bien celle d'une combinaison particulière, dans laquelle l'arsenic présente le maximum d'action sur le tréponème et le minimum d'influence nocive sur l'organisme. Cette substance n'a pas été réalisée sans grands efforts, ce serait en perdre tout le bénéfice que de l'employer, alors qu'elle a subi des transformations non voulues.

D'ailleurs, il est très facile de préparer rapidement l'arsénobenzol sous la forme que l'on a choisie.

I

Injections solubles. — A. *Injections biacides.* — Le bichlorhydrate de diaménodioxybenzol est dissous dans dix parties d'eau distillée stérilisée et injecté tel.

Duhot de Bruxelles, un des médecins qui a la plus grande pratique du médicament, recommande avec insistance le 606 en *solution acide*. Il déclare que sa méthode n'est guère plus douloureuse que la méthode en émulsion de Wassermann.

Il pratique l'injection intra-musculaire, plus efficace que l'injection sous-cutanée. Elle ne donne jamais lieu ni à de la suppuration, ni à de l'enkystement.

Il la fait à deux travers de doigt au-dessus du milieu de la crête iliaque.

Duhot emploie — et il n'a jamais eu d'accidents sur près d'un millier de cas — des doses très élevées, 1 gramme pour un adulte vigoureux du poids de 70 kilogrammes et il prétend réunir ainsi les avantages des injections intra-veineuses (résorption immédiate d'une grande partie de la dose injectée), et des injections insolubles (rétention dans la masse musculaire de la fesse d'une partie de la dose injectée).

Voici sa technique :

« L'on verse dans un petit mortier de verre 1 centimètre cube d'alcool méthylique très pur et d'un trait de lime on fait sauter l'extrémité de l'ampoule contenant le Hata, on verse ensuite le produit dans le mortier, en l'ayant agité d'abord pour le rendre bien pulvérulent, on broie et on ajoute 6 à 8 centimètres cubes de sérum artificiel. Puis le malade est placé sur le ventre. On repère environ le milieu de la fosse iliaque externe et y enfonce l'aiguille montée sur la seringue chargée de la moitié de la solution ; on désarme un instant pour s'assurer qu'on est pas dans un vaisseau, ensuite on injecte lentement 3 à 4 centimètres cubes de la solution. On précède de même de l'autre côté et on met le malade au lit pour un ou deux jours, en prescrivant des compresses glacées, 4 litres de boisson par jour, eau de Vichy-Hôpital et lait, à la rigueur de petits paquets de 1 centigramme de morphine, qui le plus souvent ne sont pas nécessaires » (Duhot)[1].

Dans un travail récent, Duhot attribue les douleurs consécutives à l'injection à la trop grande dilution du médicament, qui infiltre toute la fesse et à la trop grande profondeur de l'injection dans la masse musculaire.

Pour l'*injection intra-veineuse*, Duhot[2] a renoncé aux solutions concentrées (1 gr., 0,80 et 0,50 dissous dans 30 centimètres cubes seulement de sérum artificiel) ; il verse directement le salvarsan dans le sérum artificiel chauffé (dosé à 0,50 p. 100 de chlorure de sodium) à raison de 300 centimètres cubes pour 0,40 de salvarsan (v. p. 214).

1. Duhot. *Annales de la Policlinique centrale de Bruxelles*, p. 10-11, sept. 1910.
2. Duhot. Méthode des infusions intra-veineuses acides, à grande dilution, dans le traitement de la syphilis par le salvarsan, Bruxelles, 1911.

B. *Injections monoacides.* — L'injection *monoacide*, s'obtient en saturant un groupe acide de bichlorhydrate de dioxydiaminoarsénobenzol. C'est une solution aqueuse à 10 p. 100, dans laquelle on ajoute 8 gouttes de solution de soude à 15 p. 100 par décigramme de salvarsan.

SOLUTIONS ALCALINES. — a) *Méthode de Alt.* — *Alt*[1], qui a publié le premier travail clinique sur l'arsénobenzol, a recommandé dès le début l'injection dans les muscles de la fesse de solutions alcalines.

De son expérience clinique très étendue, de ses recherches sur l'animal, Alt conclut que c'est sous la forme de solutions alcalines que le 606, tout en présentant le maximum d'effet, expose le moins aux accidents.

Alt recommanda d'abord la façon d'opérer suivante :

Dans un cylindre de verre gradué, de faible hauteur, d'environ 50 centimètres cubes, on introduit 30 centigrammes (c'est la dose employée couramment par Alt) de 606 et environ 10 centimètres cubes d'eau stérile et on mélange. On ajoute à ce moment la quantité suffisante de solution normale de soude pour qu'il ne reste plus non dissoute qu'une partie insignifiante du médicament ; il faut en moyenne, pour arriver là, de 2 à 3 centimètres cubes de solution normale de soude. On verse alors de l'eau stérilisée de façon à faire un volume de 20 centimètres cubes ; au besoin, après avoir ajouté une certaine dose d'anesthésique en solution stérilisée, on injecte lentement avec une seringue 10 centimètres cubes de cette solution, dans chaque fesse, en plein tissu musculaire. — Le malade reste couché sur le ventre pendant une demi-heure.

Alt[2] a modifié depuis un peu sa technique. Dans un vase étroit cylindrique de 100 centimètres cubes environ à col étroit, fermé par un bouchon à l'émeri, on introduit une trentaine de perles de verre de grosseur moyenne, puis 10 centimètres cubes d'eau distillée et enfin le médicament. On agite énergiquement pendant quelques instants et toute la substance se dissout complètement. On

1. Alt. *Münch. med. Woch.*, n° 11, 1910.
2. Alt. *Münch. med. Woch.*, n° 34, 1910.

verse alors dans cette solution, pour un décigramme de médicament environ 0,5 centimètres cubes de lessive normale de soude et on agite de nouveau avec force pendant une demi-minute. On obtient une solution parfaitement limpide, faiblement alcaline, que l'on peut diluer à volonté avec de l'eau distillée. Comme le médicament ne présente pas toujours exactement la même solubilité, il faut tantôt un peu plus, tantôt un peu moins de lessive de soude pour obtenir une solution claire. Cette solution alcaline que l'on peut préparer extemporanément, sans précautions préliminaires, qu'il est facile d'obtenir stérile, a en outre cet avantage de n'exiger l'emploi que d'une petite quantité de solution de soude. L'injection en est peu douloureuse. On peut l'étendre jusqu'à 20 ou 30 centimètres cubes sans la troubler, quand on veut pratiquer l'injection intra-musculaire. Si l'on emploie dans ce cas une solution plus étendue, les sensations locales de tension sont plus fortes le premier jour, mais cependant disparaissent en général rapidement.

On se sert de la même solution diluée pour les injections intraveineuses.

b) *Méthode de Schreiber*[1]. — Dans un cylindre gradué de 250 centimètres cubes (à col étroit et fermé par un bouchon à l'émeri) on verse 10 à 20 centimètres cubes d'eau stérilisée. On y introduit l'arsénobenzol (0,3 pour les femmes, 0,4 pour les hommes) et l'on agite soigneusement jusqu'à dissolution. L'addition d'alcool méthylique n'est plus nécessaire, le médicament dans son état actuel étant facilement soluble dans l'eau. Ainsi tombent les objections (Blascho) contre la méthode intra-veineuse. La solution est additionnée de solution salée physiologique de façon à obtenir 100 centimètres cubes. On ajoute alors pour 0,01 du médicament environ 0,7 centimètres cubes de solution normale de soude et on secoue énergiquement jusqu'à ce que le précipité qui se produit d'abord soit complètement dissous. Si malgré tout la solution reste trouble, on verse avec précaution quelques gouttes de lessive normale de soude, jusqu'à ce que la solution devienne absolument claire et on ajoute

1. Schreiber. *Münch. med. Woch.*, n° 39, 1910.

de la solution salée physiologique de façon à parfaire un volume de 200 centimètres cubes (au lieu de 200 on pourrait préférer 150 ou 250 centimètres cubes). Pour dissoudre le médicament, pour étendre la solution, on se sert de préférence d'eau tiède.

La solution est alors versée dans un récipient stérilisé, d'où il peut être facilement aspiré à l'aide de la seringue.

Nous ne pouvons passer en revue les variantes légères apportées par chaque auteur, bornons-nous à exposer notre pratique personnelle[1].

Dans un flacon de verre, fermé par un bouchon à l'émeri et contenant des perles de verre, on verse 25 à 30 centimètres cubes (5 centimètres cubes d'eau pour 0,10 de salvarsan) d'eau distillée ou de solution chlorurée physiologique stérile; on ajoute la poudre de salvarsan, en évitant d'introduire de gros grumeaux; on agite énergiquement jusqu'à ce que la dissolution soit complète, ce qui ne tarde guère sous l'action des perles.

On verse alors 150 grammes environ de solution salée physiologique à 9 p. 100 de chlorure de sodium *chimiquement pur*, préparée avec de l'eau *récemment*[2] *distillée;* on obtient une solution jaune fortement acide qui doit être absolument claire et limpide.

On ajoute pour neutraliser, goutte à goutte, de la solution normale de soude à 40 p. 100. Il se produit d'abord un trouble qui s'atténue par l'addition nouvelle d'alcali. Il importe d'agiter souvent et doucement. Trop de hâte nuit toujours à ce moment.

La solution ne tarde pas à redevenir limpide: elle est alors fortement alcaline.

Au lieu de ce dosage forcément empirique qui avait sa raison d'être dans les débuts de la méthode, il est beaucoup plus simple d'ajouter directement la quantité de soude calculée en proportion de la quantité de salvarsan employé.

1. Paul-L. Tissier. *Soc. de Thérapeut.*, décembre 1910.

2. L'eau distillée déjà ancienne renferme de nombreux parasites; la stérilisation les tue bien, mais respecte les substances protéiques d'origine bactérienne qu'ils ont élaborées et dont certaines peuvent n'être pas sans action sur l'organisme (fièvre).

Voici les doses recommandées par Meister Lucius et Brüning qui conseillent la solution de soude à 15 p. 100 et celles données par Loiseau qui s'en tient à la solution normale à 4 p. 100 :

Salvarsan.	Lessive de soude à 15 p. 100.			Solution normale des chimistes à 4 p. 100	
grammes	grammes	cent. cubes	gouttes	grammes de NaOH	cent. cubes de solution à 4 p. 100
0,10	0,218	0,19	IV	0,0364	0,9
0,20	0,436	0,38	VIII	0,0727	1,8
0,30	0,654	0,57	XII	0,1091	2,7
0,40	0,872	0,76	XV	0,1454	3,6
0,50	1,09	0,95	XIX	0,1818	4,5
0,60	1,308	1,14	XXIII	0,2182	5,4

A la soude du codex (à environ 30 p. 100) diluée de son volume d'eau, Loiseau reproche l'imprécision de son dosage, la difficulté de mesurer avec exactitude les quantités minimes d'un liquide concentré. La soude normale des chimistes, toujours identique à elle-même, toujours dosée à 4 grammes pour 100 centimètres cubes, est d'un maniement beaucoup plus pratique.

C'est de cette dernière que nous nous sommes toujours servis aussi bien pour les injections intra-musculaires que pour les injections intra-veineuses. Pour ces dernières nous faisons préparer au préalable la quantité de soude nécessaire. Cela nous évite l'ennui du compte-gouttes, celui non moins grand de la conservation de solutions de soude et nous permet enfin une asepsie plus parfaite et une préparation plus rapide.

On se servira de sérum chauffé au bain-marie à 38°-40°. Il est bon de se rappeler que l'injection intra-veineuse ne doit pas être trop chaude ; même un peu plus froide 30°, elle cause moins d'ennuis que trop chaude.

Lorsqu'il s'agit d'injection sous-cutanée ou intra-musculaire on n'ajoute pas de solution salée et on prépare la solution avec 5 à 6 centimètres cubes seulement de liquide ; l'injection d'une trop grande quantité de solution, qui inonde les tissus, a pour conséquence d'entraîner des lésions très étendues.

Au lieu de se servir du flacon spécial, on peut alors opérer directement dans un petit mortier, on ajoute d'abord la quantité suffisante de soude, on triture avec un pilon et on ajoute ensuite la solution chlorurée sodique [1].

Pour l'injection intra-veineuse, il importe non seulement que le liquide ne contienne aucune particule non dissoute, mais qu'il soit encore absolument clair.

Inutile d'ajouter que la préparation doit être faite en observant toutes les règles de la plus stricte asepsie.

On attache beaucoup d'importance, surtout pour la préparation des solutions destinées à l'injection intra-veineuse, à l'alcalinité du liquide. Au début, sur les conseils de Weintraud, nous n'employions que *juste la quantité nécessaire*. Nous étions en effet persuadés, sachant que l'on avait pu injecter dans le sang des solutions acides, cependant nocives pour les globules rouges, qu'il n'y avait aucun danger à agir de la sorte et l'un de nous écrivait en janvier 1911 :

« Il y a inconvénient à employer des solutions suralcalinisées qui ne sont peut-être pas sans léser la veine dans le voisinage de l'injection, c'est-à-dire jusqu'au point où la dilution dans le sang est suffisante pour que cette action locale ne s'exerce plus. C'est à l'injection des solutions suralcalinisées que nous attribuons les cas de phlébite localisée signalés par certains auteurs. Depuis lors, Darier et Cottenot [2] ont aussi accusé les solutions hyperalcalines de favoriser la formation de thromboses.

Nous avons acquis depuis la conviction que les douleurs, la thrombose, la phlébite localisée et un certain nombre d'accidents, mis sur le compte de la réaction de la solution injectée, dépendaient de toute autre cause. Les résultats que nous avons obtenus, depuis deux mois, en utilisant dans certaines formes récentes, graves, chez des sujets bien constitués, ne présentant aucune tare, les injections acides, nous ont définitivement convaincus que, dans le cas surtout d'accidents locaux, il fallait incriminer une faute de technique :

1. Pour éviter la douleur consécutive à l'injection, Haussmann (*Münch. mediz. Woch.*, n° 23, 6 juin 1911) conseille d'ajouter à cette solution alcaline 1 à 2 grammes d'émulsion aqueuse de lécithine à 10 p. 100.

2. Darier et Cottenot. *Soc. médicale des hôpitaux de Paris*, 31 mars 1911.

lésions de la paroi veineuse par l'aiguille, injection trop rapide dans une veine trop étroite, etc.

C'est dire que nous n'acceptons pas davantage les explications théoriques, données par certains auteurs, des accidents survenus à la suite d'injections de solutions insuffisamment alcalinisées.

Pour ces auteurs, cela tiendrait à ce qu'alors le liquide contient des groupes phénoliques (OH) non saturés par la soude et conservant les propriétés coagulantes des oxhydriles phénoliques, ce qui expliquerait les accidents exceptionnellement constatés.

Il faudrait donc, pour obtenir une dissolution inoffensive pour les éléments sanguins, ajouter 10 p. 100 d'excès aux 4 molécules de soude caustique nécessaires pour obtenir la simple dissolution du salvarsan.

Solution glycérinée. — B. Kozlowski[1], après addition de 2 grammes d'alcool absolu, verse la quantité de glycérine (5 à 6 grammes) nécessaire pour obtenir une solution qu'il étend d'eau distillée (5 à 6 grammes) pour avoir un liquide absolument transparent. Il l'injecte dans les muscles soit tel, c'est-à-dire *acide*, soit après l'avoir *alcalinisé* par l'addition de VIII à IX gouttes de solution de soude à 15 p. 100. Ce liquide serait de résorption facile.

Jacobi se sert d'un mélange de glycérine et de solution chlorurée sodique. Taege[2] verse II gouttes de glycérine par décigramme de salvarsan, dans le mortier qui contient ce dernier; après avoir ajouté une petite quantité d'eau très chaude, il injecte profondément dans les muscles de la fesse.

Nous n'avons pas d'expérience personnelle sur cette méthode.

II

SUSPENSION AQUEUSE, NEUTRE OU ALCALINE

Méthode de Alt. — Pour préparer une suspension neutre, Alt opère d'une façon analogue à celle qu'il préconise pour la solution

1. B. Koslowski. *Münch. med. Woch.*, n° 6, 7 février 1911.

2. Taege. *Annales de la policlinique centrale de Bruxelles*, p. 2180, 1910.

alcaline. Dans le cylindre, renfermant les perles de verre, il introduit 8 $^{cm^3}$,5 d'eau distillée, puis l'arsénobenzol et enfin 3 centimètres cubes environ de solution normale de soude pour 1 décimètre cube de médicament. Il agite pendant une demi-minute et obtient une suspension très fine qui réduit au minimum le danger d'embolie — toujours possible cependant avec les suspensions.

Méthode de Michaelis. — Michaelis[1] dissout le médicament dans de l'eau très chaude (le médicament doit être versé dans l'eau), en se servant d'un agitateur en verre. Lorsque la solution est parfaite, il ajoute de 3 à 5 centimètres cubes (selon la dose employée, 0,3 à 0,6) de lessive normale de soude ; après agitation, il ajoute d'abord III gouttes d'une solution alcoolique à 1/2 p. 100 de phénolphtaléine et ensuite, goutte par goutte, la quantité suffisante d'acide acétique, en solution normale, pour décolorer complètement le rouge de la phénolphtaléine. Il reste alors une fine suspension jaunâtre. On y verse quelques gouttes de solution normale de soude jusqu'à ce qu'on obtienne un léger halo rosé à la surface du liquide. La suspension est prête à être injectée.

Bien que, d'après Michaelis, cette émulsion soit bien tolérée en injection sous-cutanée et qu'elle agisse même plus rapidement que par la voie intra-musculaire, nous rejetons cette technique trop compliquée et pour des raisons identiques à celles que l'on a soulevées contre l'alcool méthylique à savoir qu'il est inutile d'apporter à côté de l'action spécifique de l'arsénobenzol celle de substances étrangères ; or, il paraît établi que la phénolphtaléine est loin d'être un corps indifférent.

Méthode de Wechselmann[2]. — La poudre est dissoute en la triturant dans un mortier avec 1 à 2 centimètres cubes de lessive ordinaire de soude. En versant, goutte à goutte, de l'acide acétique, il se fait un fin précipité jaunâtre, que l'on neutralise le plus exactement possible, sous le contrôle du papier de tournesol, en ajoutant

1. Michaelis. *Berliner klin. Woch.*, n° 30, 1910.

2. Wechselmann. *Deutsche med. Wochenschr.*, n° 30, 1910.

une petite quantité soit de la solution de soude à 1/10 ou de la solution d'acide acétique à 1/10, suivant la réaction.

L'injection se fait lentement. Elle est presque toujours complètement indolore ; cependant il survient un peu de gonflement vers le deuxième ou le troisième jour, mais on n'observe presque jamais d'élévation notable de la température.

Méthode personnelle. — On verse le contenu de l'ampoule dans un mortier de verre, on ajoute XV à XX gouttes de solution normale de soude à 4 p. 100 et *minutieusement* on triture, jusqu'à ce qu'il ne reste *aucun grumeau*. On ajoute alors, peu à peu, en continuant la trituration, 5 à 15 centimètres cubes d'eau très récemment distillée bouillie. Lorsque l'émulsion est parfaite, on prend avec un agitateur une goutte de liquide et sur du papier de tournesol on cherche sa réaction. Celle-ci reste acide. On ajoute goutte à goutte de la solution de soude jusqu'à ce que la réaction devienne neutre. A ce moment, nous conseillons d'utiliser le papier à la phénolphtaléine et, dès que la goutte prend une teinte légèrement ocracée, nous jugeons la saturation suffisante. Si par mégarde l'on dépasse la dose de soude, on ajoute une goutte d'acide chlorhydrique à 1/20 pour arriver finalement à la réaction cherchée avec la phénolphtaléine, mais il est préférable de ne pas avoir d'acide à ajouter [1].

Ce liquide, très légèrement alcalin, ne provoque aucune douleur à l'injection, mais nous insistons tout particulièrement sur *la nécessité absolue*, si l'on veut obtenir ce résultat et éviter les indurations consécutives, de suivre rigoureusement les indications précises que nous venons de formuler.

La préparation du liquide doit être faite immédiatement avant l'injection, car la substance est éminemment altérable. Le premier signe de décomposition est le changement de la couleur, qui passe du jaune clair au jaune brun de plus en plus foncé.

L'instrumentation nécessaire consiste en :

1. Paul-L. Tissier. *Soc. de Thérapeut.*, décembre 1910.

1° Un petit mortier en verre avec pilon;

2° Une baguette de verre;

3° Un flacon compte-gouttes de soude caustique à 4 p. 100 ou un compte-gouttes;

4° Un flacon d'acide chlorhydrique dilué;

5° Du papier à la phénolphtaléine.

Voici calculées, ce qui ne nous paraît utile que pour un débutant, les quantités de soude nécessaires pour neutraliser une quantité donnée de salvarsan :

Salvarsan.	Soude caustique liquide à 15 p. 100.			
grammes	grammes		cent. cubes	gouttes
0,05	0,045	=	0,038	1
0,10	0,090	=	0,076	1—2
0,20	0,18	=	0,152	3—4
0,25	0,225	=	0,190	4
0,30	0,27	=	0,228	4—5
0,40	0,36	=	0,304	6—7
0,50	0,45	=	0,380	8
0,60	0,54	=	0,456	9—10
0,70	0,63	=	0,532	11—12
0,75	0,675	=	0,570	12
0,80	0,72	=	0,608	12—13
0,90	0,81	=	0,684	14—15
1,00	0,90	=	0,760	16

On peut préparer l'injection (*insoluble*) dans la seringue elle-même, munie d'un embout qui permette d'en obturer l'extrémité. On y verse, après avoir retiré le piston, la dose choisie de 606, on y ajoute quelques gouttes d'alcool et ensuite 5 centimètres cubes d'eau très chaude. On remet le piston et on agite jusqu'à ce qu'on ait obtenu une solution parfaite de coloration jaune clair. On retire de nouveau le piston et on verse, en agitant légèrement, goutte à goutte une quarantaine de gouttes de suspension de carbonate de chaux à 10 p. 100 dans la solution physiologique de chlorure de odium. Il se produit une émulsion épaisse crémeuse que l'on injecte dans les masses musculaires de la fesse (H. Citron et P. Mulzer).

Jessner[1] utilise au lieu de soude une solution saturée stérilisée

1. Jessner. *Med. Klinik*, n° 49, 1910.

de bicarbonate de soude. L'émulsion serait plus stable et son injection peu douloureuse.

Th. Schmidt[1] a proposé d'obtenir d'abord une solution par l'addition d'une quantité suffisante de soude et ensuite de reprécipiter l'arsénobenzol par l'addition d'acide chlorhydrique. On obtiendrait ainsi une émulsion, à volonté neutre ou faiblement alcaline, beaucoup plus fine que par le procédé classique de Wechselmann.

III

INJECTION HUILEUSE ACIDE

Méthodes diverses. — L'injection huileuse a été préconisée par Volk[2] qui se sert d'huile d'olives stérilisée, par Pasini[3] qui emploie un mélange de lanoline et d'huile de vaseline, par Kromayer qui se sert de la paraffine liquide et conseille l'injection répétée de 0,1 à 0,2 de 606, chez les malades continuant leurs occupations habituelles.

Méthode de Kromayer[4]. — On prend la quantité voulue de 606 que l'on verse dans un mortier stérile. Avec une petite quantité de paraffine liquide que l'on verse goutte à goutte, on la réduit peu à peu, en la triturant avec soin à l'aide du pilon, en une émulsion aussi parfaite que possible.

On verse cette émulsion dans un récipient d'une contenance de 0,50 environ et on y ajoute la quantité de paraffine liquide suffisante.

Avant de s'en servir, il faut agiter avec soin.

L'émulsion doit être conservée à l'abri de la lumière.

Il est bon d'avoir pour l'injection des aiguilles de fort diamètre, que l'on conserve dans la paraffine liquide. L'injection sera faite très lentement.

1. Th. Schmidt. *Münch. med. Woch.*, n° 16, 18 avril 1911.
2. R. Volk. *Münch. med. Woch.*, n° 35, 1910.
3. Pasini. *Münch. med. Woch*, n° 47, 1910.
4. Kromayer. *Berliner klinische Wochenschrift*, n° 37, 1910.

Nous repoussons formellement et l'huile de vaseline et la paraffine liquide, qui outre la fréquence des embolies pulmonaires, ont à leur compte des accidents toxiques divers (perte de connaissance, somnolence, délire, convulsions, salivation, etc.) (Straume [1], Kobert [2]).

Technique de Dujardin [3]. — On triture la poudre soit avec de l'huile de sésame, soit avec le mélange suivant de façon à avoir une masse homogène de 3 à 4 centimètres cubes :

Huile d'œillette	9 parties.
Lanoline.	1 partie.

On injecte la moitié dans chaque fesse, au point de Barthélémy. La douleur existe, mais faible.

MM. Lévy, Bing et Lafay [4] se servent de l'excipient suivant :

Graisse de laine anhydre stérilisée	1 partie.
Huile de vaseline officinale stérilisée. . . .	9 parties.

Le mode opératoire est des plus simples :

Dans un très petit mortier flambé on introduit, avec toutes les précautions aseptiques d'usage, la dose de 606 à injecter ; on verse par-dessus une petite quantité d'excipient (2 centimètres cubes) et au moyen d'un pilon flambé on *délaie* soigneusement le sel ; quand l'émulsion est faite, on l'aspire dans une seringue stérile ; on rince à deux ou trois reprises pilon et mortier avec le moins possible d'excipient (environ 1 centimètre cube) qu'on aspire chaque fois.

Pendant les quelques minutes nécessaires à cette manipulation, *que tout le monde peut faire*, l'aiguille est en place dans le muscle pour vérifier s'il ne vient pas de sang, comme on doit le faire pour toutes les injections huileuses. Il n'y a plus qu'à

1. Straume. *Intern. pharmazeut. general. Anzeiger*, n° 26, 1894.

2. Kobert. *Lehrbuch der Intoxicationen*, 1893.

3. Dujardin. *Société clinique des hôpitaux de Bruxelles*, séance du 14 janvier 1911.

4. A Lévy, Bing et L. Lafay. *Gazette des hôpitaux*, 20 octobre 1910.

adapter la seringue sur l'aiguille et à pousser l'injection. Le produit est ainsi déposé dans l'organisme *sans aucune transformation chimique*, tel qu'il provient du fabricant, contrairement à ce qui arrive avec tous les autres procédés.

La tolérance est parfaite ; les phénomènes douloureux ou inflammatoires sont négligeables.

Depuis, les auteurs ont substitué à l'huile de vaseline, l'huile d'œillette froissage, plus avantageuse au point de vue de l'absorption, associée à de la lanoline anhydre stérilisée à 130° en vase clos.

On a encore utilisé l'huile d'amandes douces (Isaac)[1] et l'huile de sésame, etc.

Nous avons assez souvent utilisé cette méthode avec de petites doses.

MÉTHODE PERSONNELLE. — Nous nous bornons à verser le salvarsan dans le mortier, à ajouter 2 centimètres cubes d'huile d'olives stérilisée par 0,10 de salvarsan et à triturer avec le pilon de façon à obtenir un mélange bien homogène.

Il importe : 1° de se servir d'un mortier de porcelaine ; 2° que les instruments, seringue et aiguille, soient absolument secs pour éviter la précipitation sous forme gélatineuse qui amènerait l'obstruction de l'aiguille ; 3° de nettoyer les instruments à l'éther avant de les faire bouillir et de les laver à l'éther immédiatement avant de s'en servir.

VII

TECHNIQUE

A. VOIE CUTANÉE. — M. Jakimow et N. Kohl-Jakimowa se sont demandés si l'on ne pouvait pas administrer l'arsénobenzol sous forme de pommade comme le mercure. Ce mode d'administration s'est montré expérimentalement sur l'animal un procédé très peu efficace, mais cependant capable de faire disparaître momentané-

1. Isaac. *Münch. med. Woch.*, n° 13, 28 mars 1911.

ment les spirochètes du sang. Il y a donc lieu de se demander si la répétition des frictions ne pourrait pas donner quelques résultats.

Les auteurs employèrent les pommades à la lanoline à 2 et 6 p. 100 en frictions de vingt minutes.

B. Injections sous-cutanées. — On a surtout utilisé les émulsions aqueuses.

Ce sont les plus faciles, les plus dangereuses aussi (accidents locaux : induration, nécrose, sphacèle, etc. ; accidents généraux tardifs : fièvre, éruptions) et celles qui en raison de l'encapsulement du médicament et de sa rétention très prolongée donnent les plus mauvais résultats.

On les a pratiquées dans la région inter-scapulo-vertébrale, au-dessous et un peu en dehors de la pointe de l'omoplate, dans la région mammaire, sous la peau du ventre, de la face interne de la cuisse, etc.

Et nous avons constaté nous-mêmes, dans un des grands services hospitaliers de Paris, qu'une série d'injections, sur lesquelles devait être jugée la méthode, avaient été pratiquées dans la région inter-scapulaire. Et sous le prétexte qu'il y avait là de minces nappes musculaires, on les avait, sans doute par dérision, baptisées injections intra-musculaires.

La méthode des injections sous-cutanées d'émulsion aqueuse est à rejeter d'une façon absolue.

Les mêmes réserves s'appliquent aux injections solubles, acides ou alcalines.

Mais il n'en est pas de même pour les injections huileuses. Celles-ci à forte dose sont moins toxiques que les injections d'émulsion aqueuse neutre, mais il semble acquis qu'elles n'agissent pas mieux qu'employées à petites doses (0,10 à 0,20).

Elles sont en général bien tolérées (Isaac) ; mais il ne faudrait pas croire qu'elles soient toujours absolument indolores et qu'elles ne puissent produire d'induration, ni de nécrose. C'est donc une méthode commode pour le praticien, mais délicate.

L'injection sera faite en plein tissu cellulaire sous-cutané, l'injection intra-musculaire exposant aux embolies.

Le même danger est exceptionnel avec la méthode sous-cutanée, cependant nous insistons pour qu'on s'assure avec soin, avant l'injection, que l'aiguille n'est pas dans un vaisseau.

On se servira d'une seringue de verre et d'une aiguille de platine iridié, courte et grosse, pour permettre le passage du mélange. Il faudra avoir bien soin de faire avec les doigts un gros pli cutané pour que le mélange n'entre pas en contact avec la peau, si l'on veut éviter la douleur et la tuméfaction ; on fait ensuite un léger massage pour éviter toute distension.

L'injection se fait sur les côtés de la colonne vertébrale en enfonçant l'aiguille de bas en haut. Il faudra éviter avec soin les endroits où la peau est épaisse et le tissu sous-cutané surchargé de graisse, car dans ces conditions l'huile est toujours mal tolérée.

On évitera les points où pourrait se produire une infiltration désagréable ou dangereuse.

Chez les sujets jeunes à peau mince et tendre, chez les sujets affaiblis, ou à peau fonctionnant mal, chez les petits enfants, on s'abstiendra dans la crainte de provoquer des lésions locales (nécrose).

C. Injections intra-musculaires. — C'est la méthode qui a été le plus habituellement utilisée au début. Même après avoir essayé la méthode intra-veineuse, Wechselmann est revenu aux injections intra-musculaires.

Elles ont encore de nombreux partisans. On a utilisé les solutions acides et alcalines, le plus souvent on se sert des émulsions neutres ; nous avons surtout employé les émulsions légèrement alcalines.

Avec une seringue en verre, par conséquent inaltérable et facilement stérilisable, munie d'une grosse aiguille de platine, on pratique *lentement* l'injection en plein tissu musculaire, après avoir pris soin d'aseptiser la peau, un badigeonnage soigneux à la teinture d'iode suffit, et s'être assuré que l'aiguille n'est pas dans un vaisseau. Un massage léger, *mais assez prolongé*, assure la diffusion du liquide injecté.

On peut choisir dans la fesse les divers lieux classiques d'injection des sels insolubles. Pour notre part, nous faisons l'injection au milieu de la ligne qui réunit le sommet de la rainure interfessière et la partie la plus élevée de la crête iliaque, c'est-à-dire en dedans, très en haut de la fesse et fort loin du sciatique. Ce mode d'agir évite bien des douleurs aux malades.

En raison de l'importance de la question, — le liquide a plusieurs fois provoqué de graves lésions du sciatique, — nous résumons brièvement les données classiques sur les points d'élection.

POINTS D'ÉLECTION DES INJECTIONS INTRA-MUSCULAIRES DANS LA RÉGION FESSIÈRE

Les seuls écueils de ces injections sont les régions superficielles, cutanées ou sous-cutanées où elles peuvent produire des indurations plus ou moins étendues, des abcès ou des foyers de nécrose, les gros vaisseaux et les troncs nerveux, et enfin, si elles sont faites trop profondément, le périoste dont les réactions douloureuses sont toujours violentes.

Suivant les auteurs, différentes régions ont été préconisées. Les plus connus parmi les points proposés sont :

Le *point de Smirnoff* (S), dans la région rétrotrochantérienne, est facile à trouver, très près de la saillie du grand trochanter et en arrière de lui ; il est en dehors, mais pas très loin du nerf sciatique.

Le *point de Galliot* (G), à l'intersection d'une ligne horizontale passant à deux travers de doigt au-dessus du grand trochanter, et d'une perpendiculaire verticale parallèle au pli interfessier et passant à deux travers de doigt en dehors de lui.

Le *point de Fournier* (F), correspondant au tiers supérieur de la fesse ; situé un peu au-dessous de la crête iliaque, et très au-dessus de la zone dangereuse.

Le *point de Barthélemy* (B) est situé au milieu d'une ligne qui joint le sommet du pli interfessier à l'épine iliaque antéro-supérieure, dans la zone limitée en bas par le bord externe du muscle grand fessier, dans le voisinage immédiat de ce bord musculaire.

Le *point de Duhot* (D), point élevé comme le point de Fournier, très peu au-dessous de la crête iliaque, est situé plus en avant, sur le prolongement de la ligne médiane de la cuisse.

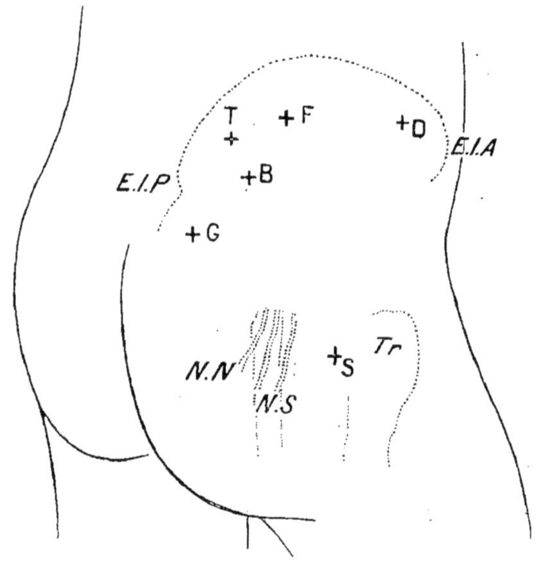

Fig. 3.

E I A. Epine iliaque antéro-supér. — E I P. Epine iliaque postéro-supér. — Tr. Grand trochanter. — N S N N. Nerf sciatique. Nerfs à éviter. — S. Point de Smirnoff. — G. Point de Galliot. — B. Point de Barthélemy. — F. Point de Fournier. — D. Point de Duhot. — T. Point de Tissier.

Le point de Tissier (T), au niveau duquel nous avons pratiqué toutes nos injections, se trouve sur le milieu de la ligne qui réunit le sommet du pli interfessier à la partie la plus élevée de la crête iliaque.

En réalité, ce qu'il faut éviter avant tout, c'est l'injection trop superficielle ou trop profonde, à cause de la peau et du périoste, et la zone dangereuse du sciatique. Cette région étudiée par Dopter et Tanton [1] est la seule vraiment périlleuse.

1. Voir Emery et Chatin. *Thérapeutique clinique de la syphilis.* Masson, 1909, p. 156.

Le nerf sciatique suit la moitié inférieure d'une ligne commençant à deux travers de doigt en dehors de l'épine iliaque postérieure et supérieure et venant aboutir au point d'intersection du pli fessier et de l'axe médian de la cuisse à sa face postérieure. Il ne faudra, par conséquent, faire de piqûres qu'assez loin à gauche et à droite de cette ligne ; en haut, la limite supérieure de la région à éviter est constituée par le rebord de la grande échancrure sciatique au-dessous duquel vient émerger le nerf ; en bas enfin, le pli fessier marque la limite inférieure.

Le point de Smirnoff est peu éloigné de cette région, il présente par conséquent des inconvénients ; en outre, il est situé près de l'articulation, et répond à une région musculaire peu épaisse, et riche en vaisseaux et en nerfs.

D'une manière générale, on admet qu'en dehors de cette zone on peut faire les injections dans tous les autres points. Pour des injections très rares (arsénobenzol), il est possible d'avoir un point de prédilection, mais pour des injections répétées (sels mercuriels) il faut varier les points, en évitant la partie de la fesse sur laquelle on s'assied et en s'efforçant de ne pas faire les injections trop près les unes des autres ; le malade lui-même renseignera sur les points plus ou moins sensibles ; enfin s'il s'agit d'une femme, on tiendra compte des frottements du corset et on opérera un peu au-dessous si possible de la région comprimée par lui.

D. Injections intra-veineuses. — *Le liquide injecté*. — La réaction ici importerait beaucoup. Les solutions acides, qui par la voie intra-musculaire ne seraient pas sans causer des accidents, devraient être, d'après la presque unanimité des auteurs, formellement écartées. Schreiber et Hering ont cru démontrer expérimentalement leur danger ; elles donnent avec le sang un précipité floconneux. Schottelius a publié un cas de mort avec symptômes dyspnéiques, survenu dix-huit heures après l'injection intra-veineuse d'une solution fortement acide de 0,80 d'arsénobenzol dans 100 centimètres cubes d'eau.

Cependant quelques auteurs restent fidèles à l'injection intra-veineuse acide, plus facile à préparer et évitant à l'organisme l'action propre de la soude.

Dans un travail récent, Ch. Fleig[1] de Montpellier, s'appuyant sur ses observations cliniques et sur ses recherches expérimentales, a cherché à établir la supériorité de l'injection acide.

Tous ceux qui ont l'habitude des injections intra-veineuses connaissent la tolérance remarquable de l'organisme pour les substances les plus diverses, minérales ou organiques, alcalines ou acides introduites directement dans le sang.

Duhot a renoncé aux solutions concentrées : 0,80 à 1 gramme de salvarsan pour 30 centimètres cubes de sérum artificiel. Fleig conseille une solution beaucoup plus étendue, 0,50 à 0,60 de salvarsan pour 250 à 300 centimètres cubes de solution salée, ce qui équivaut à une concentration en acidité de 0,33 pour 1.000 centimètres cubes.

Or, on peut injecter impunément, même en grande quantité, une solution d'acide chlorhydrique à 0,33 pour 100.

La partie la plus intéressante du travail de Fleig est celle où il étudie le sort du salvarsan dans le sang, après injection acide ou alcaline.

Par suite du mécanisme régulateur humoral de l'organisme, qui tend à ramener le sang à sa réaction normale d'alcalinité apparente, les solutions alcalines ou acides injectées sont immédiatement neutralisées et, dans *les deux cas*, il y a précipitation de la base du salvarsan : « Le composé arsenical en circulation dans le sang sera, de suite après la neutralisation du moins, le dioxydiaminoarsénobenzol, insoluble dans l'eau.

La neutralisation des deux molécules d'HCl du salvarsan ne provoque aucune précipitation des matières albuminoïdes ; les globules sanguins ne sont pas altérés, le plasma suffisant à assurer la neutralisation.

En résumé, quelle que soit la réaction de la solution injectée

1. Charles Fleig. Sur les injections intra-veineuses acides solubles et intra-veineuses neutres insolubles du dioxydiamino-arsénobenzol (606). *Montpellier médical*, nos 17, 18, 19 et 21 ; 23 et 30 avril, 7 et 21 mai 1911.

dans le sang ou les tissus, le salvarsan serait toujours précipité sous forme de fines particules insolubles, neutres, de dioxydiamino-arsénobenzol (examen du sang de la veine cave abdominale-chez le chien après injection dans une veine de la face dorsale du pied).

Duhot[1] continue à affirmer que la méthode acide jouit de la plus grande efficacité, quelle que soit la voie employée et si l'on se reporte aux statistiques publiées par cet auteur, par Spiethoff et par Goldzeigner[2], de Montpellier, il semble bien qu'il en soit ainsi. Si, d'autre part, nous avons obtenu de meilleurs résultats avec l'injection intra-musculaire qu'avec l'injection intra-veineuse, c'est principalement, la question de dose étant mise hors de cause, parce qu'avec notre technique, nous injections une émulsion monoacide.

Duhot ne recourt plus aux doses fortes dissoutes dans une petite quantité de liquide : 1 gramme de salvarsan dans 30 centimètres cubes de sérum artificiel ; aujourd'hui il recommande les *infusions acides à grande dilution*.

Le coagulum que provoque la solution acide de salvarsan mélangée avec le sérum sanguin est d'autant plus dense que la solution est plus concentrée, avec une forte dilution : 300 centimètres cubes de sérum physiologique pour 0,40 de salvarsan, c'est à peine si l'on distingue une opalescence du liquide.

L'action plus énergique sur l'endothélium veineux n'est que locale, par contre il se produit dans la circulation une action particulière sur les albumines du sérum, qui amène la formation d'albuminates, s'éliminant moins rapidement qu'une solution alcaline isotonique.

La dose doit être de 0,40 de salvarsan dissous dans 300 centimètres cubes de sérum physiologique à 0,5 p. 100. Elle est bien tolérée : chez quelques sujets, il se manifeste un certain degré de congestion de la face et un besoin d'air frais, qui ne durent que

1. R. Duhot. Méthode des infusions intra-veineuses acides à grande dilution, dans le traitement de la syphilis par le salvarsan. Bruxelles, Derenne, 1911.

2. Goldzeigner. *Thèse Montpellier*, 1911.

quelques minutes. La fièvre est plus rare, moins intense et plus courte qu'avec l'injection alcaline. La diarrhée, les vomissements, sont rares; il y a parfois le lendemain un certain degré d'asthénie.

A doses plus fortes, la congestion de la face est plus marquée. Il n'y a jamais de syncopes. Le cœur est peu influencé; il n'y a pas de gêne de la respiration même à la dose de 0,50; la dose de 0,60 est plus difficile à supporter sans malaise, c'est la dose limite, qu'on ne doit employer que chez les sujets jeunes bien constitués.

L'injection doit être répétée 4 à 5 fois pendant le premier mois de la cure.

Elle est indolore, à la condition de ne pas pénétrer dans le tissu cellulaire sous-cutané; la solution doit être préparée extemporanément. Le point capital de la technique est de ne donner que 30 centimètres de pression, afin de faire pénétrer le liquide avec beaucoup de lenteur.

Le seul accident est parfois une induration localisée de la veine. Duhot n'a jamais observé de thrombose à distance.

L'état du cœur et des vaisseaux constitue la seule contre-indication vraie. Il vaut aussi mieux s'abstenir dans les hémiplégies récentes. La statistique de Duhot porte sur 260 cas.

C'est la même conclusion que celle de Spiethoff[1] : activité plus grande, absence de récidive, transformation rapide de la réaction de Wassermann. Les injections alcalines doivent être plus souvent renouvelées, elles donnent plus de réaction et exposent surtout aux neuro-récidives.

Spiethoff prépare ainsi le liquide d'injection : il dissout le salvarsan dans la solution physiologique de chlorure de sodium dans la proportion de 40 grammes de solution pour 0,1 de salvarsan et il ajoute goutte par goutte de la solution normale de soude jusqu'à ce qu'apparaisse une légère opalescence.

1. Spiethoff. Zur Frage der sauren oder alcalin. venös. Salvarsan-infusionen. *Münch. med. Woch.*, n° 32, p. 1724, 8 août 1911.

Nous avons déjà mentionné, d'après les auteurs, les accidents qui s'observent avec les solutions non suralcalinisées.

C'est donc avec les solutions hyperalcalines que l'on a jusqu'à présent surtout pratiqué l'injection : la solution doit être claire, limpide, jaune clair.

La quantité de liquide variera suivant la dose, 30 à 50 centimètres cubes par 0,10 de salvarsan. Nous avons adopté comme règle générale la dilution de 50 centimètres cubes pour 0,10.

Le liquide devra être tiède à 38°, mais il est difficile souvent d'obtenir d'une façon précise cette température. On se souviendra qu'une injection plus froide que 38° est mieux tolérée en général qu'une injection plus chaude, qui peut amener des troubles vasomoteurs (rougeur de la face) et être suivie de tendance au collapsus.

Le titre de la solution physiologique chlorurée le plus couramment employé est de 9 pour 1000. Elle ne paraît pas être hypertonique à l'égard du sang humain. On a conseillé des titres différents.

Mayer[1] croit que la solution à 5 pour 1000 est à préférer; Marschalko[2] préconise les solutions chlorurées à 4-6 pour 1000 non hypertoniques qui seraient bien mieux supportées.

Nous nous sommes toujours servis de la solution salée physiologique ordinaire.

La longue pratique des injections intra-veineuses de sérum salé physiologique nous a appris, depuis plus de vingt ans, qu'elles déterminent parfois une assez violente réaction fébrile et que le meilleur moyen d'éviter cette réaction est de n'employer : 1° que du chlorure de sodium chimiquement pur; 2° de ne le dissoudre que dans de l'eau aussi récemment distillée que possible. Si l'eau distillée des pharmacies, convenablement stérilisée, est dépourvue d'organismes vivants, il ne faut pas oublier que ceux-ci se multiplient dans l'eau distillée depuis un certain temps. Si la stérilisa-

1. Mayer. Salvarsan und Hämolyse. *Deutsche med. Woch.*, n° 21, 1911.
2. Marschalko. *Deutsche med. Woch.*, n° 12, 1911.

tion par la chaleur les tue, elle laisse subsister par contre des toxines qui peuvent avoir une action pyrétogène.

Fleig a proposé de remplacer le chlorure de sodium par du glucose. En raison des difficultés de la stérilisation, c'est une méthode à repousser.

On a imaginé bien des *appareils* pour l'injection intra-veineuse. Leur seule description augmenterait singulièrement les dimensions de cet ouvrage.

Il nous semble préférable d'exposer les principes essentiels qui ont guidé les auteurs.

Trois procédés s'offrent pour introduire la solution médicamenteuse dans la circulation : le *premier*, le plus ancien, celui que nous avons appris auprès du professeur Hayem, utilise la pression obtenue simplement par l'élévation du récipient (0,50 à 1 m, 50). Ce procédé est simple, puisqu'il n'exige qu'un tube de caoutchouc et un récipient quelconque, à la rigueur un entonnoir ; le *second* utilise la pression obtenue, en comprimant de l'air au-dessus du niveau du liquide, dans le récipient fermé qui renferme la solution ; le *troisième* utilise directement la pression exercée par le piston d'une seringue.

Le second procédé expose à la pénétration de l'air à la fin de l'injection, mais il est assez facile d'éviter la possibilité de cet accident par un dispositif qui complique un peu l'appareil.

Le troisième procédé ne met pas non plus complètement à l'abri de cet accident.

Ces deux derniers procédés ont en outre le grave inconvénient de faire pénétrer le liquide dans la veine sous une pression irrégulière, qu'il n'est pas toujours facile de mesurer d'une façon à peu près exacte. Lorsque, par suite d'un accident, le liquide coule en dehors de la veine, on peut avoir pour les raisons que nous venons d'exposer de graves mécomptes.

Comme exemple d'appareils basés sur le premier procédé, en voici un très simple et mettant bien à l'abri du contact de l'air.

C'est un simple ballon de verre renforcé, ou une bouteille conique de 200 à 500 centimètres cubes, fermée par un bouchon de caoutchouc percé de deux trous à travers lesquels on introduit deux tubes de verre ; l'un court, terminé à son extrémité extérieure par une tétine destinée à la mise en place du tube de caoutchouc ; ce tube doit être enfoncé de façon à déborder d'un demi-centimètre le niveau du bouchon ; son extrémité est protégée par un chapeau de gaze ordinaire ; l'autre long, allant jusqu'au voisinage du fond du ballon et terminé à l'extérieur par une pointe effilée fermée à la lampe. Dans le flacon sont les perles de verre destinées à favoriser la dissolution du sel.

Lorsque le liquide est préparé à la température convenable, après avoir ajusté le tube de caoutchouc, on renverse le ballon de façon que la base soit représentée par le bouchon de caoutchouc ; on attend quelques instants de telle façon que s'il existe quelques particules non dissoutes, elles tombent dans la partie du col du ballon placée à un niveau inférieur à celui du tube de verre injecteur. Il suffit alors de briser la pointe du tube d'aération pour que le liquide s'écoule.

Voici donc un appareil simple, mettant à l'abri du contact prolongé de l'air, qui n'expose ni à l'injection des particules d'ouate mise pour éviter précisément les souillures par l'air, ni à l'injection d'air. Il peut en outre être facilement fixé à la hauteur voulue. Mais il ne permet pas l'injection, avant ni après, de sérum physiologique.

L'appareil d'Hauptmann[1] répond bien à ce desiderata, mais il est compliqué : il se compose de deux récipients accolés l'un pour le sérum, l'autre pour le salvarsan. Ces deux récipients s'adaptent à un seul robinet de verre, que l'on peut manœuvrer de telle sorte que ce soit à volonté le sérum ou le salvarsan qui s'écoule dans la veine. L'appareil de Benario repose sur le même principe.

Voici maintenant l'appareil simple et facilement stérilisable dont nous nous servons, sans jamais avoir eu le moindre ennui.

Le liquide est préparé dans une éprouvette de verre graduée de

1. H. Hauptmann. *Münch. med. Woch.*, n° 12, 1911.

300 centimètres cubes, à large pied, dont l'orifice supérieur, muni d'un bec, est fermé par un bouchon de verre rodé ; on agite le salvarsan dans 40 à 50 centimètres cubes de solution salée physiologique. La présence de perles de verre facilite la dissolution : on verse la solution acide ou alcaline, préparée comme nous l'avons indiqué précédemment, dans un tube entonnoir, gradué, terminé

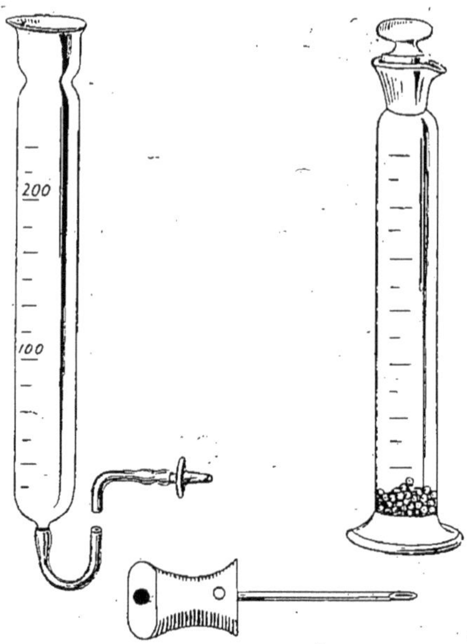

Fig. 4. — Instrumentation du Dr Paul-L. Tissier, pour les injections intra-veineuses.

à sa partie inférieure par une tétine sur laquelle on fixe un tube de caoutchouc de $1^m,50$ de longueur. Ce tube porte à 20 ou 30 centimètres de ses deux extrémités un index en verre, ce qui permet à la fin de l'injection de se rendre compte du niveau du liquide. Son extrémité inférieure est munie d'un ajutage qui s'adapte facilement à l'aiguille.

Les modèles du second type sont nombreux. Ils se sont de plus en plus compliqués pour éviter tout danger de pénétration d'air : nous citerons l'appareil de Wechselmann et celui de H. Plœger[1],

1. H. Plœger. Beiträge zur Technik der intra-venös. Salv.-injekt. *Münch. med. Woch.*, n° 20, 16 mai 1911.

qui a comme particularité : *a*. de permettre à volonté l'injection de sérum salé et celle de la solution de salvarsan et *b*. de n'avoir aucun raccord de caoutchouc entre l'aiguille et le réservoir de verre.

L'appareil d'Iversen[1] est de tous le plus simple : c'est un flacon ordinaire fermé par un bouchon de caoutchouc à travers lequel passent deux tubes, l'un allant jusqu'au fond du vase et sur lequel s'adapte le tube de caoutchouc qui conduit le liquide à l'aiguille, l'autre par lequel s'exerce la pression obtenue par une double poire — analogue à celle du galvano-cautère.

Le modèle du troisième type le plus répandu est celui décrit par Schreiber et Stühmer[2]. L'aiguille est munie d'un robinet à double effet. On peut donc alternativement aspirer le liquide contenu dans un récipient voisin et l'injecter dans la veine.

Schreiber se sert d'une seringue de Lüer en cristal. La canule construite par B.-B. Cassel est coudée en forme de baïonnette ; audevant de sa partie recourbée est fixée une plaque striée qui permet de la maintenir facilement avec les doigts. Elle est terminée par un robinet à trois voies de telle sorte que l'on peut, en manœuvrant ce robinet, soit aspirer dans la seringue la solution d'arsénobenzol, soit l'injecter dans la veine.

Schreiber conseille d'injecter d'abord une petite quantité de sérum physiologique pur et de terminer de même l'injection. On se rend facilement compte ainsi si l'aiguille est bien placée dans la veine et on évite ensuite l'action locale irritante de l'arsénobenzol. L'injection faite avec l'entonnoir sous une pression uniforme et continue me paraît dans ce but de beaucoup préférable.

Wechselmann conseille d'interposer entre la seringue et la canule de Schreiber un tube de caoutchouc muni d'un index de verre, ce qui évite les déplacements de l'aiguille au moment des manœuvres du robinet et de la seringue.

1. J. Iversen. *Münch. med. Woch.*, n° 8, 21 février 1911.

2. A. Stühmer. Unsere Technik der intra-venösen Salvarsan-injektion. *Münch. med. Woch.*, n° 5, 31 janvier 1911.

La manœuvre de ces appareils est quand même loin d'être simple et risque de déplacer l'aiguille.

L'injection est en outre moins régulière, elle se fait sous des pressions essentiellement variables d'un moment à l'autre.

Les avantages sont cependant réels : facilité de s'assurer de la bonne situation de l'aiguille en aspirant un peu de sang ; la même manœuvre permet d'éviter l'ennui que donne parfois la coagulation du sang dans l'aiguille ; facilité de commencer et de terminer l'injection par une certaine quantité de solution chlorurée physiologique ; enfin, moins de chances de léser la paroi veineuse qu'avec les aiguilles droites, surtout lorsqu'il s'agit d'une veine étroite, à parois minces.

Si l'instrumentation que nous préconisons est simple, facile à stériliser, elle est fragile et un peu encombrante. Nous la préférons cependant à toutes les autres parce qu'il donne la facilité de graduer à volonté et sans à-coup la pression sous laquelle on injecte, mais surtout et nous en dirons tout à l'heure les raisons, parce qu'elle permet de commencer et de terminer l'opération par l'injection de solution salée physiologique.

L'aiguille : on a conseillé les modèles les plus divers. Nous avons déjà mentionné celle de Schreiber (Cassel) coudée en forme de baïonnette et munie d'une plaque.

On peut se servir des aiguilles ordinaires de calibre moyen, mais la plupart des fabricants ont imaginé des aiguilles volumineuses à tête en forme de cube ou de parallélipipède rectangle.

Nous nous trouvons très bien d'une aiguille à tête très grosse à forme de parallélipipède un peu aplati, excavé sur ses deux faces latérales minces qui sont striées.

Le biseau est court et taillé dans le plan de l'une des faces, la face portant un index que l'on tiendra en haut au moment de l'introduction dans la veine.

Cette aiguille tient bien en main, facilite beaucoup la pénétration dans la veine et une fois en place ne risque pas de se déplacer et de léser la paroi.

Il faut absolument rejeter les aiguilles en acier qui sont rapidement mises hors d'usage et ne causent que des ennuis dès qu'il y a un peu d'oxydation de leur lumière, ce qui ne tarde pas. On se servira donc exclusivement d'aiguilles en platine.

Benario[1] a eu l'idée pour éviter toute blessure possible de la paroi d'introduire dans la lumière de l'aiguille, une fois qu'elle a pénétré dans l'intérieur du vaisseau, une canule ordinaire. Löb et Kausch ont adopté une canule analogue. Meirowski[2] a proposé un simple trocart.

En outre de l'instrumentation que nous avons décrite on aura :

1° Un flacon de teinture d'iode pour désinfecter la peau ;

2° Un gros tube de caoutchouc pour réaliser la constriction du bras[3] ;

3° Une pince de bois ou de métal pour maintenir le tube constricteur en place ;

4° Un flacon de 500 centimètres cubes de solution salée physiologique préparée avec de l'eau très récemment distillée et du chlorure de sodium chimiquement pur.

5° Un grand réservoir rempli d'eau à 40 degrés dans lequel on mettra le flacon de solution salée pour le porter à la température convenable ;

6° Un bistouri pour aller à la découverte de la veine, au cas rare où il serait impossible d'y pénétrer directement ;

7° Une aiguille enfilée pour faire un point de suture une fois l'injection terminée lorsqu'on est obligé d'inciser la peau ;

8° Une boîte de gaze et une bande de crêpe.

Introduction de l'aiguille dans la veine.

En dehors de la multiplicité des appareils, l'injection intra-vei-

1. J. Benario. *Münch. med. Woch.*, n° 1, 21 février 1911.

2. E. Meirowski. *Münch. med. Woch.*, n° 2, 10 janvier 1911.

3. A défaut du tube de caoutchouc, on peut se contenter, après avoir protégé la peau avec un morceau de gaze ou de linge fin, d'un simple ruban ou d'une serviette de toile solide que l'on noue en ayant soin de ne pas serrer. Une pince hémostatique ou une tige de métal ou de bois est passée dedans de façon à soulever un pli que l'on tord à volonté, jusqu'à ce que le pouls radial devienne à peine perceptible.

neuse soulève beaucoup d'autres remarques : Il faut d'abord bien retenir ceci : c'est que si rien n'est plus facile que de pénétrer dans la veine dans un cas simple, la pénétration et la mise en place de l'aiguille sont parfois singulièrement délicates : sujets gras, ou à veines grêles ou peu saillantes, etc.

On a donc imaginé bien des artifices. Tout d'abord, il importe d'obtenir la saillie maxima de la veine ; ce n'est pas que la dénudation de la veine soit un bien gros ennui, mais il est préférable de l'éviter, malgré l'avis contraire de Weiler, de Brauss et de v. Notthaft. Nous la reconnaissons cependant nécessaire chez certains sujets et nous avons déjà dû y avoir recours chez 5 malades.

Pour cela nous traçons une ligne qui coupe perpendiculairement à sa direction la veine choisie. Avec le doigt, nous réclinons latéralement la veine et d'un coup de bistouri on fait sur la ligne marquée une incision de 3 à 4 centimètres de longueur, intéressant la peau et le tissu cellulo-adipeux sous-cutané ; la veine apparaît au fond de la plaie et il est facile alors d'introduire l'aiguille. L'injection terminée, on suture et on ferme. La petite plaie est rapidement cicatrisée.

Il vaut mieux, en cas d'échec répété de la ponction percutanée, recourir à ce procédé simple de petite chirurgie réellement très peu douloureux, que de s'acharner, de fatiguer le malade et parfois d'être obligé de remettre l'injection.

Pour la constriction au niveau de la partie inférieure du bras, on a proposé, pour remplacer le simple tube de caoutchouc, des manchons plus ou moins compliqués (Recklinghausen, F. Moritz[1]), permettant la constriction progressive, jusqu'à ce que la pulsation radiale soit diminuée.

On a encore imaginé de refouler le sang de l'avant-bras vers les veines du pli du coude à l'aide de la bande d'Esmarck.

La flagellation légère, la friction à l'éther sont de petits moyens utiles à connaître pour amener la turgescence des veines.

1. F. Moritz. *Münch. med. Woch.*, n° 8, 21 février 1911.

Le simple tube de caoutchouc nous a toujours suffi ; nous le serrons d'abord jusqu'à ce que le pouls radial disparaisse et nous le desserrons ensuite de façon à le laisser reparaître. La turgescence des veines est alors rapide ; on peut faire pendre le bras et demander au malade de contracter les muscles de la main.

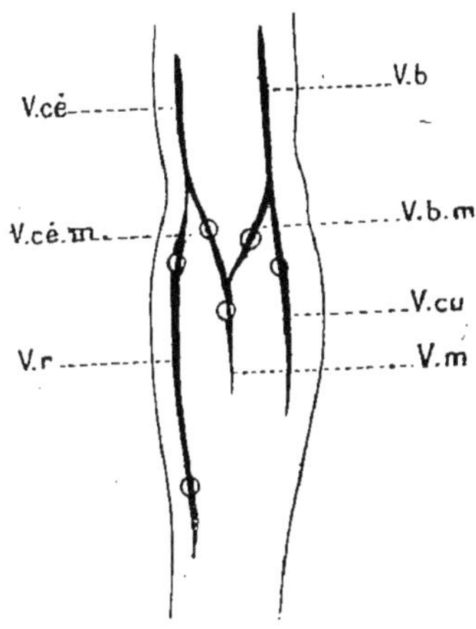

Fig. 5. — Avant-bras droit.
V. cé. Veine céphalique ;
V. cé. m. Veine céphalique médiane ;
V. r. Veine radiale ;
V. b. Veine basilique ;
V. b. m. Veine basilique médiane ;
V. cu. Veine cubitale :
V. m. Veine médiane.

Le malade sera couché pour éviter la possibilité d'une syncope chez les sujets nerveux.

Il est plus commode de choisir le bras droit.

Quelle veine prendre ? En règle générale, la plus saillante et la plus facilement accessible. C'est habituellement une des veines du pli du coude, mais souvent nous préférons une veine de l'avant-bras. S'il pénètre quelques gouttes de la solution injectée, les suites sont moins douloureuses et moins gênantes qu'au niveau du pli du coude.

Une fois la veine repérée, on passe au niveau du point choisi une couche de teinture d'iode, on saisit l'aiguille et on la pousse franchement à travers la peau, le biseau en haut, dans la direction de la veine. Il ne faut pas oublier que malgré son apparence superficielle la veine n'est atteinte qu'après un trajet parfois assez long. Il faut éviter de l'allonger encore en abaissant par trop la tête de l'aiguille. En second lieu, il ne faut pas se fier à la vue seule ; même très saillante il peut arriver que la veine fuie devant l'aiguille ; il faut alors fixer la veine sur place, entre le pouce et l'index ; d'autres fois, chez les femmes grasses surtout, on voit difficilement la veine, mais le doigt permettra presque toujours de la trouver sous la forme d'un cordon mou.

L'issue du sang par l'aiguille annonce que l'on a pénétré dans la veine ; ce n'est pas suffisant, il faut, tenant alors l'aiguille horizontale, pénétrer assez loin dans la lumière de la veine, de façon que la pointe de l'aiguille s'y meuve librement.

Il suffit alors d'introduire l'embout qui termine le tube de caoutchouc dans la lumière de l'aiguille et de commencer l'injection; en même temps, on n'oubliera pas d'enlever la pince qui maintient en place le tube constricteur.

Il se produit parfois immédiatement après l'introduction de l'aiguille une tuméfaction : hématome. Cela est dû en général à ce que l'on n'a pas retiré le lien constricteur de caoutchouc assez vite et plus habituellement encore à ce que l'on a transfixé la veine. Il est préférable alors de retirer l'aiguille.

Pendant l'introduction de l'aiguille, l'aide a versé 50 centimètres cubes environ de solution chlorurée physiologique dans le tube-entonnoir à 38°; on laisse s'écouler une petite quantité de liquide, avant de fixer l'embout dans la lumière de l'aiguille pour éviter l'injection d'air. Il peut arriver alors que l'aide élève le tube-entonnoir, que l'écoulement se fasse mal ou s'arrête, en même temps qu'une tuméfaction, une boule, se forme et grossit au niveau du point injecté.

Il y a beaucoup de chances alors que le liquide passe dans le tissu cellulaire et il faut immédiatement retirer l'aiguille. La simple mise en place de l'embout, un mouvement du malade, a pu réaliser la transfixion, surtout si l'on se sert d'une aiguille mal appropriée.

Si l'on avait de suite injecté la solution d'arsénobenzol, la pénétration dans les tissus péri-veineux aurait eu des conséquences plus sérieuses : douleur immédiate persistant parfois plusieurs jours, induration, quelquefois même nécrose et thrombose. C'est pourquoi nous considérons comme indispensable de commencer par l'injection de la solution salée physiologique.

Si rien ne se produit, si l'écoulement est régulier, on verse dans le tube-entonnoir, avant que le niveau de la solution salée ait atteint l'extrémité inférieure de l'entonnoir, la solution d'arsénobenzol. L'aide lève plus ou moins haut (0,50 en général) l'entonnoir de façon à ce que l'injection ne soit pas trop rapide. Il est exceptionnel qu'elle dure plus de cinq minutes; pendant ce temps, on surveille et on interroge le malade qui ne doit rien ressentir.

Au moment où la solution va arriver à la partie inférieure du tube-entonnoir, on y verse encore environ 50 centimètres cubes de solution chlorurée physiologique tiède. L'injection de ce liquide de lavage est d'une réelle importance. Elle évite les douleurs le long du trajet de la veine, les thromboses, les phlébites localisées et aussi l'irritation de la paroi veineuse, du tissu cellulaire et de la peau par le liquide qui s'écoule au moment où l'on retire brusquement l'aiguille.

Il suffit alors d'appliquer sur la piqûre un carré de gaze ou d'ouate stérilisée et de le maintenir avec une bande de crêpe pendant quelques heures.

Le malade peut se lever, mais on doit lui recommander la diète absolue et, si possible, le repos au lit pendant vingt-quatre heures, en prévision des manifestations réactionnelles possibles que nous étudierons plus loin.

En terminant, il convient peut-être d'insister encore sur la nécessité absolue d'une asepsie parfaite et sur ce second point qu'il s'agit d'une intervention facile, mais nécessitant une instrumentation dont on soit sûr et une connaissance parfaite de la technique, connaissance que l'on doit d'abord chercher à acquérir en pratiquant par exemple la ponction veineuse, en vue de recueillir du sang pour la réaction de Wassermann. Le seul et le gros reproche à faire à la méthode, c'est qu'elle est difficilement réalisable par le praticien qui n'a que de rares occasions de l'appliquer.

VIII

AVANTAGES ET INCONVÉNIENTS DES DIVERSES MÉTHODES

Il est difficile à l'heure actuelle de porter un jugement définitif sur les diverses méthodes d'administration de l'arsénobenzol.

Il est certain qu'elles répondent à des indications diverses, que si l'on veut frapper fort et vite (syphilis maligne), c'est aux injections intra-veineuses qu'il convient de recourir; mais les injections intra-musculaires peuvent parfaitement convenir toutes les fois qu'on se trouve en présence de lésions non menaçantes des périodes secondaire et tertiaire, toutes les fois qu'il y a intérêt à instituer une médication d'intensité moyenne, mais à action prolongée.

A propos du traitement de la syphilis à ses diverses périodes et dans ses manifestations, nous aurons à préciser les indications des différentes méthodes.

Pour le moment, nous devons dire que, sauf dans certaines conditions, nous avons obtenu des résultats aussi bons avec l'injection intra-musculaire qu'avec l'injection intra-veineuse, qui garde toutefois le gros avantage de n'exiger qu'un repos très court et aussi celui de ne provoquer ni douleurs ni induration.

Aux injections solubles, acides ou alcalines, toujours douloureuses, nous préférons les injections de l'émulsion préparée comme nous l'avons indiqué en détail; injectée avec les précautions indiquées plus haut, cette émulsion n'est pas douloureuse. Elle ne provoque qu'une induration minime, peu persistante si l'on applique une technique sévère et si l'on exige du malade cinq ou six jours de repos.

Il est certain que les accidents locaux sont ici moins communs qu'avec les injections solubilisées et que l'enkystement y est beaucoup moins fréquent.

Les injections huileuses déterminent en général peu de phénomènes douloureux, surtout avec les petites doses. C'est assurément la méthode le plus à la portée du praticien et elle est d'une application très simple ; s'il y a des foyers de nécrose ou des abcès, ils sont faciles à soigner et peu dangereux; enfin la résorption est certainement plus rapide et plus marquée, au moins pendant les premiers jours, c'est-à-dire jusqu'à l'encapsulement dans une coque inflammatoire.

Mais nous ne saurions oublier, ni l'infiltration, légère il est vrai, qui est la règle, ni l'enkystement, etc. qui peuvent s'observer même lorsque l'on a évité les erreurs de technique : introduction d'une grosse dose dans le derme ou le fascia qui, en raison de leur faible vascularisation, de leur non-extensibilité gênent la résorption et favorisent l'action irritante locale de l'arsenic.

Si l'on tient compte de son efficacité dans certains cas déterminés, la méthode des injections huileuses sous-cutanées mérite d'être conservée. Par contre, il faut actuellement repousser l'injection sous-cutanée de solutions ou d'émulsions aqueuses.

En général cependant, on doit le plus souvent, — et nous spécifierons plus loin les cas — préférer l'injection intra-veineuse.

Le professeur Ehrlich a conseillé vivement, surtout depuis un an, à tous ceux auxquels il a bien voulu confier l'étude thérapeutique de l'arsénobenzol, de recourir de préférence à cette voie.

Cette méthode a de multiples avantages : technique facile, absence de douleurs, rapidité d'action, non-immobilisation des malades, etc.

Mais d'autre part, il faut bien faire remarquer qu'elle demande de la part du médecin une certaine expérience et l'observation stricte des règles de l'asepsie ; comme nous le verrons plus loin, elle provoque dans un certain nombre de cas des frissons, de la diarrhée, des vomissements, etc. Enfin, d'après les auteurs, la réaction fébrile est beaucoup plus fréquente et plus vive.

Sans parler de la pénétration du liquide injecté dans le tissu cellulaire sous-cutané, pénétration qui ne relève que d'une faute de technique, il faut signaler l'action irritante locale sur la paroi veineuse qui peut avoir pour conséquence une phlébite segmentaire, localisée, assez persistante.

Enfin, à en juger par notre statistique personnelle, les récidives sont plus fréquentes qu'avec les injections intra-musculaires. Est-ce en raison des doses plus faibles employées dans ce cas, est-ce en raison de la plus grande rapidité de l'élimination : les deux opinions sont valables ; rappelons seulement qu'avec les injections intra-veineuses, le salvarsan peut s'éliminer en nature par l'urine et renvoyons pour plus de détails au chapitre où nous avons étudié l'élimination du salvarsan injecté.

Wechselmann a fait remarquer que la syphilis n'est pas une maladie du sang et que le passage rapide et à haute dose de l'arsénobenzol dans la circulation, s'il tue bien les spirochètes du sang, touche moins ceux qui sont en foyers plus ou moins nombreux dans les tissus, souvent même protégés par une circulation diminuée.

Wechselmann ajoute, qu'au moins *in vitro*, la solution alcaline employée n'est pas sans altérer les globules rouges. L'examen du sang et du sérum des malades injectés par la voie veineuse ne nous a rien fait constater de semblable. Cependant l'étude spectroscopique des urines nous a permis, surtout le deuxième et le troisième jour, d'y trouver de fortes proportions d'urobiline ; cette urobilinurie s'explique, d'après nous, par une destruction globulaire exagérée et une lésion anatomique ou fonctionnelle de la cellule hépatique. Ajoutons de suite que nous avons retrouvé aussi de l'urobilinurie, mais certainement moins massive, après les injections intra-musculaires.

Après avoir été chaud partisan des injections intra-musculaires, nous devons déclarer maintenant que, impressionnés par les conseils d'Ehrlich, nous n'utilisons régulièrement que l'injection intra-veineuse dans certains cas déterminés : *a*) chancre ; *b*) syphilis secondaire floride ; *c*) syphilis maligne précoce, avec ou sans fièvre, avec ou sans déterminations viscérales ; c'est dans des faits de syphilis maligne, avec fièvre et déterminations viscérales (rein en particulier) que nous avons obtenu les meilleurs résultats ; *d*) manifestations syphilitiques menaçantes pour la vie (quelle que soit la période), en particulier dans certaines formes de syphilis du système nerveux ; *e*) syphilis médullaire, le passage de l'arsenic dans le liquide céphalo-rachidien semblant se faire mieux qu'avec les autres méthodes.

Dans les autres cas, nous avons fréquemment recours à la méthode intra-musculaire.

IX

RÉSULTATS

Il est aujourd'hui hors de toute contestation que l'arsénobenzol est le médicament qui agit le plus sûrement et le plus vite sur les lésions syphilitiques et qu'il représente la médication la plus efficace, la médication de choix.

Nous exposerons en détail, dans la dernière partie de cet ouvrage, son action sur les diverses manifestations de la maladie, bornons-nous à dire pour le moment que sous son influence, on voit le chancre se cicatriser en quelques jours, l'induration et les adénopathies s'atténuer et disparaître lentement, les plaques muqueuses, les condylomes, les syphilides cutanées s'effacer dans un temps infiniment plus court qu'avec le traitement mercuriel le plus intensif, les gommes, les infiltrations scléro-gommeuses ou scléreuses fondre en moins d'une semaine ; les troubles généraux (fièvre, céphalée, douleurs, etc.) se calmer d'une façon presque immédiate.

Et tout cela, sans qu'il y ait d'atteinte ni des diverses fonctions, ni de la nutrition ; au contraire, l'amélioration rapide de l'état général est la règle.

L'action curative du salvarsan est due d'abord bien entendu à l'arsenic renfermé dans la molécule d'arsénobenzol, à l'état trivalent, c'est-à-dire le moins toxique, et peut être aussi aux restes orthoamide et hydroxyle.

Notons en passant l'action extraordinairement rapide (quelques heures) sur l'élément douleur (dysphagie, céphalée, douleurs osseuses) qui ne paraît pas relever directement de l'action spirillicide, mais bien de l'action directe du salvarsan sur les toxines neuro-irritantes sécrétées par les parasites; l'action dans les lésions où s'est surajoutée une infection mixte ; l'action résolutive énergique sur les infiltrations ; l'action favorisante remarquable sur l'épidermisation des surfaces ulcérées.

L'activité du salvarsan sur des infections diverses s'explique sans doute en raison des trois groupements arsenic, orthoamide, hydroxyle qu'il renferme.

Si nous avons résumé très rapidement et très incomplètement les effets de la nouvelle thérapeutique, préférant laisser parler les statistiques, nous insisterons ici sur le revers de la médaille et nous donnerons en détail, sans chercher à rien atténuer, le tableau des accidents survenus à la suite du traitement.

C'est qu'en effet nous considérons cela non seulement comme un devoir de probité scientifique, mais encore comme une nécessité et comme un enseignement précieux.

Bien connaître les accidents, c'est apprendre à les éviter, c'est aussi affirmer que s'ils sont parfois impossibles à prévoir, la plupart ne relèvent que de l'inexpérience du médecin, ou de la non-observation des règles établies, soit en ce qui concerne la préparation et l'injection du remède, soit en ce qui concerne le malade lui-même.

Toutes les fois que l'on veut, en médecine, exercer une action décisive, il faut s'adresser à des médicaments qui, du fait même de leur grande activité, présentent le plus souvent une toxicité élevée; c'est le cas pour la digitale, la quinine, le mercure [1] et combien d'autres, qui sont alternativement des médicaments héroïques ou des poisons redoutables.

Est-ce que l'intervention chirurgicale n'est pas sans danger? est-ce que l'anesthésie chloroformique n'a pas un bilan assez élevé de cas mortels : 1/2070 dans les milieux hospitaliers (Ehrlich)[2]. Et cependant qui donc songerait à condamner toute opération chirurgicale, qui donc voudrait renoncer aux bienfaits de l'anesthésie?

Il suffit, dans chaque cas déterminé, d'évaluer les avantages que doit attendre le malade et, après un examen attentif de son état, les risques qu'il court.

Il est des médicaments jugés universellement inoffensifs, la phénacétine, par exemple. Est-ce que ce médicament, à doses classiques, c'est-à-dire universellement et quotidiennement utilisées, n'a pas à son passif des accidents graves et même mortels?

Évidemment, les efforts des chimiothérapeutes qui partant de l'arsenic et de l'atoxyl, corps essentiellement dangereux, sont arrivés à désintoxiquer l'arsenic en exaltant ses propriétés spirillicides, ont réalisé une œuvre entre toutes méritoire et diminuant considérablement les aléas courus par le malade.

Mais il ne faut pas oublier que chez l'homme même, dans un état de santé parfait, il faut compter avec l'hypersensibilité préexistante, avec l'idiosyncrasie, malheureusement difficile à prévoir. Toutes les fois que la chose est possible, nous faisons quelques jours avant l'injection l'épreuve de la cuti-réaction. Mais cette précaution est-elle

1. Rien qu'avec l'huile grise, nous avons pu relever 80 cas de mort et combien ne sont pas publiés!

suffisante alors que nous savons qu'il faut toujours se tenir en garde vis-à-vis des malades déjà traités : c'est le cas pour les syphilitiques antérieurement traités par diverses combinaisons arsenicales ; il se développe parfois alors une hypersensibilité dangereuse, tandis que pareil phénomène ne se produit pas, en général, malgré la répétition des doses avec l'arsénobenzol.

On a d'ailleurs beaucoup exagéré la toxicité de l'arsénobenzol et le nombre des cas traités à l'heure actuelle suffit à démontrer combien les craintes que l'on a grossies aux yeux des malades et des médecins étaient mal fondées ; c'est que l'esprit se libère assez mal de certaines idées préconçues et qu'après l'épreuve de l'atoxyl, il était bien difficile de s'habituer à ne pas attribuer au salvarsan la toxicité de l'arsenic lui-même et cependant l'expérience a péremptoirement démontré que la toxicité de l'arsénobenzol est certainement inférieure à celle des préparations mercurielles couramment injectées (calomel, huile grise).

D'une façon générale, les accidents observés à la suite de l'emploi du salvarsan dépendent :

1° De l'action irritante sur les tissus qui s'explique par la réaction fortement acide et la constitution chimique de l'arsénobenzol.

2° De la technique de la préparation et de l'injection du médicament.

3° De la sensibilité (quotient réflexe de danger) de la dose du médicament et du sujet (quotient toxique).

Nous étudierons d'abord les accidents imputables directement à chacune des méthodes d'administration, puis les accidents communs à toutes les méthodes.

X

MANIFESTATIONS LOCALES

Injections sous-cutanées et intra-musculaires. — *Douleur*. — La douleur immédiate est très variable : à peu près nulle ou nulle avec les injections d'émulsion que nous préconisons, elle est assez marquée avec les injections solubles alcalines, etc., ordinairement forte avec les injections solubles acides, au point qu'on a conseillé l'injection préalable de novocaïne.

Dans ces derniers cas, la douleur persiste et atteint parfois un degré extrême : L'application locale de glace ne suffit pas toujours, bien que ce soit le meilleur traitement à instituer et souvent on est obligé de recourir à une injection de morphine, ce qui est traiter une intoxication, locale il est vrai, par un autre toxique et ainsi augmenter les chances d'accidents généraux.

Avec l'émulsion que nous conseillons, il est exceptionnel de constater une douleur immédiate. Lorsqu'elle survient, bien que parfaitement tolérable, elle a une signification (voir plus loin hypersensibilité).

Chez les sujets qui ne conservent pas le repos, la douleur peut réapparaître du troisième au cinquième jour au plus tard ; chez les patients qui gardent le lit, elle peut survenir du sixième au huitième et même dixième jour. Elle s'accompagne alors d'induration.

Induration. — Celle-ci fait à peu près complètement défaut chez les malades qui gardent le lit. Elle est cependant variable suivant les sujets, mais dans les cas habituels elle reste limitée, indolore et se résout en quelques semaines.

Abcès. — Même lorsque l'induration est énorme et fortement douloureuse, chez les sujets qui marchent dès les premiers jours, elle se résorbe spontanément (bains chauds et applications locales de glace qui calment rapidement la douleur) et toute incision qui ne ramène généralement en pareil cas que du sang est inutile ou nuisible, car nous avons remarqué que si l'incision calme bien la douleur, elle est en revanche d'une lenteur désespérante à se cicatriser.

Mais parfois, surtout avec les injections sous-cutanées, ou bien lorsque la technique de la préparation ou de l'injection est défectueuse on voit survenir assez tardivement — plus souvent d'après les faits que nous avons observés chez les tabétiques — un ramollissement, une sorte d'abcès, d'ailleurs aseptique, non fébrile et peu douloureux. Il n'apparaît en général qu'au bout de dix à vingt jours et quelquefois même plus tard et il semble qu'il ait des tendances d'autant plus marquées à acquérir un volume considérable qu'il survient à une date plus éloignée de l'injection.

Il faut évidemment accuser ici une action locale toxique, nécrobiotique, de l'arsenic.

Ces abcès guérissent spontanément, dans la plupart de ces cas; quelquefois il se produit au point d'injection une petite escarre brune qui laisse suinter un peu de liquide lorsqu'elle tombe.

Il est certain que si l'on a bien soin d'éviter le contact du liquide injecté avec le derme cette croûtelle nécrotique et l'abcès ont beaucoup moins de chances de se produire.

En tout cas, il faut se garder de toute incision. Dans les cas extrêmes, une simple ponction suffit pour assurer une guérison rapide. Le liquide retiré est brun clair et contient de l'arsenic.

Nécrose. — C'est le même processus que dans le cas précédent, mais ici, souvent parce que l'injection a été trop superficielle, la peau est atteinte et de la même façon que lorsqu'on a recours aux pâtes arsenicales caustiques : escarre sèche, brun noirâtre, parfois déprimée, adhérente au fascia superficialis.

Le processus évolue aussi aseptiquement et le même traitement s'impose en l'absence de fièvre et de douleur notable — on protégera simplement la place nécrosée avec un carré de gaze stérile.

Comme tout à l'heure, l'incision est à éviter; elle met à jour une plaie anfractueuse d'étendue souvent considérable, qui ne se guérit que très lentement.

La foyer est en général stérile (Orth) et tend à la guérison spontanée.

L'observation rigoureuse d'une technique appropriée rend un tel accident exceptionnel. Pour notre part, nous en n'avons jamais observé.

Dans ces derniers temps, on est revenu sur ce point de la nécrose et l'on a publié à Berlin et à Francfort des observations de nécroses « colossales » très étendues : *dans les 16 cas traités, il s'agissait de prostituées.*

Comme nous l'avons dit il y a un instant, il est certain que l'arsenic, déposé dans le tissu cellulaire sous-cutané ou dans le muscle, exerce une action toxique nécrosante sur les éléments conjonctifs, les fibres musculaires, les nerfs, les vaisseaux, etc. Fischer prétend même que ces foyers de nécrose sont constants, mais que grâce à leur encapsulement ils ne provoquent habituellement pas d'accident. Ceux-ci paraissent plus graves chez le jeune enfant (Hauk).

Dans les grandes nécroses, il faut sans doute en même temps que l'action toxique du salvarsan, incriminer l'hypersensibilité des sujets et peut-être aussi des fautes de technique : mauvaise préparation qui permet l'altération plus ou moins rapide du salvarsan ; injection *dans le derme*, le fascia superficialis ou le périoste ; stérilisation incomplète, etc.

Car il est un fait à remarquer, c'est que pareils accidents semblent toujours survenir en série : pour qui après plus de 250 injections n'a observé ni abcès ni nécrose, il semble difficile de s'expliquer cette proportion de 9 nécroses très étendues observées par Dreuw sur 16 cas traités, bien qu'il s'agisse de prostituées.

On a pu étudier les foyers de nécrose soit après excision, soit chez des sujets ayant succombé en raison de leur maladie (Martius, Busse, Orth, Rössle[1], Merkel). L'examen a été fait soit quelques heures après l'injection, soit longtemps après (cas de Busse : cinq heures ; cas de Merkel, cinq mois après l'injection, chez un enfant de un an).

Merkel[2] a noté comme les auteurs précédents une nécrose totale et générale de tous les tissus (tissu cellulaire, muscles, nerfs, vaisseaux) au niveau de l'injection.

Le foyer nécrosé s'entoure d'une large zone d'infiltration riche en mononucléaires et en cellules plasmatiques. Ce qui caractérise absolument cette lésion, c'est l'absence complète de tout processus de régénération. Cette zone infiltrée disparaît très lentement et laisse le foyer nécrosé en contact direct avec les tissus sains, sans qu'on puisse, même à ce moment, reconnaître une tendance à l'organisation.

1. Rössle. *Aertzliche Verein München*, 14 décembre 1910.

2. Merkel. *Aertzliche Bezirkverein. Erlangen*, 22 nov. 1910.

Dans le foyer nécrosé, on trouve toujours des masses brunâtres plus ou moins volumineuses d'arsénobenzol.

A. Tryb [1], qui a démontré que l'arsénobenzol est un agent réducteur d'une extrême puissance, pousse plus loin l'analyse et précise l'action locale des injections acides, neutres et alcalines.

L'injection de la solution acide détermine une nécrose totale. Au niveau de la coque inflammatoire, il se produit une phagocytose active, en ce sens que les cellules plasmatiques et conjonctives et plus tard les cellules géantes absorbent le salvarsan. Un grand nombre d'entre elles sont ainsi détruites. Avec l'injection acide, l'action est nécrosante plutôt qu'irritante, aussi la résorption est-elle très lente.

L'injection de la suspension neutre donne en général les mêmes lésions, sauf que les granulations de salvarsan paraissent plus oxydées, plus brunes.

L'injection de la solution alcaline détermine une réaction beaucoup plus intense des tissus, à marche aiguë, inflammatoire, mais l'arsénobenzol disparaît rapidement.

Il ne faut pas oublier que les abcès consécutifs aux injections ne sont pas toujours stériles : sur les cas examinés par Max Neisser, deux seulement ne contenaient pas de microbes pyogènes ; dans un cas il existait des streptocoques et dans un autre des staphylocoques. Il est inutile d'insister sur la gravité de cette infection, non seulement au point de vue local, mais encore à celui des complications à distance, sans parler de l'influence qu'elle peut avoir sur la résorption du médicament.

Ce danger nous paraît beaucoup plus sérieux que celui des lésions nerveuses, faciles à éviter si l'on choisit bien le lieu d'injection, et que celui résultant de la thrombose vasculaire dans le foyer nécrosé (Gaucher et Gougerot [2]). Cependant Martius a publié un cas de mort consécutif à une embolie pulmonaire de cette origine et nous avons observé personnellement un cas d'embolie pulmonaire

1. A. Tryb. Die histolog. Veränderungen nach Salvarsaneinspritzung. *Biologische Abteilung der äerztlichen Verein in Hamburg*, 7 février 1911.

2. Gaucher et Gougerot. *Soc. de Dermat. et de Syphiligr.*, février et mars 1911.

capillaire survenue le troisième jour, brusquement, alors que le malade était dans un état parfait. Le point de côté violent, la gêne et l'angoisse respiratoire, seuls symptômes constatés (absence de fièvre), disparurent dès le surlendemain.

Enkystement. — L'enkystement implique le plus souvent, pour ne pas dire toujours, une faute grave de technique.

Non moins graves sont ses conséquences :

Rétention du médicament pouvant dépasser la moitié de la dose introduite : dès lors insuffisance d'action par suite de la trop faible quantité de médicament qui pénètre dans le sang : *Toutes les fois qu'il se manifeste une violente réaction locale, il faut admettre que le traitement ne peut pas donner son plein effet*[1].

Et ce n'est pas tout. Que devient le dioxydiamidoarsénobenzol dans un foyer d'enkystement? Ne peut-il y subir des transformations diminuant son électivité pour le tréponème et exaltant sa toxicité pour l'organisme ?

Si nous réfléchissons, d'autre part, que le professeur Ehrlich a expérimenté des centaines de composés organiques *très voisins* du dioxydiamidoarsénobenzol, qu'il a trouvé parmi ces corps, chimiquement tout à fait proches, d'une part des substances presque dénuées de toxicité et, d'autre part, des corps extrêmement toxiques; si nous nous rappelons que le 606 est une substance très instable, ne pouvant se conserver qu'à l'abri de l'air, n'est-il pas permis de craindre avec Ehrlich qu'il ne se forme, dans les foyers de nécrose, des combinaisons nouvelles d'arsenic, d'une toxicité formidable?

N'est-ce pas l'une des raisons qui peuvent expliquer les poussées fébriles et les exanthèmes toxiques survenant une ou plusieurs semaines après l'injection?

Sans parler des abcès tardifs, l'enkystement peut aboutir à la production de tumeurs kystiques, qui malgré les ponctions répétées ne cessent de croître et qu'on est amené à extirper : Pautrier et Eyraud-Dechaux en ont publié une observation, chez un

1. Paul-L. Tissier. *Bulletin général de Thérapeutique de Paris*, n° 24, 30 décembre 1900.

malade ayant reçu, dans quelles conditions? une injection dans la région interscapulaire [1].

Comme l'a fait remarquer Queyrat, c'est beaucoup plus le procédé employé que le médicament qu'il faut ici incriminer.

Injections intra-veineuses. — La douleur locale due à la piqûre est absolument négligeable; une douleur vive indique la pénétration de la solution dans les tissus périveineux; on se trouve alors dans les mêmes conditions qu'avec les injections sous-cutanées et le malade est exposé aux mêmes accidents : douleur persistante, souvent violente, induration habituelle, nécrose.

Nous avons vivement insisté sur la nécessité du lavage à l'eau salée physiologique après l'injection d'arsénobenzol, on évite ainsi toute irritation de la peau, du tissu cellulaire et surtout de la paroi veineuse; cette dernière provoque la formation d'un thrombus localisé qui peut être l'origine d'embolies graves et mêmes mortelles.

XI

MANIFESTATIONS GÉNÉRALES

Accidents communs. — Il s'agit ici d'accidents généraux. La réaction de l'organisme est beaucoup plus fréquente, plus rapide et plus intense avec la méthode des injections intra-veineuses.

Au bout d'une demi-heure parfois, d'une heure en général, quelquefois de deux et même de trois heures, certains malades éprouvent une sensation de froid et un malaise général; le grand frisson est rare, c'est habituellement un frissonnement plus ou moins prolongé. La température s'élève et atteint 38°, 39°, quelquefois même 40° et davantage.

Le malaise général s'accentue, les malades abattus se plaignent de maux de tête quelquefois violents, parfois de vertiges et il survient des vomissements, de la diarrhée; en général les sujets qui ont des vomissements abondants ont peu de diarrhée ou inversement. Le pouls est toujours rapide.

1. Pautrier et Eyraud-Dechaux. *Société de Dermatol. et de Syphiligr.*, février, mars 1911.

Il existe parfois une tendance au collapsus. L'albuminurie est assez rare et passagère.

Au bout de cinq à six heures en général, de douze heures quelquefois, exceptionnellement de vingt-quatre heures, tous les symptômes disparaissent laissant une sensation de fatigue; le malade peut se lever et reprendre sa vie normale dès le lendemain.

Ces accidents généraux ne sont pas constants, ni toujours aussi marqués. Ils semblent relever de la dose, du mode de préparation et d'injection et de la sensibilité des sujets. Ils peuvent faire complètement défaut. Le plus souvent nous n'avons constaté qu'un peu de fièvre 37°,5, 38, 38°,5 et quelques malaises légers; dans deux cas seulement nous avons observé le tableau que nous venons de tracer.

Il est à remarquer qu'à mesure que la technique a été précisée, les accidents généraux sont devenus plus exceptionnels : si l'on a soin d'employer de l'eau fraîchement stérilisée, la fièvre ne s'observe presque jamais.

Cette constatation ne cadre guère avec l'opinion de ceux qui pensent qu'il s'agit des phénomènes relevant directement de la destruction massive des spirochètes (Neisser), cependant nous devons reconnaître que nous les avons surtout rencontrés dans les cas de syphilis primo-secondaire ou secondaire floride.

Quoi qu'il en soit, le fait seul qu'ils se manifestent chez un certain nombre de malades, nous a conduit à conseiller un repos au lit de vingt-quatre heures avec diète absolue d'aliments solides.

Ajoutons enfin que cela fait douter de la réalité de l'injection de salvarsan à dose suffisante, dans les cliniques ou instituts achalandés par la réclame payante et tapageuse des journaux politiques, dans lesquels on renvoie les malades une fois l'injection faite.

Les mêmes accidents ont été aussi observés, mais beaucoup plus exceptionnellement avec les injections sous-cutanées ou intra-musculaires.

Au début certains auteurs ont admis qu'une fièvre modérée 38° à 38°,5 était de règle quelques heures après l'injection. Cette fièvre, d'ailleurs éphémère, disparaissait au bout de quelques heures. Elle atteignit parfois 39°,5 et 40° (Loeb, Glück).

Déjà Iversen déclare qu'il ne l'a constatée que dans un tiers de cas seulement et Duhot cherche à l'interpréter par l'action vaso-dilatatrice qui réveillerait d'anciens foyers latents, dispersés dans l'organisme.

Après une longue expérience, nous devons déclarer que nous n'avons observé dans les premières vingt-quatre heures que 2 fois sur 287 injections intra-musculaires une fièvre atteignant 39°.

Habituellement, la température n'est pas modifiée ou ne dépasse pas 37°,5.

11 fois, nous avons noté un peu de céphalée, chez 5 malades il y eut quelques nausées, et 1 fois seulement chez une femme nerveuse de la diarrhée et des vomissements.

Nous pensons que la rareté des phénomènes réactionnels que nous avons observés, dépend exclusivement de la préparation de la solution chlorurée sodique et de l'observation minutieuse des règles de l'asepsie, car nous considérons comme aussi stupéfiante que dangereuse cette affirmation d'un médecin français, déclarant que l'asepsie stricte n'était pas nécessaire précisément en raison de la nature du produit.

XII

RÉACTION D'HERXHEIMER

A la suite de l'administration du mercure, on voit quelquefois survenir une turgescence du chancre et les ganglions satellites devenir plus volumineux et plus sensibles ; chez les sujets présentant de la roséole, les taches prennent une coloration plus vive et s'élargissent ; les papules deviennent plus saillantes et s'entourent d'un halo congestif. C'est là ce que l'on désigne sous le nom de réaction de Jarisch-Herxheimer[1].

La réaction d'Herxheimer est beaucoup plus fréquente après l'injection du salvarsan. L'attention a d'abord été attirée sur ce fait par les auteurs italiens qui utilisaient des doses de 0,025 à 0,05, insuffisantes pour tuer tous les spirochètes, mais capables de les exciter et de provoquer ainsi une production plus forte de sécrétions toxiques.

1. Herxheimer et Krause. *Deutsche mediz. Woch.*, p. 895, 1902.

Ehrlich considère l'apparition du signe d'Herxheimer comme la preuve d'une action thérapeutique insuffisante, soit que la dose employée ait été trop faible, soit que la résorption (injections sous-cutanées ou intra-musculaires) ait été entravée.

Par contre Gennerich, qui admet l'action des endotoxines irritantes mises en liberté par suite de la destruction des spirochètes, croit, d'après ses observations personnelles et celles qu'il a pu recueillir, qu'on ne saurait incriminer l'insuffisance des doses. Il y voit un processus de même ordre que celui qui se produit chez les sujets dont la réaction de Wassermann, négative avant le traitement, devient positive après.

Wechselmann penche aussi vers cette opinion.

Personnellement nous avons assez souvent observé la réaction d'Herxheimer, il est certain qu'elle n'empêche pas la disparition rapide des accidents.

Richard Kulle considère la réaction de Herxheimer comme absolument comparable à la réaction à la tuberculine ; à l'appui de cette opinion nous pouvons rapporter un fait de cuti-réaction positive que nous avons constatée plus d'un mois après l'injection chez une de nos malades qui avait présenté des accidents sérieux d'hypersensibilité locale et générale (voir p. 243).

XIII

HYPERSENSIBILITÉ

L'hypersensibilité médicamenteuse, que nous appelions autrefois l'intolérance ou l'idiosyncrasie, n'est pas seulement constituée par l'apparition précoce et à doses habituellement tolérées, de symptômes toxiques, comme on le croyait autrefois, sans qu'on ait jamais pu, d'ailleurs, jusqu'à ces dernières années, en donner une explication acceptable.

L'hypersensibilité pour les préparations arsenicales apparaît, tantôt comme primitive, tantôt comme acquise.

Elle peut être locale, c'est-à-dire se manifester au siège même de l'application ou à son voisinage immédiat, ou bien, ce qui est plus important, être générale et intéresser tout l'organisme.

Locale, l'hypersensibilité a été peu étudiée avec les préparations arsenicales inorganiques, elle est rare avec les composés arséno-organiques.

Depuis l'emploi de l'arsénobenzol dans le traitement de la syphilis, le champ d'observation s'est singulièrement élargi.

On a noté souvent, et j'en ai fait moi-même l'expérience, que des sujets injectés le même jour avec le même produit, à des doses semblables, avec des précautions d'asepsie identiques, réagissaient de façon très différente ; alors que d'ordinaire on ne constate, après l'injection d'une suspension neutre, qu'une réaction locale très modérée, certains individus présentent, du 3e au 5e jour au plus tard, de grosses indurations.

Nous ne nions pas l'hypersensibilité locale, mais nous devons déclarer n'en avoir pas observé un seul cas sérieux sur 287 malades. Avant de parler d'idiosyncrasie, il faut songer à une technique défectueuse soit dans le mode de préparation du médicament, soit dans la pratique de l'injection.

L'*hypersensibilité générale* mérite de nous arrêter davantage.

Wechselmann donne, comme proportion, 1 pour 100 des cas, avec les injections insolubles ; nous n'en avons vu qu'un seul exemple, ce qui donne un pourcentage beaucoup moins élevé.

Mme M. A., 36 ans.

En 1904, chancre de la région axillaire. Depuis lors, de 1904 à 1908, nombreuses poussées au niveau de la peau et surtout des muqueuses de la bouche et du pharynx.

Traitement mercuriel régulièrement suivi. Depuis deux ans, état de santé général satisfaisant ; dans les derniers mois, un peu de faiblesse, pour laquelle on a administré de la liqueur de Fowler.

Janvier 1911 : Aucune manifestation constatable de syphilis, réaction de Wassermann négative (Carrion). La malade devant quitter la France pour un séjour de deux ans en Extrême-Orient, demande quand même une injection d'arsénobenzol.

Le 13, au matin, injection intra-musculaire au niveau de la fesse gauche de 0 gr. 30 d'arsénobenzol en émulsion très fine, légèrement alcaline. Dès le soir, sans fièvre, douleurs dans la jambe gauche et violent mal de gorge, avec simple rougeur des muqueuses.

Le 14, le 15, ni douleurs, ni fièvre, la malade se sent bien et mange. Elle se lève le 16. Le 17, elle éprouve quelques douleurs dans la jambe gauche et surtout une fatigue générale très grande.

Le 18, sensation de brûlure intense au niveau de la piqûre, fièvre légère, 37°,5, pouls rapide, mou.

Le 19, le 20, le 21, l'état de malaise, avec fièvre (arrivant jusqu'à 39°,5) persiste : autour de la piqûre apparaît une large tache rouge, de forme très irrégulière, à longs prolongements, à bords se détachant nettement de la peau voisine saine, paraissant même faire une légère saillie ; suivant l'expression de son mari, on aurait dit « un morceau de peau rouge découpé qui eût été collé sur la peau blanche de la malade ». Cette tache persista, en s'atténuant, une huitaine de jours. La piqûre elle-même ne présenta rien d'anormal.

Le 23, apparut un érythème morbilliforme à taches foncées de grandeur variable et généralisées à tout le corps. Les paupières sont bouffies, les conjonctives injectées ; la faiblesse générale et la fièvre s'atténuent, mais la soif est très vive, la langue sale ; il y a de l'inappétence, quelques nausées et des selles liquides. Urines normales.

A partir du 25, les taches se mirent à pâlir et disparurent lentement, en même temps que l'état général s'améliorait.

Le 1er février, tout a disparu, mais ce n'est que le 15 février que la malade déclara se trouver réellement bien mieux, même qu'avant l'injection.

De nombreuses observations, absolument superposables, ont été publiées.

On peut ainsi les résumer :

Après une injection qui d'ordinaire, mais pas toujours, a provoqué une réaction plus forte que d'habitude : douleur locale, douleurs irradiées dans la jambe, quelquefois mal de gorge, tout se passe normalement les premiers jours. Vers les 3e, 4e ou 5e jour, apparaît une induration et le patient se sent moins bien.

Au niveau de la piqûre, on voit survenir, du 5e au 10e jour, sur l'induration, une plaque érythémateuse assez étendue, à contours très irréguliers, à prolongements en doigts de gant, dont les bords sont nets, se détachant sur la peau saine de telle sorte que la plaque semble collée sur la peau. En même temps la fièvre est vive.

Il y a parfois au niveau de la piqûre une petite croûtelle ou plutôt une escarre noire grisâtre et autour, sur la plaque rouge, quelques vésicules purulentes, ombiliquées (analogie avec les phénomènes d'*allergie* décrits par von Pirquet).

Ces dernières manifestations sembleraient, *a priori*, plutôt d'origine infectieuse. Elles ont fait défaut dans notre observation.

La fièvre persiste, s'accompagnant de mal de gorge, de gonflement des paupières, de rougeur des conjonctives et d'éruption sur la peau ; cette éruption, habituellement généralisée, est, au niveau des membres, plus accentuée du côté de l'extension ; elle est remarquablement symétrique.

En général, rubéoliforme, elle peut se présenter sous les types érythémateux diffus, scarlatiniforme, ortié.

Elle dure 3 à 5 jours et plus et disparaît sans laisser de traces. L'éruption s'accompagne d'un état nauséeux, parfois de vomissements et de diarrhée. Les malades se plaignent d'un malaise intense et d'une grande fatigue.

La fièvre qui, avant l'éruption, atteint parfois 39°, 40° et même 41°, tombe progressivement à partir du moment où l'éruption est à son maximum.

Le pouls est rapide sans qu'il y ait de symptômes de dépression cardiaque marqués ; l'urine est rare, on n'a pas signalé la présence d'albumine, ni de sang.

A côté de cette forme caractéristique, il y a des types *atténués*, dans lesquels la fièvre reste modérée, l'éruption localisée ou discrète, l'état général assez bon, etc.

Wechselmann a décrit une autre forme, sans éruption cutanée. Les symptômes généraux restent les mêmes, mais comme symptômes locaux, on note soit une angine, soit des manifestations gastro-intestinales. Il y a parfois de l'albuminurie passagère. Il s'agirait d'un enanthème. La durée d'incubation est la même que dans la forme *avec exanthème*, huit à dix *jours*.

En présence du syndrome caractéristique que nous venons de décrire, il est impossible de songer à une infection par un liquide non aseptique. L'idée d'une intoxication arsenicale aiguë légère, repoussée par Wechselmann, paraît plus légitime; cependant, elle ne saurait être acceptée sans explication. Wechselmann compare les accidents à ceux que l'on observe souvent après les injections de sérum: Dans les deux cas, analogie frappante des manifestations quant à leur date d'apparition, à leur forme, à leur évolution, etc. Dans le cas de l'injection de sérum, il est bien probable que celui-ci n'existe plus dans l'organisme, au moins dans l'état où il a été injecté, lorsqu'apparaissent les accidents; de même pour les injections intra-musculaires d'arsénobenzol : c'est alors que la plus grande partie a été éliminée et que la partie restante est enkystée, que se manifestent les phénomènes que nous avons décrits; d'ailleurs pareils accidents ont été constatés après les injections intra-veineuses.

Nous ne dirons pas qu'il s'agit d'une maladie semblable à celle du sérum, mais nous croyons que la maladie du sérum et les manifestations de l'hypersensibilité arsenicale ressortissent à la même cause et représentent un phénomène d'anaphylaxie.

Le plus grand nombre des observations ont trait à des injections sous-cutanées ou intra-musculaires, en général à l'état de suspension.

Les premiers jours, la plus grande partie de l'arsenic passe dans la circulation et est éliminée, mais une autre partie reste encapsulée dans une coque inflammatoire qui ne laisse filtrer qu'une partie minime du médicament. C'est cette absorption lente, fractionnée, prolongée, qui permet de comprendre l'intervention du processus d'anaphylaxie.

On a ainsi l'explication de la plus grande fréquence, dans ces cas, des accidents d'hypersensibilité générale, et de leur apparition moins rare, lors des injections réitérées à court délai.

L'hypersensibilité, constatée dans une proportion à peu près semblable dans les cas où l'on a eu recours à l'injection intra-veineuse, serait impossible à expliquer par ce mécanisme, si l'on admet, avec les premiers auteurs, que l'élimination de l'arsenic s'achève en quelques jours. Mais nous avons vu qu'il n'en est rien en réalité et que de notables proportions d'arsenic restent pendant un temps assez long en particulier dans certains organes (foie, reins, etc.).

En résumé, accidents peu fréquents, sans grande gravité, ne relevant pas directement de la toxicité du médicament, qui semblent bien dépendre du complexus dont la notion de l'anaphylaxie nous a permis de concevoir l'explication rationnelle.

Y a-t-il un moyen d'éviter ces accidents d'anaphylaxie ?

Pour hâter la résorption trop lente, lorsqu'il se produit une induration locale, je me suis bien trouvé de l'administration de l'iodure de potassium, qui abrège la durée de l'élimination de l'arsenic.

Il est bon aussi d'éviter avec soin, au moment de l'injection, que le médicament soit en partie injecté dans le derme ou même entre en contact trop prolongé avec la peau au niveau de la piqûre. Je suis persuadé, en effet, que c'est là un des facteurs principaux de l'apparition des symptômes de l'hypersensibilité locale.

Avant de faire une seconde injection, qui peut devenir nécessaire, chez un malade qui a présenté, à la suite de la première injection, des accidents d'hypersensibilité, on devra, suivant le conseil de Wechselmann, faire, avec l'arsénobenzol, l'épreuve de la cutiréaction.

XIV

ACCIDENTS MORTELS

L'arsénobenzol a été injecté à l'heure actuelle à un nombre considérable de malades. Comme tous les médicaments doués d'une grande activité thérapeutique, il a déterminé ou on lui a imputé un certain nombre d'accidents, cœur et vaisseaux, reins, foie, système nerveux, etc. Ce serait le moment de les exposer.

Nous préférons cependant les étudier seulement dans la partie de cet ouvrage où nous exposerons la mise en œuvre des médications spécifiques dans les lésions des divers organes : nous y envisagerons à la fois les avantages et les inconvénients de chaque méthode et de cette comparaison, à notre avis plus avantageuse, nous pourrons plus sûrement déduire les indications et les contre-indications.

Ici, nous retiendrons seulement les cas de mort imputés à l'arsénobenzol.

Les notions que nous possédons sur la toxicité générale des préparations arsenicales, nous ont rendu difficile cette notion nouvelle, cependant préparée par l'expérience du cacodylate, qu'il pouvait exister des combinaisons arsenicales à la fois très actives et très peu toxiques.

Or, on peut hardiment déclarer que le salvarsan s'est montré moins toxique que le mercure.

Depuis qu'il pratique le traitement par le salvarsan (4.500 cas), Wechselmann n'a pas eu un seul décès et il a eu connaissance pendant ce temps de 6 cas de mort chez des sujets jeunes traités par le mercure (frictions, injections).

En tout cas, il faut être reconnaissant aux auteurs qui publient les accidents qu'ils ont observés. Ils permettent d'éviter l'emploi de certaines méthodes et précisent d'une façon plus stricte les indications et les contre-indications.

Nous relaterons la plupart des faits connus, bien qu'il s'agisse d'histoire ancienne, d'accidents qui pour la plupart ne doivent plus se reproduire.

Ceux qui ont reproché à la nouvelle méthode tous les décès survenus après son emploi, ont fait un raisonnement qui ne tient pas devant l'évidence. Combien souvent chez un sujet jeune, brusquement atteint d'hémiplégie, tous les médecins n'ont-ils pas prescrit le mercure, en injections, en frictions, etc. Est-ce qu'il est venu à l'idée de qui que ce soit, lorsqu'en pareil cas l'issue est fatale, de mettre en cause le mercure !

En présence d'un cas désespéré, si la syphilis est, nous ne disons pas certaine, mais seulement probable, nous ne nous croirions pas le droit de refuser la dernière chance de salut à un malade, et nous lui ferions, sans hésiter, une injection d'arsénobenzol, sans prendre la responsabilité de l'issue. Mais alors il faudrait condamner le chirurgien qui intervient, dans les cas à peu près désespérés, tentant la dernière chance de salut.

Cela est si vrai qu'Ehrlich relate 5 observations de malades chez lesquels le médecin avait décidé de pratiquer une injection de salvarsan et qui sont morts avant qu'on ait eu le temps de la pratiquer ! Admettons que la mort eût retardé son œuvre de quelques heures, qu'est-ce que cela eût prouvé ?

Au début surtout de la mise en pratique de la méthode, en présence des données expérimentales, on a un peu abusé et, en désespoir de cause, on l'a pratiquée chez des syphilitiques condamnés (paralytiques généraux avancés) ou même chez des syphilitiques atteints d'autres affections graves (diabétiques avérés, leucémiques, cirrhotiques, brightiques, etc.). Il n'est pas juste d'imputer en pareil cas à la méthode ni les échecs, ni les accidents survenus.

Malgré tout, il existe des cas, bien peu nombreux à la vérité et insuffisants pour imposer la moindre restriction à l'emploi raisonné du salvarsan, dans lesquels la toxicité du médicament apparaît nettement.

Leur nombre est minime et hors de toute proportion avec la gravité de la maladie.

L'arsénobenzol est assurément moins dangereux s'il est correctement manié, nous le répétons, que le mercure. Ce n'est pas aux adversaires qu'il appartient d'apporter le bilan des méfaits du salvarsan, c'est au contraire, à notre avis du moins, le devoir de ceux qui connaissant l'honnêteté scientifique d'Ehrlich, ayant suivi ses laborieuses recherches, ont été les amis des premiers jours, de ne pas dissimuler le revers de la médaille.

Envisageons donc les cas où la mort a été attribuée au médicament lui-même.

Cas de Spiethoff : Jeune femme de vingt-huit ans, profondément anémique, atteinte de gomme du pharynx, présentant un très mauvais état général et une insuffisance respiratoire évidente. Injection de 0,50 d'arsénobenzol en solution *acide*. Mort le lendemain matin.

A l'autopsie : aucun signe d'intoxication arsenicale, hypoplasie du cœur et de l'aorte, gommes du foie cicatrisées.

La solution acide, étant parfois (solutions concentrées) très douloureuse, Ehrlich pense que le shock dû à la douleur, venant s'ajouter à la toxicité du médicament, explique la mort; il est probable que l'hypoplasie du cœur et de l'aorte a joué chez cette malade le principal rôle.

Ce cas paraît être le même que celui de Braendle et Clingenstein.

Cas d'Auton : Injection intra-veineuse, concentrée, d'une solution fortement *acide*.

Ces injections *concentrées* sont beaucoup plus toxiques que les injections alcalines, ainsi que cela résulte des observations de Hering, de Prague et de Duhot lui-même.

A l'autopsie, on trouve : cœur gras, mou, avec atrophie musculaire.

Cas de Fischer : femme de trente-neuf ans. Injection intra-veineuse de 0,50 et injection de scopolamine-morphine.

A l'autopsie : grosse insuffisance aortique, aortite syphilitique, sclérose des coronaires avec atrésie de leur orifice, myocardite diffuse avec amincissement à la pointe (anévrysme du cœur).

Cas de Kiel : femme de vingt-six ans. Injection intra-veineuse de 0,40 ; mort au bout de trois jours avec dyspnée croissante.

A l'autopsie : thrombus pariétal dans la veine cubitale au niveau de l'injection, embolie pulmonaire ; en outre aortite spécifique, sclérose des conoraires, myocardite dégénérative.

Cette malade, jardinière, avait repris immédiatement son métier pénible.

Cas de Leipzig : Jeune homme vigoureux de vingt-trois ans. Traité en septembre, il reçoit une injection et meurt avec un ictère très marqué, en novembre, au moment où on le transporte à l'hôpital pour une épistaxis profuse.

A l'autopsie : néphrite interstitielle très accentuée et dégénérescence graisseuse du foie.

L'ictère dans les affections syphilitiques du foie est en général favorablement et rapidement influencé. Cependant pas plus dans ce cas que dans les suivants, il n'est possible d'éliminer absolument l'action toxique de l'arsenic. Plusieurs auteurs ont signalé des cas d'ictère d'abord bénins, survenant de huit à dix jours après l'injection.

Cas de Harno Hoffmann mort par ictère grave, d'un jeune homme de 15 ans, un mois et demi après deux injections de salvarsan (voir V[e] partie, p. 317).

Cas de Fraenkel et Grouven : homme de vingt-cinq ans. Injection intraveineuse de 0,40 centigrammes de salvarsan dissous dans 15 centimètres cubes d'eau. Au bout d'un quart d'heure, malaise, vomissements, forte douleur du ventre ; au bout de vingt-quatre heures, le pouls faiblit et ne se relève pas jusqu'à la mort qui survient trente-quatre heures et demie après l'injection.

Ce malade atteint de troubles graves de la parole, de surdité verbale présenta à l'autopsie de grosses lésions dégénératives du lobe temporal, de la leptoméningite chronique de la convexité et des lésions profondes du myocarde et des reins.

Cas de Werther : homme, soixante ans, cachectique, soigné depuis longtemps pour syphilis cérébrale. Injection intra-musculaire de 0,40, mort le lendemain.

A l'autopsie : gros foyer de ramollissement cérébral, endartérite gommeuse des artères cérébrales et en outre aortite et myocardite.

Cas d'Ehlers : homme de quarante ans, syphilitique depuis dix ans. Attaque apoplectiforme en 1908, suivie au bout de quelques mois des premiers signes de démence paralytique. En 1910, après une longue rémission, nouvelle attaque apoplectiforme et depuis lors le malade décline bien que pouvant encore marcher et lire son journal au moment de l'injection. Le 25 août 1910, injection sous-cutanée dans la région scapulaire de 0,50 d'arsénobenzol ; pas de réaction locale ; troubles nerveux graves : tremblements, crises sudorales, perte de forces ; pas d'accidents du côté du tube digestif. Mort le cinquième jour avec symptômes d'insuffisance du cœur et fièvre (39°,5).

A l'autopsie : dégénérescence parenchymateuse aiguë des organes.

Cas d'Emilio Luque Morata[1] : homme vingt-huit ans, syphilitique depuis deux ans ; plaques muqueuses buccales et grosses adénopathies. A l'examen clinique, rien du côté du poumon ni du cœur. Injection intra-veineuse de 0,40.

Trois heures après l'injection, vomissements verdâtres, mélangés de sang noir, diarrhée, sueurs profuses ; lèvres violacées, langue sèche, pouls à peine perceptible. Température, 36°. Mort le lendemain, sans avoir uriné.

Morata incrimine une action violente sur le rein ayant amené l'anurie.

Cas de Hrdliczka[2]. — Trois mois après une injection intraveineuse de 0,60, surviennent avec des troubles gastriques, la perte des forces, des troubles de la vue, du vertige. Plus tard apparaissent un rétrécissement du champ visuel, de la somnolence et la mort survient au bout de cinq mois, avec de la raideur de la nuque et des troubles divers moteurs et sensitifs. Hrdliczka admet une intoxication arsenicale ; Ehrlich en s'appuyant sur les arguments décisifs a démontré qu'il s'agissait dans ce cas d'encéphalite spécifique.

Nous reviendrons sur les cas de mort par encéphalie aiguë hémorrhagique (voir V^e partie, p. 334) : cas de B. Fischer, Kannengiesser, Almkvist, etc.

Nous n'avons pas la prétention d'avoir rapporté tous les cas de mort. K. Martius en a relaté dix-huit cas, dont 3 personnels, dus à des complications cardiaques ou infectieuses. En outre il faudrait tenir compte des quelques avortements provoqués par l'injection chez les femmes enceintes (voir V^e partie, p. 369).

Il résulte de ce rapide mais sincère exposé, que dans une proportion de cas *infime*, si l'on tient compte du nombre d'injections de sal-

1. Em. L. Morata. *Revist. d. Med. y Cirurjia praticas*, n° 1160.
2. Hrdliczka. *Wiener klin. Woch.*, n° 21, 1911.

varsan faites dans tous les pays, on a trouvé quelques-unes des dégénérescences viscérales propres à l'empoisonnement par l'arsenic.

Il est non moins évident que si l'on avait bien tenu compte des contre-indications posées dès le début par Ehrlich, la plupart des malades qui ont succombé n'auraient pas été traités par le salvarsan.

Enfin dans quelques cas, il semble bien qu'il faille invoquer une erreur de technique due aux tâtonnements du début : injections acides, trop concentrées.

Ehrlich s'appuie sur un de ces faits (cas de Leipzig) pour condamner l'emploi de l'émulsion. Il pense que dans ce cas, le médicament est resté enkysté et a pu subir sur place des transformations chimiques qui ont exalté sa toxicité. Cela ne prouverait rien contre la méthode, mais bien contre la technique particulière employée, car l'enkystement, tout au moins de grosses quantités de salvarsan, ne doit pas exister avec l'émulsion correctement préparée et injectée.

Malgré ces restrictions, un certain nombre de cas de mort semblent bien dépendre de la toxicité du salvarsan administré à des sujets présentant une hypersensibilité spéciale.

Mais que représentent ces cas exceptionnels, si on les compare au nombre considérable d'injections pratiquées à l'heure actuelle et quel est donc le médicament actif qui n'en ait pas davantage à son passif ?

Ceci n'empêche pas qu'il faut s'efforcer de rendre les accidents plus rares encore et nous croyons que nous n'avons à ce point de vue d'autres moyens que de recourir à une technique sûre, et de bien tenir compte des contre-indications, telles que l'expérience nous a permis de les formuler.

XV

INDICATIONS ET CONTRE-INDICATIONS

Il ne saurait plus être question de délimiter le domaine de l'arsénobenzol et de le considérer comme indiqué seulement dans les cas où la médication mercurielle a échoué ou est mal tolérée, dans les cas de chancre ulcéreux ou phagédénique, dans les chancres céphaliques, dans les formes graves et malignes de la syphilis secondaire ; dans la syphilis linguale et certains accidents tertiaires menaçants en raison de leur siège, lorsqu'il y a lieu de craindre des localisations nerveuses inquiétantes (céphalée tenace, lymphocytose du liquide céphalo-rachidien), dans le psoriasis palmaire, etc., etc.

L'innocuité du médicament d'une part, son indiscutable efficacité d'autre part, font qu'un médecin ne peut ni ne doit en refuser le bénéfice à un malade syphilitique, quelle que soit la période ou la localisation de la maladie.

Il n'y a donc pas d'indications à poser : où il y a syphilis, l'arsénobenzol s'impose. Cependant en raison même de son activité, il ne laisse pas l'organisme indifférent et s'il a toutes les indications, il a quelques contre-indications relatives moins à la nature de la maladie qu'à l'état général des malades. Dès maintenant, il nous est possible de les résumer brièvement comme une conclusion de la revue des cas mortels que nous venons de faire. La médecine ne repose que sur l'expérience ; elle doit faire son profit même des cas malheureux pour régler sa pratique.

Dès le début, Ehrlich a posé les grandes lignes de la question des contre-indications : nous verrons dans la cinquième partie de ce livre, combien il eut raison et comment les faits cliniques ont répondu à ses déductions physiologiques et expérimentales.

Dès maintenant, nous pouvons ainsi résumer les principales raisons qui doivent faire écarter le traitement par le salvarsan :

Troubles graves de la nutrition, sénilité, état cachectique, diabète grave, anémie pernicieuse, purpura hémorrhagique.

Aortites, anévrysmes de l'aorte et des gros vaisseaux ou des vaisseaux cérébraux, lésions de l'orifice aortique, surtout lorsqu'il existe en même temps des symptômes d'altération ou même de fléchissement du myocarde.

Myocardite grave, angine de poitrine.

Artério-sclérose généralisée et très prononcée.

Lésions dégénératives graves du foie et du rein.

Hémorrhagie récente (cerveau, poumon, tube digestif, etc.).

Lésions dégénératives graves du système nerveux central (paralysie générale avancée, ramollissement cérébral, tabes arrivé à la période ultime).

Bronchites fétides, tuberculose pulmonaire à la période cachectique, ulcérations gastro-intestinales.

Les cas suivants peuvent dans certaines conditions ne pas empêcher le traitement, mais constituer néanmoins des contre-indications relatives.

Grossesse dans sa seconde moitié.

Névroses cardiaques ; excitabilité anormale du cœur et du système nerveux.

Lésions organiques valvulaires bien compensées.

Dans les deux dernières éventualités, c'est surtout pour la méthode intra-veineuse que vaut la contre-indication.

Enfin, il faudra être prudent chez les sujets qui ont récemment suivi un traitement arsenical (hectine, énésol), car non seulement l'action du salvarsan serait alors diminuée (Ravaut et Wissenbacher [1]), mais on serait aussi plus exposé à des accidents généraux et quelquefois mortels.

XVI

TOXICITÉ. DOSES

Hata, expérimentant sur l'animal avec un produit plus toxique que le salvarsan actuel, a trouvé les chiffres suivants pour la dose mortelle calculée par kilogramme d'animal :

	Voie sous-cutanée.	Voie intra-musculaire.	Voie intra-veineuse.
	—	—	—
Souris	0,167		0,14
Rat	0,2		
Poule.		0,25	0,08
Lapin	0,15		0,10

Les recherches expérimentales, longtemps prolongées, ont permis

1. Ravaut et Wissenbacher. *Soc. méd. des hôpitaux de Paris*, décembre 1910.

d'établir que la dose curative n'atteignait que le tiers de la dose mortelle et même, si l'on renouvelle trois fois le traitement, s'abaissait au cinquième et même au septième, surtout si l'on emploie la méthode intra-veineuse qui permet une élimination beaucoup plus rapide.

Chez les singes syphilisés, Neisser et Kuznitzky ont obtenu, sans accidents toxiques, la stérilisation totale avec des doses de 0,025 par kilogramme (méthode intra-musculaire), de 0,015 par kilogramme (méthode intra-veineuse).

Ces chiffres appliqués à l'homme donneraient des doses deux fois et demie plus élevées (injections intra-musculaires et intra-veineuses) que celles couramment utilisées.

Aussi bien chez l'homme les doses ont-elles été très variables suivant les auteurs : 0,01 à 0,025 (auteurs italiens), 0,30 Alt, 0,70 intra-musculaires (Schreiber, Bloch, Spiethoff), 0,90 intra-musculaires (Kromayer), 1 gramme (Mendel, Pineus), 1,10 centigrammes (Duhot, Pinkuss), 1,20 centigrammes (Grouven).

On admet généralement à l'heure actuelle, chez l'homme dont l'état général est satisfaisant, comme dose thérapeutique ordinaire un centigramme par kilogramme.

Par la voie intra-musculaire la dose habituelle chez l'homme est de 0,40 à 0,60 ; chez les sujets vigoureux, on a pu administrer 0,70, 0,80 et 1 gramme (Grouven, Duhot, Fraenkel) et même 1,20, et 1,50 centigrammes. Au-dessous de 0,40 les rechutes sont la règle. Chez la femme, la dose habituelle est de 0,30 à 0,50 centigrammes.

Lorsqu'il s'agit de sujets faibles ou débilités par la maladie, on abaisse les doses à 0,30 et 0,20 centigrammes.

Les enfants supportent très bien les fortes doses et de dix à quinze ans, on emploie couramment de 0,20 à 0,30 centigrammes. Au-dessous de dix ans, nous n'avons jamais dépassé 0,20, au-dessous de cinq ans 0,10. Chez les nouveau-nés (voir pour plus de détails, page 377) les doses de 0,02, 0,05, 0,10 centigrammes sont en général très bien tolérées.

Dans les formes cérébrales ou spinales de la syphilis (paralysie générale, tabes au début), dans les cardiopathies et les artériopathies, les doses faibles sont de rigueur (voir p. 295).

Par la voie intra-veineuse, la dose habituelle est de 0,40 chez l'homme, 0,30 chez la femme. Si l'existence de lésions légères du système nerveux ou du cœur est constatée, on se trouvera bien, avant d'injecter les doses ci-dessus de faire une première injection d'essai de 0,10 seulement.

Par la voie sous-cutanée, on obtient cliniquement avec les petites doses répétées, d'aussi bons résultats qu'avec les grosses doses; il est même remarquable que certaines lésions graves, ou tout au moins très apparentes, guérissent aussi rapidement avec 0,10 centigrammes qu'avec les doses fortes. Il ne faut pas oublier que c'est avec des doses comparables qu'ont été instituées les premières recherches sur l'arsénobenzol (Alt).

On arrive facilement ainsi, après 5 à 6 et même 10 injections répétées à dix jours d'intervalle, à transformer la réaction de Wassermann d'abord positive en négative. F. Lesser a d'ailleurs noté [1], à ce dernier point de vue, que la rapidité de cette transformation n'était pas proportionnelle à la dose injectée, même lorsque cette dose est unique. C'est aussi l'avis de Lenzmann [2] et de Ullmann et Haudek [3] qui ont étudié plus particulièrement la résorption de l'arsenic injecté par l'étude radioscopique du foyer d'injection.

Malgré la répétition des injections, on n'a pas observé d'hypersensibilisation (Isaac).

Aussi bien avons-nous assez souvent recours aux petites doses répétées en injections huileuses acides sous-cutanées.

Agir ainsi, ce n'est pas faire de l'arsénobenzol un médicament qui ne vaudra pas plus et pas moins que les autres, c'est encore moins aller contre l'esprit même de la nouvelle thérapeutique, quoi qu'en disent certains auteurs, qui sont obligés d'autre part de proclamer la nécessité reconnue par tous des réinjections successives pour la méthode intra-veineuse.

1. Fritz Lesser. Zur Wirkungs u. Anwendungsweise von Salvarsan. *Berl. klinische Woch.*, n° 4, 1911.

2. Lenzmann. *Med. Klinik.*, n° 6, 1911.

3. Ullmann et Haudek. *Wien. klin. Woch.*, n° 3, 1911.

Si l'on compare ces chiffres à ceux qu'on aurait pu déduire des recherches expérimentales, on est amené à les considérer comme faibles.

Il est certain qu'ils ne suffisent pas, en général, à amener la stérilisation de l'organisme. On peut et nous croyons qu'on doit souvent les dépasser pour les injections intra-musculaires ; avec les injecions intra-veineuses qui doivent toujours être répétées plusieurs fois, cette répétition même permet de recourir à des doses plus faibles, d'autant mieux qu'il n'y a habituellement ni accoutumance, ni hypersensibilisation de l'organisme.

A propos de la mise en œuvre du traitement, nous reviendrons sur la question importante de la répétition des doses.

XVII

RÉSULTATS GÉNÉRAUX

On a reproché au salvarsan de n'être pas le spécifique de la syphilis, parce qu'il guérit d'autres spirilloses (angine de Vincent, fièvre récurrente, framboësie, etc.) ; ce reproche ne mérite même pas une réponse.

Beaucoup plus importante est la seconde objection, à savoir que le médicament n'atteint que les parasites libres dans le sang et que contrairement à certains spirilloses (fièvre récurrente, spirillose des poules), la syphilis n'est pas une maladie du sang et qu'au contraire ici la présence des spirochètes dans le sang est exceptionnelle (Wechselmann, Loewenthal et Canon), ceux-ci se localisant dans les tissus en foyers isolés (Levaditi).

Cette objection nous amène à exposer les données acquises aujourd'hui sur la répartition du parasite spécifique dans les tissus et nous le faisons d'autant plus volontiers qu'il est impossible sans cette notion de s'expliquer ni les guérisons après une seule injection, ni les rechutes, ni surtout de présenter avec quelque bien fondé les règles générales du traitement de la maladie.

Le spirochète pâle, dès son introduction dans l'organisme, y provoque des réactions défensives qui tendent à son encapsulement. Cela est déjà visible au niveau du chancre même.

L'invasion de l'organisme, qui semble bien débuter par les ganglions, ne prend pas exclusivement la voie lymphatique et les parasites se rencontrent généralement en foyers dans le tissu conjonctif le long des vaisseaux lymphatiques, des vaisseaux sanguins, des filets nerveux, autour des faisceaux musculaires (Ehrmann [1], Levaditi, Blaschko), s'infiltrant dans les fentes du tissu conjonctif.

Là, on assiste à la tendance manifeste qui se poursuivra dans toute l'évolution de la maladie, à l'encapsulement en nodules soustraits à l'irrigation sanguine. Ce n'est que lentement et souvent d'une façon extrêmement tardive, que l'on voit se développer la vascularisation autour de ces nodules. Nous remarquons en passant qu'il en est de même autour des foyers de nécrose consécutifs aux injections sous-cutanées et intra-musculaires et on a pu se demander s'il s'agit là d'une action toxique de l'arsenic sur le tissu, ou bien d'un effet qui serait sous la dépendance des endotoxines spécifiques.

Dans les organes des sujets infectés, tous ceux qui, après Ehrmann, ont recherché le spirochète, savent qu'il faut examiner des centaines de coupes avant de tomber sur un foyer où pullulent les parasites.

Ces parasites semblent donc bien s'établir par colonies où ils restent longtemps silencieux, jusqu'à ce que la vascularisation et l'organisation de ces foyers leur permettent d'essaimer d'autant plus loin qu'ils sont plus virulents.

Cette virulence tend à s'affaiblir avec la durée de la maladie et sous l'action du traitement. Au lieu de provoquer des réactions généralisées, ils amènent l'apparition de lésions circinées à peu de distance du foyer originel, puis des réactions localisées (gommes) dont la gravité dépend davantage du siège que de la virulence du parasite. C'est même cette diminution progressive de la virulence des parasites, qui nous fournit les indications du traitement

1. Ehrmann. *Archiv. f. Dermat. u. Syphiligr.*, Bd. 68 et Bd. 81.

curatif de la tréponémiase, indications et traitement relevant ici comme dans toutes les maladies où nous pouvons quelque chose, de la pure tradition hippocratique.

Dans les foyers enkystés (hyperplasie du tissu conjonctif et élastique), on trouve parfois des thromboses lymphatiques (Blaschko, Wechselmann) ou sanguines (capillaires, veines, artères, Wolters), avec de nombreux parasites. Depuis longtemps l'artériolite et la capillarite oblitérante sont considérées comme caractères histologiques à peu près spécifiques de la syphilis.

Or, si actif, si spécifique que soit un médicament, il ne peut évidemment agir sur les parasites qu'à la condition d'arriver à leur contact. C'est là un fait capital, que dès notre première communication, nous avons mis en évidence et qui explique les rechutes de la maladie après le traitement mercuriel ou arsenical.

Il ne faut pas se fier à l'absence de toutes lésions cliniquement constatables, pas même à celle de la réaction de Wassermann. Nous savons que dans les lésions depuis longtemps guéries en apparence : syphilides génitales (Katzenstein), des amygdales (Guszmann), on a pu retrouver des parasites vivants et virulents (inoculation : Hoffmann), même au bout de plusieurs années (Pasini). Histologiquement J. Neumann et Ehrmann, chez des sujets traités par le mercure et paraissant guéris depuis longtemps, ont constaté les nodules caractéristiques.

C'est même la persistance de ces petits foyers silencieux qui permet d'expliquer la réapparition inattendue de la réaction de Wassermann, qui peut être (Wechselmann) le seul symptôme ou plutôt l'annonce d'une suractivité apparue (vascularisation) au niveau d'un de ces foyers latents. La multiplication des parasites peut être suffisante pour amener le passage dans le sang des substances spécifiques, permettant la réaction de Wassermann, sans être capable de créer des foyers nouveaux et de faire éclore des accidents cliniquement constatables (Harald Boas).

Wechselmann a remarquablement exposé les problèmes multiples qu'a soulevés l'étude de la répartition et de la façon dont se comportent les parasites de la syphilis dans l'organisme. Il nous faut maintenant en tirer les déductions pratiques qui seules nous intéressent ici.

Etant données les notions que nous venons d'exposer sur la vie des spirochètes dans l'organisme humain, il semblerait *a priori* 1° que la question de la dose initiale injectée importât peu et que, comme on le réalise surtout avec la méthode intra-veineuse, ce soit d'une médication répétée à intervalles plus ou moins courts qu'il faille attendre la guérison ; 2° que l'espoir de la guérison d'emblée, de la « sterilisatio magna » dût à jamais être abandonné.

Voyons les choses d'un peu plus près.

Le mercure exerce indiscutablement une action directe, destructive sur les spirochètes et s'il était possible de l'utiliser à doses suffisantes, sans léser gravement l'organisme, il n'est pas douteux qu'il n'y aurait pas besoin d'aller chercher des armes nouvelles.

Mais il n'en est pas ainsi et les doses thérapeutiques laissent persister de nombreux parasites.

L'arsénobenzol est à ce point de vue bien supérieur et il semble qu'il suffise de doses infinitésimales arrivant au contact des parasites pour les détruire ou les paralyser. Sa supériorité ne vient donc pas seulement de ce qu'il est spirillicide, mais bien de ce qu'il l'est à bien plus faible dose et surtout à dose inoffensive pour l'organisme.

Il s'agit là d'une activité comparable à celle des sérums, ce qui explique son action sur les accidents, alors que, employé à dose faible (0,25-0,30), il restait par suite d'une méthode défectueuse, en grande partie immobilisé dans des foyers de nécrose au point d'injection ; ce qui explique aussi (Wechselmann) la guérison d'accidents, la disparition, sans aucune autre intervention thérapeutique, de la réaction de Wassermann réapparue.

Aussi s'est-on demandé (Ehrlich, Wechselmann) si à côté de son action spirillicide chimiothérapique, analogue à celle du mercure, l'arsénobenzol n'exercerait pas une action sérothérapique en provoquant la formation d'anticorps eux-mêmes parasiticides.

Ehrlich a admis la réalité de cette explication : mise en liberté par suite de la destruction massive des spirochètes d'endotoxines et production d'anticorps doués d'une action thérapeutique.

Le lait des nourrices traitées par le salvarsan en raison d'accidents syphilitiques a guéri les nourrissons hérédo-syphilitiques (Taege, Duhot de Bruxelles, Dobrowitsch de Presbourg, Reubischek de Czernowith (22 cas), alors que ce lait ne contenait à l'analyse chimique que des traces infinitésimales d'arsenic. Nous verrons dans la dernière partie de cet ouvrage que le succès est, dans ces conditions, loin d'être constant.

Le sérum de sujets syphilitiques récemment traités par le salvarsan, injecté à des syphilitiques, exerce une action incontestablement favorable sur leurs lésions apparentes (Plaut, Marinescu, Meerowsky, Schlotz, etc.).

Enfin, la réalité de la formation d'anticorps a été formellement démontrée (Schilling) au moins chez certains animaux (lapin) dans la trypanosomiase, traitée par l'arsénophénylglycine. Neisser s'est efforcé de la prouver dans la syphilis.

Finger et Landsteiner ont établi que c'est dans les formes malignes et ulcéreuses que l'organisme est le plus apte à fabriquer des anticorps. Or, c'est précisément dans ces formes que l'effet de l'arsénobenzol est le plus frappant et le plus décisif.

Comme l'observation et l'expérimentation l'ont établi pour certaines maladies infectieuses et surtout dans les trypanosomiases, la production d'anticorps est d'autant plus élevée que le nombre des parasites détruits dans l'unité de temps est plus considérable, d'où la nécessité d'une activité extrême des médicaments et l'utilité d'un fort ictus d'immunisation.

La *stérilisation complète* de l'organisme est-elle possible?

On l'a niée en s'appuyant sur les données que nous venons d'exposer en prétendant que l'arsénobenzol ne saurait agir que sur les parasites libres. Mais dans la trypanosomiase chronique chez le lapin, les parasites siègent surtout dans les tissus et l'on a pu cependant avec l'arsénobenzol obtenir la stérilisation totale.

Enfin, ce que nous disions tout à l'heure sur l'extraordinaire puissance d'action du médicament, même à doses infinitésimales, permet de supposer que la plupart, sinon la totalité, des foyers (nids) de tréponèmes peuvent être influencés par une injection unique.

Expérimentalement chez l'animal, la réalité de cette stérilisation complète est démontrée.

Chez l'homme, que l'on ne peut pas traiter toujours avec des doses suffisantes, elle résulte déjà de nombreuses guérisons, sans rechute avec persistance de la R. W. —, de malades traités aux périodes primaire et secondaire. Elle apparaît certaine avec les faits de *réinfection syphilitique* dont on a observé déjà plusieurs cas en France et à l'étranger (Schreiber[1], Milian[2], Krefting[3]).

Voici un cas personnel (Paul-L. Tissier), qui présente plus d'une particularité intéressante.

M. G. X., trente-huit ans, syphilis datant de douze ans, irrégulièrement traitée; en août 1910, il contagionne une jeune fille de vingt et un ans.

M. G. X. reçoit en décembre 1910, une injection intra-musculaire de 0,40. Cette injection est admirablement tolérée et dès le dixième jour, le malade reprend ses relations avec la jeune fille contaminée par lui, se croyant à jamais à l'abri de toute contagion nouvelle.

Cependant, pris de remords, il m'amène cette jeune fille : je la trouve atteinte de plaques muqueuses vulvaires, buccales, amygdaliennes, etc., et je lui injecte 0,50 de salvarsan; les suites furent normales.

Mais ce fut avec stupeur que je constatai, trois mois après l'injection, chez mon malade une érosion au niveau du sillon balano-préputial, avec adénopathie très marquée.

Les descendants des parasites qui avaient longtemps séjourné dans son organisme venaient-ils de s'y réinstaller après un passage dans l'organisme de la jeune fille ?

Le problème de la réinfection syphilitique est des plus délicats à

1. Stühmer (Observations du service de Schreiber). Zur Salvarsantherapie. *München. medic. Woch.*, n° 17, 25 avril 1911.

2. Milian. *Soc. médic. des hôpitaux de Paris*, décembre 1910. Réinfection trois mois après une seule injection intra-musculaire.

3. Krefting. Ein sicheres Fall von Reinfectio-syphilitica eines mit Salvarsan behandelten Patienten. *Deutsch. med. Woch.*, n° 34, 1911.

résoudre. Avant l'emploi du salvarsan, on a déjà décrit des syphilides ressemblant à s'y méprendre au chancre, pouvant s'accompagner d'adénopathies régionales et même de roséole.

Cette forme singulière de rechute est certainement plus fréquente depuis l'ère du salvarsan ; ajoutons que l'on voit, en pareil cas, la réaction de Wassermann, qui était devenue négative, réapparaître positive au bout d'un certain temps.

Il existe un certain nombre d'observations où il n'est pas possible d'admettre une réinfection et, dans ces cas, il a bien fallu chercher une autre explication.

L'organisme inoculé réagit d'abord par une lésion locale le chancre ; dès ce moment, la lutte s'organise contre le parasite et, par suite de la résistance des cellules, les lésions changent progressivement de caractère (périodes secondaire et tertiaire). Le parasite lui n'a guère varié, car son inoculation reproduit toujours, au moins chez l'animal, la même lésion initiale. Celle-ci paraît donc bien être la réaction typique de l'organisme non encore préparé pour la défense.

Le salvarsan, injecté à un malade, tue tous les tréponèmes accessibles, ne respectant que ceux qui se trouvent protégés, parce qu'ils sont en quelque sorte en dehors de la circulation : thrombus, nids encapsulés. Au bout d'un certain temps, ces tréponèmes épargnés qui sommeillaient, retrouvent des conditions favorables à leur développement. Ils vont alors coloniser, en général à faible distance, et créer ainsi un foyer qui se trouvera dans des conditions tout à fait identiques à celles qui ont déterminé l'apparition du chancre initial. L'organisme, débarrassé de ses tréponèmes, a perdu ses moyens de défense d'une façon plus ou moins rapide, plus ou moins complète selon les sujets.

Il s'agit d'un chancre endogène comparable au chancre primitif exogène.

Il semble que c'est surtout dans les tissus d'origine ectodermique, revêtement cutané, système nerveux, qu'apparaissent de préférence ces pseudo-chancres.

Si cette hypothèse se vérifie, elle nous expliquera un certain nombre de cas de prétendue réinfection et aussi la fréquence et la gravité des neuro-récidives après la salvarsanothérapie.

Mais nous entendons d'autant moins nier la réalité de la guérison et la possibilité de la réinfection que certaines observations chez l'homme paraissent hors de toute contestation et que, d'autre part, l'expérimentation sur l'animal (lapin, singe) ne saurait laisser aucun doute sur ce point.

A quels signes reconnaître la *guérison ?* Évidemment ce n'est que l'expérience du temps qui nous permettra une affirmation décisive. Mais, en attendant, nous croyons que s'il ne suffit pas de constater, soit l'absence prolongée de la réaction de Wassermann[1], recherchée tous les trois ou quatre mois pendant dix-huit mois au moins, soit celle des rechutes cliniques, la réunion de ces deux éventualités possède une réelle valeur.

XVIII

RECHUTES

S'appuyant sur les recherches de laboratoire, il est certain que l'on a été beaucoup trop optimiste au début sur la possibilité d'obtenir, après une seule injection massive, la « sterilisation magna », la guérison définitive.

Aujourd'hui surtout que la voie intra-veineuse semble vouloir supplanter toutes les autres méthodes, que l'on agit ainsi avec des doses notablement plus faibles, dans des conditions qui permettent une élimination rapide de l'arsenic, il ne reste plus que les aigrefins de la quatrième page des journaux pour promettre, à coup sûr, la guérison définitive après une ou même deux injections.

La stérilisation complète d'un organisme ne se réalise pas en effet avec la même simplicité que la neutralisation d'une solution chimique dans une capsule de laboratoire. Il y a un organisme vivant à considérer. D'autant plus active est la substance employée,

1. La réaction de Wassermann peut disparaître du sérum sanguin et persister dans le liquide céphalo-rachidien. Schreiber. 28e *Deutsche Kongress f. innere Medizin. Wiesbaden*, 12 avril 1911.

d'autant plus prudente doit être son administration, si l'on ne veut pas en même temps que le parasite s'exposer à atteindre l'organisme vivant lui-même.

Et il n'est que légitime d'ajouter que chez l'homme, la situation n'est pas comparable à celle de l'animal de laboratoire. Presque toujours, nous nous trouvons en présence d'un organisme déjà atteint, du fait de la transmission de tares héréditaires ou de lésions acquises (alcoolisme, tabagisme, intoxications et infections diverses, surmenage, etc.).

Il faudrait pour réaliser sûrement la stérilisation totale recourir souvent à des doses redoutables. Si cela est permis dans une maladie à issue fatale certaine et rapide, comme la maladie du sommeil, cela n'est pas admissible pour la syphilis.

Voici à titre de document sur l'influence des doses le tableau de V. Ravers, qui employait l'arsénophénylglycine chez les nègres du Togo :

Dose par kilogramme.		Échec.	
1 à 10	milligrammes	100	pour 100
10 à 20	—	55,56	—
20 à 30	—	33,33	—
30 à 40	—	21,70	—
40 à 50	—	0	
50 à 60	—	0	
60 à 70	—	0	
70 à 80	—	0	

Le succès apparaît ici étroitement lié au dosage.

La voie d'introduction à choisir dans chaque cas n'est pas définitivement établie. Ce que nous savons bien par exemple, c'est qu'il importe que toute application du médicament, quelle que soit la voie choisie, soit pratiquée avec les précautions que nous avons spécifiées.

Les chiffres de rechute dans la syphilis humaine indiqués par les divers auteurs, varient dans de très grandes limites :

Il semble bien cependant que les rechutes ont été moins fréquentes chez ceux qui ont employé une bonne technique et nous ne pensons pas qu'on puisse d'ores et déjà tirer des conclusions précises des chiffres donnés par ceux qui n'ont pas suffisamment suivi leurs malades. Ce sont les clients personnels du médecin et suivis par lui qui nous donneront la notion juste de la fréquence des rechutes. Ajoutons immédiatement que nous ne savons encore rien d'absolument certain et surtout de *général* pour l'avenir ; il faut que la médication subisse l'épreuve du temps, mais les constatations déjà acquises permettent d'espérer que ce sera avec succès.

En attendant, pour éviter le reproche de n'avoir pas revu ses malades, nous avons surtout utilisé les statistiques de ceux qui ont recueilli, comme nous, leurs observations dans leur clientèle propre et celle des médecins militaires (Doerr, Gennerisch, Schulz, etc.).

Il faudra à l'avenir tenir compte à la fois des rechutes de *laboratoire* : Wassermann restant ou redevenant positif, malgré l'absence de toute *manifestation clinique*, et des *rechutes constituées* par la réapparition d'accidents divers, constatables par le malade et le médecin.

Ehrlich admet, d'après les renseignements qu'il a réunis, que le nombre des rechutes dépend en partie de la technique de l'injection et de la façon dont a été poursuivi le traitement.

Et il ajoute que ceux qui ont observé le moins de rechutes sont les médecins qui ont eu recours soit aux injections intra-musculaires ou sous-cutanées *solubles*, soit aux injections intra-veineuses.

Or, sur 217 injections intra-musculaires, faites en dehors du tabes et de la paralysie générale, nous n'avons encore vu que cinq rechutes cliniques et vingt et une rechutes de laboratoire (réapparition de la réaction de Wassermann). Les cas de rechute que nous avons pu constater *de visu*, à la suite d'injection intra-veineuse unique, sont plus nombreux et s'expliquent par la dose plus faible et l'élimination plus rapide du médicament.

Duhot note 3 rechutes sur 485 cas; Doerr 7 sur 200 cas et sur ces 7 malades 2 n'avaient reçu qu'une dose faible ; ajoutons que 30 présentaient encore l'accident initial au moment de l'injection.

Montegazza n'a vu qu'une récidive sur 25 cas après 4 mois. Le malade n'avait reçu que 0,20, dose insuffisante.

Fabry qui a employé la solution alcaline d'Alt, signale 6 cas sur

385, Alt lui-même dont la pratique porte sur un nombre considérable de cas n'a rencontré que 3 rechutes.

Schulz relate 4 rechutes sur 65 cas; 2 fois il s'agissait de malades, ayant reçu une injection sous-cutanée, qui durent, à la suite de nécrose, subir l'ouverture et le curettage du foyer. Il pratiqua chez les 4 malades une réinjection intra-veineuse et tous les quatre guérirent.

Gennerisch n'a vu aussi que 4 rechutes sur 61 malades et 3 étaient atteints de syphilis très grave.

Schreiber a d'abord pratiqué la voie intra-musculaire et il observa 13 rechutes sur 250 cas, alors que sur 800 cas traités par la voie intra-veineuse il ne note que 4 rechutes.

Wechselmann (méthode de l'émulsion en injection sous-cutanée) n'a vu que 4 rechutes, médiocrement graves.

Neisser, à Breslau, a constaté 5 p. 100 de rechutes; Pick, à Vienne, 2 rechutes sur 120 cas.

Lorsque l'on choisit les cas de syphilis grave, le nombre des rechutes s'élève rapidement, surtout si l'on applique les petites doses, insuffisamment répétées. Kromayer n'a traité que des formes graves rebelles au mercure et il a eu 3 rechutes sur 22 cas, soit 14 p. 100.

Il nous serait facile d'allonger cette revue. Qu'il nous soit seulement permis de faire remarquer que dans toutes ces statistiques la durée de l'observation est restée forcément trop courte et que l'on n'a pas toujours pratiqué systématiquement et à intervalles réguliers, l'examen du sang au point de vue de la réaction de Wassermann.

Il faut d'autre part mentionner les pourcentages, souvent élevés (1/3), indiqués par les auteurs qui n'ont pas jugé nécessaire d'apporter des chiffres précis. Ces données émanent surtout, au moins en France, des partisans exclusifs de la voie veineuse, des petites doses et de la nécessité des réinjections à bref délai (3 ou 4 dans l'intervalle d'un mois).

A l'heure actuelle, voici le résultat de nos observations personnelles et aussi celui qui semble résulter de la comparaison des nombreuses statistiques publiées :

La guérison définitive semble absolument exceptionnelle après une seule injection intra-veineuse. Cette méthode demande toujours une série d'injections renouvelées à intervalles variables (voir mise en œuvre du traitement, IVe partie) ; la disparition des accidents, la transformation de la réaction + de Wassermann en réaction — est certainement beaucoup moins rare après l'injection à doses élevées par la voie intra-musculaire. Mais l'observation attentive des malades, pendant un laps de temps assez long, a montré que la possibilité des rechutes tardives était moins rare qu'on ne l'aurait espéré. Aussi bien, ne saurait-on à l'heure actuelle borner toute la médication à cette injection unique.

Pour le moment, nous nous bornons à indiquer les résultats de notre statistique personnelle que nous limitons à 38 cas de syphilis primaire ou primo-secondaire, traités d'abord par les injections intra-musculaires d'émulsion neutre, puis par le mercure et l'iode, que nous avons tous suivis. Chez 29, datant de deux mois au minimum et de un an au plus, la réaction de Wasserman, recherchée tous les trois mois, est restée négative, il n'y a eu aucune manifestation constatable de tréponémiase ; chez 1, datant de trois mois, pas d'accidents constatables, mais Wassermann faiblement positif ; chez 4, pas d'accidents, mais Wassermann franchement positif ; ces 5 derniers malades ont reçu une seconde injection intra-veineuse qui a ramené la R. W. — ; chez 3 malades, réapparition de plaques muqueuses de la gorge ; chez 1, apparition deux mois après l'injection d'un placard à contours polycycliques sur la région sternale ; chez ces 4 derniers malades deux nouvelles injections intra-veineuses n'ont pas transformé la R. W.

Ces conclusions sont d'ailleurs en accord avec celles de nombreux auteurs : Gennerich, Jadassohn, Tänzer, Hoffmann, Isaac, Zeissl, Werther, Duhot, etc.

Ajoutons enfin que ce n'est qu'après plusieurs années qu'un jugement définitif sera possible ; tout laisse augurer qu'il sera favorable à la nouvelle médication.

D'ailleurs, dès maintenant, celle-ci a d'autres titres encore à faire valoir, qui démontrent, s'il en était besoin après les preuves déjà données, que l'arsénobenzol représente à l'heure actuelle le spécifique de beaucoup le plus rapide, le plus inoffensif même et le plus sûr.

Lorsqu'une rechute se produit, la maladie paraît avoir sauté une période, la période secondaire. Il semble que les parasites aient été modifiés et qu'ils n'aient plus que la virulence atténuée de la période tertiaire. Les rechutes sont en général ce qu'on est habitué à désigner sous le nom d'accidents tardifs en foyer localisé (nerfs, gorge, etc.) ; à peine 5 p. 100 des cas se traduisent par des accidents multiples en des points différents de l'organisme, n'amenant pas d'ailleurs d'altération grave de l'état général ; elles sont peu tenaces, graves parfois par leurs localisations et non par leur virulence, c'est-à-dire qu'elles n'ont rien de commun avec les rechutes que l'on observe journellement après le traitement mercuriel.

Il ne saurait être permis de les considérer comme l'expression de l'entrée en scène de parasites arséno-résistants, car une seconde injection amène généralement une guérison rapide. Celle-ci s'obtient d'ailleurs sans peine avec le mercure et l'iodure, ce qui tendrait à faire supposer une diminution de la vitalité ou tout au moins de la résistance des parasites ; s'ils n'ont pas été détruits, ils auraient donc été touchés dès la première injection.

Ce n'est qu'exceptionnellement, par suite de circonstances dépendant du parasite ou de l'organisme, que l'on voit survenir des rechutes graves, telles que les pseudo-chancres et les neuro-récidives (voir réinfection).

Chez certains malades (paralytiques généraux ou préparalytiques), le mercure reste impuissant à faire disparaître la réaction de Wassermann. Il s'agit toujours de cas graves (Krauss).

Par contre, avec l'arsénobenzol, au moins au début, on a réussi un assez grand nombre de fois, comme l'ont constaté après Alt un certain nombre d'observateurs, à obtenir et à maintenir le Wassermann négatif.

Notre devoir serait peut-être d'exprimer le désir que les recherches chimiothérapiques permissent un jour la préparation d'un corps aussi actif que le salvarsan à l'égard des spirochètes, aussi peu ou moins offensif encore vis-à-vis de l'organisme, d'un maniement et d'une administration plus faciles.

Nous croyons que pour le moment ce qui importe bien davantage, c'est de perfectionner les modes d'administration du médicament d'Ehrlich, d'en préciser les doses dans chaque cas particulier, d'établir la mise en œuvre du traitement de la syphilis (répétition des doses, association avec d'autres médicaments) et pour cette tâche, il ne sera pas trop des observations de tous les médecins et peut-être aussi d'un long laps de temps.

Dès aujourd'hui, il importe en établissant le bilan de l'arsénobenzol de bien spécifier que son action ne se limite pas à la guérison rapide des accidents constatés.

Il faut, en outre, tenir compte, au point de vue social et individuel, de la diminution des chances de contagion qui résulte de la cicatrisation rapide et de la non-réapparition des lésions ulcéreuses (bouche, organes génitaux) d'une contagiosité redoutable ; la diminution et nous espérons la disparition des syphilis conceptionnelles, de la syphilis embryonnaire et fœtale, cause de tant d'avortements ; de la syphilis des nouveau-nés, etc. ; la diminution du nombre d'infirmités, la plupart incurables, relevant des manifestations éloignées de la syphilis ; enfin la diminution de la mortalité effroyable de la tréponémiase acquise (manifestations viscérales et surtout parasyphilitiques) ou héréditaire.

QUATRIÈME PARTIE

MISE EN ŒUVRE DE LA MÉDICATION

A. MÉDICATION GÉNÉRALE

MISE EN ŒUVRE DU TRAITEMENT GÉNÉRAL

Toute syphilis doit être traitée : on ne saurait compter sur une guérison spontanée, que l'on s'accorde à considérer comme tout à fait exceptionnelle. Il paraît impossible d'obtenir une immunisation active ou passive, si l'on s'en rapporte aux expériences faites à Batavia, sur les singes, par Neisser.

Il faut donc traiter la syphilis dès son début; les vieilles discussions sur l'époque où l'on devait commencer le traitement sont aujourd'hui périmées; on l'instituera aussitôt le diagnostic fait et celui-ci peut être posé dès le début (recherche des spirochètes); la recherche de la réaction de Wassermann permettra d'écarter les doutes aux périodes plus avancées, lorsque le diagnostic clinique reste hésitant.

C'est dans les cas où le chancre existe encore isolé, lorsqu'il vient d'apparaître, qu'il importe d'agir vite et fort. On se rapproche ici des conditions de l'expérimentation sur l'animal et s'il est désormais difficile d'escompter toujours la guérison totale, la « sterilisatio magna », par une seule injection, même à dose forte, il est permis d'essayer la réalisation progressive de cette stérilisation par un traitement méthodique et par la répétition des injections, chaque injection semblant atténuer la virulence et enrayer la multiplication des spirochètes.

I

Dans un cas d'intensité moyenne, car il faut bien préciser que la conduite du traitement dépend pour une part des conditions spéciales présentées par chaque malade, voici la marche à suivre, si l'on a la chance de pouvoir instituer le traitement, dès le début de l'apparition du chancre ou peu de jours après : on fait une injection de 0,40[1] de salvarsan par la voie intra-veineuse et on prescrit immédiatement le traitement mercuriel, qui sera continué, suivant la tolérance, pendant vingt, trente et quarante jours.

Au bout de quinze à vingt jours, on pratique, au besoin, une seconde injection intra-veineuse de 0,30 à 0,40, ou bien une injection intra-musculaire de 0,40 à 0,60.

Deux mois après la première injection, lorsque, comme c'est la règle, il ne s'est produit *aucune* manifestation syphilitique, examen du sérum au point de vue de la réaction de Wassermann.

a) Si celle-ci est négative, on instituera le traitement d'observation pendant une durée qu'il est encore impossible de fixer à l'heure actuelle, mais que nous ne croyons pas devoir être inférieure à dix-huit mois, deux ans.

Tous les mois, nous conseillons un traitement de vingt jours, un mois avec l'iodure ou l'iode, le mois suivant avec le mercure, et ainsi de suite, en alternant. Nous prescrivons de préférence l'huile iodée et le mercure, soit en injections, soit sous la forme de pastilles de sublimé ou de lactate de mercure.

A ces malades, lorsque leurs moyens le leur permettent, nous conseillons volontiers et toujours avec profit, une saison de traitement hydrargyrique dans une station sulfureuse (voir p. 140), de préférence dans les endroits où l'on emploie la cure de frictions. C'est celle-ci, appliquée dans les stations sulfureuses, qui nous a donné les meilleurs résultats cliniques ; d'autre part, c'est aussi celle qui fait disparaître le plus sûrement et le plus rapidement la réaction de Wassermann ; on a obtenu cette disparition même dans les cas où les injections mercurielles avaient échoué.

S'il ne survient aucune manifestation clinique, si la réaction de Wassermann recherchée tous les mois d'abord, puis tous les deux mois, enfin tous les trois mois, reste négative, on pourra cesser tout traitement dans le délai indiqué.

Il est certain que le malade devra continuer à s'observer, que la

1. Nous envisageons ici le cas d'un homme vigoureux et jeune ; pour les doses chez la femme et suivant l'état du malade, voir page 254.

réaction de Wassermann sera recherchée de temps à autre, et, qu'en cas de mariage, un traitement par le salvarsan sera une mesure de prudence (dose forte unique ou doses faibles répétées).

Si la réaction au cours de cette période d'observation redevenait positive, ou bien s'il survenait des accidents, une nouvelle injection (intra-veineuse ou intra-musculaire) s'imposerait de suite et on se baserait sur les symptômes cliniques et les données du laboratoire pour la répéter au besoin, en l'associant toujours au traitement mercuriel et iodé.

b) Il est survenu des accidents syphilitiques, ou bien la réaction de Wassermann reste positive : c'est beaucoup moins rare qu'on ne le crut au début, même avec les fortes injections intramusculaires : on se trouve souvent alors en présence d'un cas de syphilis grave (chancres céphaliques, apparition précoce de syphilides papuleuses, etc.), s'accompagnant fréquemment de céphalée et pouvant faire craindre une localisation cérébrale.

C'est presque la règle avec les injections intra-veineuses, même dans les formes moyennes.

Il faut aussi tenir compte des faits où les parasites se sont montrés plus ou moins arséno-résistants (Fränkel et Grouven, Jadassohn, Linsa, Bering [1]). Cette résistance variable, souvent constatée pour les trypanosomes, existe aussi pour les spirochètes. Le parasite résistant à l'arsenic peut ne pas l'être au mercure et réciproquement.

Le traitement doit être poursuivi énergiquement; s'il est exceptionnel que nous fassions plus de quatre injections consécutives, espacées suivant les indications, par contre, nous instituons volontiers, ici, un traitement de durée : injection hebdomadaire de 0,10 de salvarsan, en solution huileuse, acide, pendant huit, dix et même douze semaines.

Ce traitement peut être repris deux ou trois fois par an.

Il n'est ni plus délicat à appliquer, ni plus difficile à tolérer que le traitement à l'huile grise, par exemple ; ajoutons enfin qu'il est de beaucoup moins dangereux.

1. Bering, *Mediz. Klinik.*, n° 37, 1910.

Même dans ce cas, sachant combien est avantageuse l'association des divers spirillicides, nous poursuivons le traitement alterné par le mercure et par l'iode.

Ce n'est qu'après avoir constaté, par des examens répétés, l'absence de manifestations spécifiques et la persistance de la réaction de Wassermann négative, qu'il sera permis de considérer ces malades comme ceux de la première catégorie.

II

Le traitement sera semblable lorsqu'on voit le malade à la fin de la période primaire, alors qu'il existe déjà des manifestations cutanéo-muqueuses.

En pleine période secondaire, on appliquera aussi le même traitement dans les formes que l'expérience clinique a démontrées être particulièrement virulentes et résistantes à la médication salvarsanique, syphilides papuleuses, acnéiformes, psoriasiformes ; syphilides muqueuses à récidives incessantes ; céphalée, etc.

Par contre, les syphilis malignes précoces, fébriles ou non, avec ou sans localisations viscérales, autrefois si réfractaires au mercure, cèdent, en général, facilement au traitement par l'arsénobenzol et il ne sera pas habituellement nécessaire de renouveler aussi souvent l'injection, à la condition expresse toutefois que la laboratoire et la clinique n'imposent pas la nécessité d'un traitement plus intensif ou plus répété.

Dans la syphilis secondaire d'allure bénigne, après avoir pratiqué une première injection intra-veineuse (0,30), nous instituons une cure mercurielle énergique et au bout de quinze à vingt jours[1] et souvent même six semaines, nous pratiquons une seconde

1. Les données que nous avons exposées précédemment sur l'accumulation de l'arsenic dans certains organes, sur la durée beaucoup plus prolongée qu'on ne l'avait admis, au début, de son élimination, sur l'activité des petites doses qui persistent longtemps à circuler dans l'organisme, nous font croire que, sauf dans les cas que nous venons de passer en revue, où il y a des indications précises d'agir autrement, c'est une erreur, qui peut être préjudiciable aux malades, de renouveler les injections à trop court intervalle, quelle que soit la voie utilisée.

injection forte, soit intra-veineuse, soit intra-musculaire et nous nous guidons sur l'examen clinique et la réaction de Wassermann pour continuer le traitement comme dans les cas précédents.

III

Dans la syphilis tertiaire, une seule injection, suivie du traitement mercuriel et ioduré, suffit souvent à amener la disparition rapide et définitive des lésions, ainsi qu'à rendre la réaction de Wassermann négative d'une façon durable.

La période d'observation sera ici naturellement moins longue.

IV

Dans la parasyphilis, nous en verrons plus loin les raisons, telles que nous les pouvons donner à l'heure actuelle, le résultat est loin d'être aussi brillant que dans les formes précédentes. Il est souvent très difficile d'obtenir une réaction négative durable avec le sérum et surtout avec le liquide céphalo-rachidien; de même les symptômes cliniques et l'évolution de la maladie sont trop souvent encore insuffisamment influencés.

En raison de l'atteinte du système nerveux, ces malades semblent plus particulièrement sensibles à l'arsénobenzol.

Après avoir fait 2 à 3 injections au plus de doses faibles et progressivement croissantes (0,10, 0,20, 0,30) de salvarsan, il nous semble préférable, toutes les fois que l'état général de la nutrition le permet, de recourir, comme nous l'avons préconisé dès le début (Tissier), à la méthode des doses fractionnées : 0,10 en injection huileuse, tous les huit ou dix jours par séries de 3 à 6 injections.

Il est bien entendu que nous ne venons que d'exposer un tableau général des méthodes qu'une expérience poursuivie depuis le début et contrôlée par les nombreuses observations publiées [1], nous a

1. La simple revue de toutes les méthodes proposées nous entraînerait beaucoup trop loin; constatons simplement qu'elles tendent de plus en plus à s'unifier.

conduit à considérer comme les plus efficaces et les plus pratiques.

Dans certains cas particuliers, ce mode de faire doit subir des modifications, lorsqu'on se trouve, par exemple, en présence de lésions qui peuvent être de nature bénigne, mais qui, en raison de leurs localisations, exposent les malades à un danger grave, parfois imminent (gommes du larynx, par exemple) ou à des mutilations irréparables (gommes du voile du palais).

Il faut en outre tenir compte de l'âge, du sexe, de l'état anatomique et fonctionnel des organes, de la nutrition générale.

Nous aurons l'occasion de revenir sur ces divers points dans les chapitres suivants.

Dans les cas où l'on constate de l'arséno-résistance, il sera utile de renoncer, au moins momentanément au salvarsan, et de s'adresser au mercure qui, en général, est très actif en pareille circonstance et réussit d'ordinaire à faire disparaître l'arséno-résistance.

Lorsqu'après la première injection d'arsénobenzol, on a noté de l'hypersensibilité (fièvre, éruptions, etc.), lorsque surtout la cuti-réaction reste positive, force est de s'adresser exclusivement au mercure ou peut-être à d'autres arsenicaux pour lesquels l'organisme peut n'avoir pas d'hypersensibilité (salicylarsinate de mercure, benzo-sulfone paraaminophénylarsinate de soude).

CINQUIÈME PARTIE

MISE EN ŒUVRE DE LA MÉDICATION

B. MÉDICATIONS EN PARTICULIER

CHAPITRE I

TRAITEMENT DU CHANCRE

Le chancre spécifique a fait son apparition. Peut-il encore être question de prophylaxie antisyphilitique ? (voir p. 66) ? En d'autres termes, peut-on encore espérer stériliser la maladie et empêcher l'apparition des accidents secondaires ?

On a proposé un certain nombre de méthodes abortives, qui, pour la plupart, sont abandonnées, parce que leur inefficacité a été reconnue.

Blocus du chancre. — Une de ces méthodes appelée par Fournier « blocus du chancre » consistait à pratiquer la section des lymphatiques émanant de la région occupée par le chancre.... Les injections de mercure entre le chancre et les ganglions, les interventions sur les ganglions voisins sont des méthodes trop incertaines, trop hypothétiques, pour être conseillées. Fournier les considère comme irréalisables[1].

1. Fournier. *Traitement de la syphilis*, p. 29.

Il faut signaler cependant les tentatives faites pour faire avorter le chancre par injections locales. En 1908, MM. Hallopeau et Lenglet essayèrent des injections locales de cyanure de mercure dans le chancre (Voir article de Fage et Blaye. *Progrès médical*, 14 janvier 1911). Les injections locales de cyanure de mercure furent abandonnées en raison des douleurs et des escarres qu'elles produisaient.

Plus récemment, Hallopeau a publié plusieurs cas heureux de traitement local par les injections d'hectine à la dose de 0,10 à 0,20 dans le voisinage du chancre : Hallopeau ne prétend pas seulement hâter de la sorte la cicatrisation du chancre, mais encore faire avorter la syphilis, grâce à des injections quotidiennes jusqu'à disparition de l'induration primitive. L'étude suivie d'un certain nombre de cas a démontré qu'il ne fallait pas se fier aux apparences et que le plus souvent, après une période de latence, les accidents syphilitiques faisaient leur apparition. On a donc eu grand tort de faire luire aux yeux des malades l'espérance d'une guérison définitive, grâce à cette méthode (voir p. 156). Duhot de Bruxelles, conseille les injections dans les ganglions de l'aine d'arsénobenzol en solution acide.

CAUTÉRISATION DU CHANCRE. — La cautérisation du chancre a été essayée à l'aide de nombreux caustiques : pâte carbo-sulfurique de Ricord, pâte de Vienne, chlorure de zinc, acide nitrique, acide acétique, nitrate acide de mercure, ou bien encore à l'aide du thermo ou du galvano-cautère.

Cette cautérisation qui donna des résultats heureux avant la période dualiste, dans les cas où le chancre ainsi traité était souvent en réalité un chancre simple, est aujourd'hui complètement abandonnée. Les insuccès de Diday, de Lansson Parker (sur un chancre datant de deux heures), de Berkeley Hill (chancre datant de onze heures) ont prouvé qu'il n'y avait rien à attendre de ce procédé thérapeutique.

Outre son inefficacité, la cautérisation a encore l'inconvénient de dénaturer l'aspect du chancre et de rendre plus difficiles, sinon impossibles, les recherches bactériologiques si nécessaires à la bonne direction du traitement précoce de la syphilis.

Cependant, nous nous sommes toujours bien trouvé, une fois le diagnostic posé — et grâce à l'ultramicroscope c'est l'affaire de quelques instants — de traiter les plaies chancreuses par l'*air chaud*. Nous nous servons de l'appareil couramment employé en rhinologie, ce qui permet de diriger le jet, à une température suffisamment élevée, exclusivement sur la surface malade. La douleur est très supportable et il ne se produit pas de réaction inflammatoire sérieuse.

EXCISION DU CHANCRE. — Les mêmes reproches peuvent être adressés à l'excision du chancre. Depuis l'excision superficielle jusqu'à l'excision profonde et large des tissus où siège le chancre, véritable opération qui ne peut du reste être pratiquée que sur les chancres de certaines régions, tout a été essayé. Outre les inconvénients locaux (cicatrices, délabrements, mutilation parfois nécessaire, hémorrhagie), on expose encore le malade à la reproduction de l'induration *in situ;* enfin, il n'existe, d'après Fournier, aucun cas d'excision ayant manifestement supprimé la vérole[1].

1. Fournier. *Traitement de la syphilis*, p. 33 et suivantes.

Récemment, Neisser[1] concluait qu'il faut essayer l'excision quand elle ne produit pas de délabrements trop considérables, mais qu' « il n'est pas possible de savoir à l'avance quel en sera le résultat ». En effet, dans les expériences d'excision qu'il pratiqua chez les singes, il obtint des résultats absolument contradictoires : certaines excisions pratiquées presque immédiatement après l'inoculation furent suivies de l'apparition des accidents secondaires ; tandis que dans un cas où l'excision fut faite douze jours après l'inoculation, l'animal resta indemne de syphilis !

L'opinion actuelle généralement admise jusqu'ici par tous les syphiligraphes est que l'excision ne modifie pas le cours de la maladie[2].

Nous ne la pratiquons que dans les cas de petits chancres du bord du prépuce ; dans ce cas il n'y a pas de cicatrice gênante et la guérison est plus rapide. L'idéal serait évidemment de pouvoir supprimer dès le premier moment le foyer initial de culture du tréponème, mais dans l'immense majorité des cas lorsque nous diagnostiquons le chancre, les parasites ont déjà essaimé dans les lymphatiques, les ganglions, etc. Nous savons aujourd'hui par la recherche systématique du tréponème que l'infection de l'organisme est précoce ; cependant il faut reconnaître que l'apparition de la réaction de Wassermann, plusieurs semaines après le chancre, est un excellent argument en faveur du traitement local.

En somme, toutes les manœuvres de nature à dénaturer le chancre et à empêcher les recherches bactériologiques ultérieures sont plus nuisibles qu'utiles[3]. Toutes les pommades ou poudres antiseptiques, les applications de nitrate d'argent, tuent le tréponème, empêchent sa recherche à la surface de la lésion et n'ont guère en réalité d'influence sur la marche de la maladie, ni sur la cicatrisation même de l'ulcération.

Le chancre syphilitique simple tend naturellement à la guérison ;

1. Neisser. *Congrès de Lisbonne*, 1906.

2. Emery et Chatin. *Thérapeutique clinique de la syphilis*, 1909, p. 392.

3. Fage et Blaye. Traitement local du chancre syphilitique. *Progrès médical*. 14 janvier 1911.

en quelques jours ou en quelques semaines, la cicatrisation est obtenue sans traitement ; trois semaines suffisent d'ordinaire si on applique le traitement mercuriel, et beaucoup moins si le malade est traité par l'arsénobenzol.

Il faut recommander au malade comme seul traitement local, une propreté excessive et lui interdire les exercices fatigants de nature à irriter la surface du chancre. Il est évident que la continence sexuelle est un devoir, non seulement pour empêcher les causes d'irritation locale, mais surtout dans un but de prophylaxie.

Les lavages du chancre seront faits plusieurs fois par jour, avec de l'eau bouillie, de l'eau boriquée, ou une solution faible de sublimé à 1 pour 5000 ou de permanganate de potasse à 1 pour 4000. Quelques bains locaux, un saupoudrage avec une poudre à l'aristol, au dermatol ou à l'ecktogan et l'application d'une compresse de gaze simplement stérilisée, pour empêcher le contact cutanéo-muqueux, suffiront largement.

On a recommandé certaines pommades : calomel à 1 pour 10, oxyde de zinc à 2 pour 30, dans le but d'éviter le frottement et l'adhérence du pansement ; ce pansement doit être changé plusieurs fois par jour.

Certaines poudres, comme le calomel, qui agissent heureusement sur la cicatrisation du chancre, ont l'inconvénient de provoquer une induration artificielle du chancre et même d'érosions banales (herpès) ; elles peuvent être une cause d'erreur, et ne doivent être conseillées que quand le diagnostic de l'ulcération est fait d'une manière certaine [1].

A cette période si le traitement local est d'importance très secondaire, il n'en est pas de même, nous l'avons vu, du traitement général.

1. L'application locale du salvarsan en solution acide ou en pommade aurait donné entre les mains de certains auteurs de bons résultats. Notre expérience personnelle ne nous a pas permis de les constater dans les chancres non compliqués tout au moins.

Salvarsan.	àà 0 gr. 50.
Vaseline.	

On a aussi employé, sur les conseils d'Ehrlich, les pommades à l'atoxyl et à l'arsacétine.

TRAITEMENT DU CHANCRE AVEC GANGLIONS. — Lorsque le malade se présente au médecin porteur d'un chancre s'accompagnant d'adénopathies, la question de l'excision et de la cautérisation se pose moins encore que dans les premiers jours, où le chancre était la seule manifestation apparente de la syphilis.

Dans ce cas, on a complètement abandonné l'excision des ganglions, parfaitement inutile puisqu'il est impossible de les enlever tous.

CHANCRES COMPLIQUÉS. — Le *chancre peut être ulcéreux, enflammé, tuméfié ;* dans ces cas, ce sont surtout les bains locaux répétés et prolongés, avec l'eau bouillie, l'eau boriquée, l'eau de guimauve, l'eau faiblement oxygénée, les pansements humides qui, joints au traitement général, donneront les meilleurs résultats.

« Dans le cas de chancre très induré, lorsqu'il suppose que le spirochète peut être protégé par une carapace conjonctive fibreuse et dense », Duhot pratique, sur les conseils d'Ehrlich en même temps que l'injection d'arsénobenzol, une injection de fibrolysine.

Le *chancre gangréneux* est rare, il est passible du même traitement que le chancre enflammé : lavages avec l'eau oxygénée au tiers ; avec une solution de nitrate d'argent à 1 pour 50 ; avec une solution chloratée à 5 ou 10 pour 1000 ; la plus grande douceur est indiquée dans ces cas pour éviter les hémorrhagies. Si la gangrène est due à un phimosis ou à une balano-posthite, il faut opérer chirurgicalement la cause de la gangrène [1].

Le *chancre phagédénique*, très varié dans ses manifestations, sera traité de façons différentes suivant la susceptibilité du malade. Les grands lavages très chauds et prolongés à l'eau bouillie, à l'eau de guimauve, à l'eau oxygénée ou de Labarraque en solutions faibles, seront employés avec avantage. Le professeur Fournier recommande le pansement iodoformé, à l'aide de poudre ou de pommade faible (1 d'iodoforme pour 10 de vaseline). Le professeur Gaucher conseille d'adjoindre à l'iodoforme, les lavages et même

1. Le traitement par le salvarsan permet en général d'éviter toute intervention chirurgicale, même dans les cas les plus menaçants.

les pansements avec une solution de chlorure de zinc à 1 pour 1000.

Les attouchements légers et à intervalles éloignés avec une solution de nitrate d'argent 1 pour 20 sont parfois utiles. Emery et Chatin ont obtenu de bons effets par l'emploi du vioforme, et par les attouchements légers à la teinture d'iode fraîche diluée ; ils s'accordent à recommander surtout les lotions douces, peu irritantes, et à déconseiller les interventions chirurgicales ou les cautérisations. L'emploi de l'air chaud a été parfois suivi de bons résultats.

Mais le meilleur traitement est encore l'injection de salvarsan ; en quelques jours les progrès de la lésion sont arrêtés et la cicatrisation commence.

Le siège du chancre peut donner lieu à des indications spéciales.

Le *chancre sous-préputial* entraîne la formation d'un phimosis plus ou moins irréductible ; si la constriction du prépuce permet l'introduction d'une canule ou d'une mèche de gaze, on se contentera de faire des lavages à l'eau bouillie, ou avec une solution de nitrate d'argent à 1 ou 2 pour 100. Une sonde de Nélaton en caoutchouc rouge n° 14 ou 15 convient très bien à ces lavages. Une compresse de gaze trempée dans l'eau bouillie protégera la surface du chancre du contact avec le prépuce. Si le phimosis s'accompagne de gangrène, on était obligé, avant l'arsénobenzol, qui rend toute intervention inutile, de faire ou bien le débridement du prépuce, ou mieux, comme dans les cas de phimosis complet et irréductible, la circoncision totale. Il faut savoir que dans tous les cas d'interventions chirurgicales sur les balano-posthites grangréneuses consécutives à un chancre, il peut se produire des hémorrhagies abondantes.

Si le *chancre se complique de paraphimosis*, on s'efforcera de réduire le paraphimosis avec les pansements humides, et... beaucoup de patience. On n'interviendra qui si la tuméfaction et la gangrène devenaient menaçantes.

Le *chancre mixte* sera traité comme les chancres ulcérés. L'iodoforme, le bleu de méthylène, les lavages et l'air chaud, seront adjoints au traitement général.

Le *chancre de l'urèthre* est ordinairement bénin en tant que chancre et guérit seul le plus souvent s'il siège à l'intérieur de l'urèthre. Le chancre du méat s'enflamme plus facilement et a plus de tendance au phagédénisme. Les pansements devront être fréquemment renouvelés après chaque miction et maintenus par un pansement englobant la verge et fixé à un suspensoir. Il faut tâcher par l'introduction dans l'urèthre de petites mèches de gaze vaselinées ou de crayons à l'ichtyol, de prévenir l'atrésie du méat et au besoin faire, après cicatrisation du chancre, une dilatation graduelle à l'aide de bougies.

Le *chancre de l'anus et du rectum* nécessite des soins de propreté minutieux ; on évitera la constipation et on prescrira les lavages prolongés après chaque défécation. Emery et Chatin recommandent de faire prendre au malade, avant chaque selle, un lavement huileux et de pratiquer des onctions graisseuses sur le pourtour de l'anus. Fournier ordonne les suppositoires suivants :

Iodoforme	0 gr. 20
Extrait de jusquiame.	0 gr. 06
Beurre de cacao	3 grammes

pour un suppositoire.

Les mèches iodoformées et cocaïnées calment les douleurs du chancre fissuraire, de même que les badigeonnages cocaïnés à 1 pour 50.

La cicatrisation du chancre sera surveillée au point de vue du rétrécissement consécutif possible.

Le *chancre du col utérin*, qui passe du reste souvent inaperçu, est d'ordinaire bénin et guérit seul. Les injections et quelques tampons iodoformés suffisent comme traitement local. Gross[1] admet qu'il est plus particulièrement résistant au traitement par l'arsénobenzol.

Le *chancre de l'amygdale* sera traité par les grands lavages de gorge et les attouchements au bleu de méthylène.

Les *chancres cutanés*, siégeant à la face, sur le tronc, les membres ou les doigts seront simplement nettoyés avec soin et recouverts d'emplâtre de Vigo ou d'emplâtre rouge de Vidal.

1. Gross. *Congrès de Königsberg*, septembre 1910.

Les *chancres céphaliques* ont une gravité particulière et nécessitant un traitement sévère. On l'a nié, mais nous savons aujourd'hui, grâce à l'étude du processus de dissémination et de colonisation des spirochètes, que les parasites envahissant l'organisme le long des vaisseaux et des *filets nerveux*, ont alors pour atteindre les centres nerveux un chemin bien plus court à parcourir (analogie avec la rage) et qu'une fois installés là, ils sont très difficiles à atteindre par les médications les plus énergiques.

Traitement général. — D'une manière générale, il faut répéter encore, que le traitement local du chancre est presque secondaire; ce qui importe avant tout c'est de reconnaître l'accident primitif et de traiter la maladie. Quelques mesures hygiéniques sont d'ordinaires plus que suffisantes contre le chancre lui-même; à part quelques cas rares de phagédénisme ou d'infiltration laissant à leur suite des cicatrices disgracieuses, éventualité tout à fait exceptionnelle depuis l'emploi de l'arsénobenzol, le traitement général est le seul vraiment important.

Sous l'influence du traitement salvarsanique, le chancre qui, dès le lendemain, présente par foisun certain degré de turgescence, se déterge rapidement. Il pâlit, s'assèche et s'entoure d'une collerette épidermique qui ne tarde pas à le recouvrir tout entier. La cicatrisation dure en moyenne une dizaine de jours, plus ou moins, suivant l'étendue de la lésion et le degré de l'empâtement. Ce dernier disparaît lentement (plusieurs semaines).

Les ganglions satellites peuvent aussi comme le chancre présenter une petite poussée congestive (augmentation de volume, sensibilité plus grande) qui disparaît en vingt-quatre heures; ils ne tardent pas à diminuer de volume, mais leur disparition complète se fait parfois longtemps attendre.

CHAPITRE II

TRAITEMENT A LA PÉRIODE SECONDAIRE

Le traitement local des accidents secondaires, souvent de nature essentiellement récidivante, avait autrefois un intérêt considérable, qu'il a perdu en grande partie depuis l'entrée dans la pratique de l'arsénobenzol.

Évidemment les anciennes recommandations sur l'hygiène du corps et de la bouche, sur l'abstention des irritants (tabac), restent légitimes ; il est rarement nécessaire de recourir, même dans les syphilides croûteuses et acnéiformes, à l'usage des emplâtres.

Le massage conseillé par Balzer est lui aussi superflu, sauf peut-être contre les macules pigmentaires qui paraissent plus rebelles [1].

Les préparations au sublimé sont peu efficaces et les fards ne constituent qu'un pis aller souvent plus disgracieux que le mal.

Le traitement local, autrefois indispensable, des syphilides suintantes des plis dans les régions humides est aujourd'hui inutile. Quelques soins de propreté (eau bouillie) suffisent. Il en est de même pour les syphilides ulcéreuses ou pustuleuses (impétigo ou ecthyma syphilitique).

Les syphilides muqueuses qui naguère nécessitaient tant de soins (propreté méticuleuse, soins des dents, abstention d'irritants, etc.) guérissent maintenant en quelques jours ; on donnera quand même les traditionnels conseils pour éviter toute cause de repullulation des parasites (défense du tabac, de l'alcool, traitement des dents cariées, etc.).

Inutile de se préoccuper des condylomes de la vulve ou du vagin ; en tout cas, si l'on croit en dehors des soins de propreté devoir instituer un traitement local, point ne sera besoin de s'adresser aux caustiques énergiques (nitrate acide de mercure), le nitrate d'argent (solution à 1/5) suffira.

1. Balzer. *France médicale*, nº 2, 1891.

Pour en terminer avec les accidents secondaires, nous ajouterons que la céphalée, jadis si tenace, disparaît en général dès les *premières heures*, que les *adénopathies* suivent, un peu lentement, le sort des lésions superficielles, etc.

L'*alopécie* secondaire était un point noir de l'ancienne médication. En dehors du traitement mercuriel, on prescrivait volontiers une médication locale :

Lotions avec un mélange de liqueur de Van Swieten et d'eau de Cologne au tiers, ou frictions avec la pommade au calomel (2 à 4 pour 30) ou la pommade suivante dont la formule est due à Besnier.

Soufre	5
Acide salicylique	1
Vaseline pure.	50

L'arsénobenzol, lorsqu'il intervient à temps, évite le plus souvent l'alopécie ; en outre, en raison de l'arsenic qu'il renferme, il exerce sur le système pileux l'influence la plus favorable.

Sous l'action du salvarsan, la roséole, quelquefois accentuée au début (réaction d'Herxheimer), pâlit dès le second jour et disparaît au bout de cinq à dix jours.

Les syphilides cutanées papuleuses, lenticulaires, acnéiformes résistent plus longtemps, huit à douze jours, et les syphilides pustuleuses quinze à vingt jours. Il persiste longtemps parfois, à la place des lésions, des macules brunâtres.

Les plaques muqueuses disparaissent en quelques jours ; dès les premières heures la douleur s'évanouit. Les condylomes hypertrophiques, autrefois si rebelles, s'affaissent rapidement, se dessèchent et s'épidermisent en cinq à sept jours.

Les syphilides malignes précoces, localisées ou généralisées, sont la preuve la plus éclatante de la spécificité de l'arsénobenzol. Non seulement les lésions locales se modifient, se comblent et se cicatrisent avec une rapidité étonnante, mais on assiste en même temps au relèvement de l'état général, au retour de l'appétit et des forces, à la disparition de la fièvre, de la céphalée, etc.

CHAPITRE III

PÉRIODE TERTIAIRE

Lorsqu'il s'agit de localisations autres que celle des téguments cutanés ou muqueux, le traitement local sera nul.

Il n'interviendra et encore seulement dans la limite des soins élémentaires d'asepsie que dans les processus ulcéreux : leucoplasie buccale (pulvérisations d'eau de Saint-Christau, attouchements au baume du Pérou, etc.).

C'est ici que le traitement général, surtout depuis l'emploi de l'arsénobenzol, donne les meilleurs résultats (infiltrations gommeuses, scléro-gommeuses, ulcérations, périostites, ostéites, etc.).

CHAPITRE IV

NUTRITION GÉNÉRALE

Il y aura ici un long chapitre à écrire. Il est encore à peu près inexploré.

Dès maintenant, nous savons, par l'expérience générale, que les malades éprouvent un sentiment d'euphorie, de mieux être que certains ont à tort voulu rapporter à la suggestion, mais qui dépend en réalité de l'action propre de l'arsenic et plus encore du pouvoir spirillicide de l'arsénobenzol. Le retour des forces, l'augmentation de poids [1], sont des preuves en faveur de cette façon de voir.

Nous avons dit que *l'état cachectique* était une contre-indication pour l'arsénobenzol. Elle ne devient que relative lorsqu'il s'agit — ce qui est loin d'être rare — d'une cachexie d'origine syphilitique.

1. Favento. *Münch. med. Woch.*, n° 2, 1911.

Ici, l'indication est formelle et le traitement par son action rapide apparaît comme un moyen sauveur.

Le *diabète* grave constitue toujours une contre-indication (Ehrlich, Willige[1]); le coma diabétique peut survenir à la suite de l'injection, comme il survient consécutivement à une fatigue, à un travail intellectuel, à une commotion psychique.

Lorsque le diabétique présente des lésions soit cardiaques, soit rénales, soit même hépatiques, il est prudent de s'abstenir ou de ne recourir qu'à la méthode des petites doses fractionnées.

Cependant chez les sujets vigoureux, le traitement peut être institué avec avantage, pourvu qu'on agisse avec prudence ; dans plusieurs cas, Friedlander a même vu disparaître le sucre de l'urine.

Nous verrons que le *cancer* est loin de contre-indiquer toujours l'arsénobenzol.

CHAPITRE V

SANG

C'est une recommandation, répétée par la presque unanimité des auteurs, de n'employer en injections intra-veineuses que des solutions alcalines. Les injections acides ont sur le sang une action destructrice des globules et coagulante, susceptible de provoquer des accidents graves. Meissner[2] a établi péremptoirement l'action nocive sur le sang des solutions acides, confirmant ainsi les expériences de M. le professeur Gaucher. Elles ont amené la mort en dix-huit heures, avec les symptômes d'une dyspnée croissante, ayant débuté dès le moment de l'injection, chez une malade de Schottmüller[3] qui avait reçu 0,80 de salvarsan, dissous dans 100 c. c. de véhicule.

1. Willige. *Münch. med. Woch.*, n° 46, 1910.
2. Meissner. *Deutsche med. Woch.*, n° 11, 1911.
3. Schottmüller. *Deutsche med. Woch.*, n° 14, 1911.

Les expériences de Duhot, les résultats cliniques obtenus par cet auteur, par un certain nombre de médecins et par nous, ont démontré que ces conclusions ne s'appliquent qu'aux solutions acides *concentrées* (voir p. 214).

On a généralement admis que le sel acide n'est résorbé, même injecté dans les tissus, qu'après alcalinisation par le sang.

Les modifications du sang, survenant après l'emploi de l'arsénobenzol ont été étudiées par de nombreux auteurs ; Bezais [1] d'Odessa, Jakimow [2] de l'Institut Pasteur de Paris, Hirschfeld et Kast, Micheli et Quarelli, Zelenow, Sicard et Marcel Bloch [3], Neuber [4], Sabrazès et Dubourg [5], Bardachzi et Klausner [6], etc.

La plupart sont arrivés à des conclusions analogues.

Certes, *in vitro*, la solution alcaline provoque au bout d'un certain temps de l'hémolyse et de la méthémoglobinisation. Cette dernière ne semble pas se produire dans le sang circulant, mais il semble bien que le médicament, quel que soit le mode d'administration, exerce une action hémolysante faible. Chez tous nos malades, nous avons constaté une urobilinurie marquée qui débute dès le premier jour, augmente ensuite pour atteindre son maximum du troisième au quatrième jour, puis disparaît assez rapidement.

Il ne serait pas légitime d'imputer le fait à la soude seule.

Au début il y a une légère diminution passagère du taux de l'hémoglobine, du nombre des hématies et des globules blancs (phase négative : dilution du sang, action sur les globules).

A cette injure globulaire (Sabrazès) peu accusée et sans gravité, succède rapidement une rénovation sanguine intense, traduisant l'excitation des organes hématopoïétiques : Le nombre des glo-

1. F. Bezais. *Therapeuticzerkoje obosrenije*, n° 17, 1910.

2 Jakimow. *Medizinishoje obosrenije*, n° 18, 1910.

3. Sicard et Bloch. *Bull. de la Soc. médic. des hôpitaux de Paris*, n° 36, 5 janvier 1911.

4. Neuber. *Annales de Dermatologie et de Syph.*, n° 1, 1911.

5. Sabrazes et Dubourg. *Gazette hebdomad. des sciences médic. de Bordeaux*, 26 février 1911, 23 et 30 juillet 1911.

6. Bardachzi et Klausner. *Münch. med. Woch.*, n° 11, 1911.

bules rouges, contrairement à ce qu'on observe souvent avec le mercure, augmente notablement, parfois même de 1 et 2 millions (Bezais); la teneur en hémoglobine s'élève parallèlement. La polycythémie apparaît dès le troisième jour.

La qualité des hématies est aussi à considérer : il se produit d'abord une poussée d'hématies granuleuses et plus tard d'hématies à ponctuations basophiles (Sabrazès et Dubourg), phénomènes de régénération sanguine et de réaction de la moelle (Sabrazès).

Il y a aussi des modifications des leucocytes; comme celle des hématies elles sont dues à l'arsénobenzol et sont provoquées par la mise en liberté des endotoxines parasitaires.

Au début, on constate dans le sang circulant des signes d'hémolyse sur certains leucocytes (période de purification du sang, Jakimow); mais bientôt survient une augmentation du nombre des leucocytes (période de réparation sanguine), leur chiffre pouvant atteindre le chiffre de 17.000 (Hirschfeld et Katz). Cette hyperleucocytose est beaucoup plus marquée avec l'injection intra-veineuse; elle se manifeste le jour même et le lendemain de l'injection pour s'atténuer ensuite : hyperleucocytose, polynucléose, ascension du quotient neutro-leucocytaire, déviation vers la gauche de l'image d'Arneth, avec diminution correspondante de la valeur nucléaire des neutrophiles (Sabrazès et Dubourg). J. Zelenew a constaté en général une augmentation de toutes les variétés de globules blancs, et d'une façon absolument régulière celle des éosinophiles.

L'arsénobenzol donne d'excellents résultats dans l'anémie syphilitique, même grave; il remonte rapidement l'état du sang chez les chlorotiques syphilitiques; il paraît ne donner aucun résultat et n'être pas toujours sans dangers dans l'anémie pernicieuse progressive. Nous n'avons pas connaissance qu'on l'ait expérimenté, ce qui paraît cependant tout indiqué, dans l'hémoglobinurie paroxystique.

CHAPITRE VI

PRESSION SANGUINE

Si l'on a exceptionnellement constaté, immédiatement après l'injection, une augmentation passagère, en règle générale, sauf avec les doses infimes, c'est un abaissement marqué, parfois même considérable, de la pression sanguine que tous les auteurs ont observé, quel que soit le mode d'injection (Hering[1], Gennerich[2], J. et L. Camus[3], Rich. Sieskind[4]).

Cet abaissement persiste deux à trois jours. Il semble bien dû à l'action sur la musculature des parois vasculaires de l'arsenic lui-même, car il a déjà été noté avec d'autres préparations arsenicales.

De même que Sabrazès, nous avons toujours trouvé un abaissement très faible n'atteignant qu'exceptionnellement un centimètre de mercure.

Il sera cependant nécessaire de ne traiter qu'avec prudence les sujets dont la tension artérielle est déjà faible et de s'abstenir lorsque la tension sera trop basse.

Hoffmann a noté de la tachycardie, surtout après l'injection de solutions acides. Il semble bien qu'il s'agisse ici, de même que dans les faits relevés par Nicolaï, de phénomènes d'importance secondaire, relevant à peu près exclusivement de l'intensité de la douleur locale. Ledermann a aussi noté la tachycardie et dans certains cas, par contre, une bradycardie marquée, phénomène que nous n'avons jamais rencontré.

1. Hering. *Münch. med. Woch.*, n° 50, 1910.
2. Gennerich. *Münch. med. Woch.*, n° 52, 1910.
3. J. et L. Camus. Recherches expériment. sur le 606, *Paris médical*, n° 3. 17 décembre 1910.
4. Richard Sieskind. D. Verhalten d. Blutdrucks bei intravenös. Salvarsan-Inj. *Münch. med. Woch.*, n° 11, 14 mars 1911.

CHAPITRE VII

CŒUR ET VAISSEAUX

Dès le début, Ehrlich a spécifié comme contre-indication les affections graves du cœur. L'expérience clinique lui a donné raison.

Avant de poser des conclusions, examinons la question telle qu'elle se présente à l'aide des cas publiés jusqu'ici.

Dans certaines observations, où des accidents graves et même mortels sont survenus du côté du cœur, à la suite des injections de salvarsan, il est tout d'abord indispensable de faire remarquer qu'il s'est agi parfois de sujets n'ayant jamais eu de troubles cardiaques, ne présentant aucune lésion constatable ou n'ayant qu'une lésion légère, bien tolérée.

Dans ces cas, il faut chercher ailleurs la cause de la mort, même survenue avec le syndrome de fléchissement du cœur. On s'est trouvé le plus souvent en présence d'enfants, de sujets atteints de graves lésions du système nerveux central et parfois d'individus aplasiques vasculaires, victimes surtout d'une technique défectueuse.

En dehors des signes constatables du côté du cœur et des symptômes habituels d'insuffisance cardiaque, nous insistons sur la nécessité de se préoccuper de la tension sanguine.

Il est indispensable aussi de tenir compte de la sensibilité spéciale des sujets (tendance syncopale) à petit cœur, à pression faible, qui ne présentent cependant aucune lésion objectivement décelable.

Si l'on examine les cas publiés où l'on a vu survenir la mort avec des accidents de collapsus cardiaque et où, à l'autopsie, on a constaté des lésions graves de cet organe, il ressort nettement que sur la vingtaine de cas actuellement connus, l'issue fatale n'est pas réellement imputable à l'action du 606 sur le cœur.

Si dans 4 de ces cas, l'examen clinique du cœur et des

vaisseaux ne fournit aucun renseignement, il n'en reste pas moins établi que dans 5 cas, on constata à l'autopsie, à la fois, des lésions aortiques spécifiques, de la sclérose des artères coronaires et des altérations graves du myocarde (Werther[1], Martius).

Dans les deux autres cas, le système vasculaire était d'ailleurs loin d'être normal : hypertrophie et dilatation du ventricule gauche, aortite chronique avec dilatation, lésions dégénératives du foie et du rein (cas de Spiethoff[2]) ; hypoplasie du cœur et de l'aorte (cas de Spiethoff).

La dose. — La voie d'injection semble indifférente, cependant c'est l'injection intraveineuse, à doses fortes, *faites avec de l'eau distillée* plus ou moins *vieille*, qui semble avoir la plus grande action.

La date d'apparition des accidents est variable ; pouvant survenir immédiatement après l'infection, d'emblée graves ou à marche progressive, ils ont été observés aussi au bout de quelques jours et même de deux ou trois semaines.

Il nous faut retenir ceci : Chez les malades atteints à la fois, ce qui n'est pas exceptionnel, de lésions graves du système nerveux central (paralysie générale, tabes) et de lésions cardiaques, il est indiqué de s'abstenir, surtout d'injections intra-veineuses[3].

Il en sera de même chez les malades présentant la triade de Martius[4] : aortite, angine de poitrine, myocardite.

C'est l'état du cœur qui doit en résumé préoccuper le plus le médecin. Il doit même se défier des cas où l'on ne constate aucun signe local et où les malades n'accusent que des palpitations. A l'autopsie de ces sujets, on a plus d'une fois trouvé des lésions gommeuses de l'aorte ou du myocarde restées latentes, ou n'ayant provoqué que de légers troubles fonctionnels, considérés comme nerveux.

1. Werther. *Münch. med. Woch.*, n° 10, 1911.

2. Spiethoff. *Münch. med. Woch.*, n° 4, 1911.

3. Voir aussi Karl Grassmann. — Paul Ehrlich. *Abhandlungen über Salvarsan.* Munich, 1911.

4. K. Martius. Ueber Todesfälle nach Salvarsaninjektionen bei Herz. und Gefässkrankeiten. *Munch. med. Woch.*, n° 20, 16 mai 1911.

Le traitement nous a cependant rendu le plus grand service chez les malades atteints d'affections cardio-vasculaires graves d'origine syphilitique.

Il est indiqué dans l'insuffisance aortique bien compensée et même dans l'angine de poitrine.

Dans ces deux cas le tabagisme et l'alcoolisme exagèrent la nocivité de l'arsénobenzol. Il ne faut pas oublier d'autre part que l'angine de poitrine est une affection qui peut tuer avant que le médicament ait pu réaliser son action et même malgré le médicament s'il est employé à dose insuffisante. On a cité des cas de mort par angine de poitrine survenue quelques heures avant le moment fixé pour l'injection.

L'anévrysme de l'aorte et d'une façon générale les anévrysmes, dans l'étiologie desquels la syphilis joue un rôle prépondérant, sont justiciables du traitement. Chez un tabétique, ayant 32 pulsations à la minute, l'arsénobenzol, entre nos mains, non seulement n'a pas déterminé d'accidents, mais a fait remonter le pouls à 58.

Nous verrons plus loin quelle influence heureuse exerce le salvarsan dans l'artérite cérébrale.

Toutefois nous insistons sur ce point qu'il nous semble préférable, dans tous *ces cas*, de renoncer systématiquement aux injections intra-veineuses. Nous recommandons alors le traitement fractionné dont nous nous sommes toujours bien trouvés et qui ne nous paraît en rien inférieur au traitement par les fortes doses, qui commencent dans le cas de lésions cardio-vasculaires à 0,30. Nous nous bornons donc à une injection tous les huit, dix et même quinze jours de 10 centigrammes en solution huileuse par la voie sous-cutanée. Dans tous les cas d'injection intra-veineuse, même lorsqu'il n'existe qu'une lésion légère bien compensée et surtout chez les sujets à cœur facilement excitable, il faut employer de l'eau fraîchement distillée, exiger le repos au lit pendant vingt-quatre heures au moins et surveiller la circulation. Il sera bon aussi de défendre le tabac. On interviendra de suite (café, caféine, huile camphrée, strychnine, digitale) s'il apparaît des signes de fléchissement du myocarde.

Avant d'en terminer avec les accidents cardio-vasculaires, nous rappellerons les lésions locales de thrombose qu'on a observées avec les injections intra-musculaires de suspension neutre (Gaucher et Gougerot[1]). Les thromboses tout à fait exceptionnelles sont dues à des fautes de technique ou d'asepsie ; elles peuvent amener des embolies ; nous en avons relaté un cas, mais ce danger semble pouvoir être atténué considérablement (injections intra-musculaires) si l'on n'emploie que des suspensions neutres ou alcalines *à la limite* et si l'on exige des malades le repos absolu au lit pendant quatre ou cinq jours. On a encore noté (Gaucher) deux cas de phlegmatia *alba dolens,* apparus quatre à cinq jours après la piqûre. Est-ce l'injection qui est en cause ? Est-ce la façon dont elle a été faite ? Ceci est vraisemblable, parce qu'il est difficile de rejeter alors l'idée d'une infection.

Plus intéressants sont les accidents phlébitiques observés à la suite des injections intra-veineuses. Weintraud à Wiesbaden disait à l'un de nous avoir quelquefois noté une douleur locale le long du trajet de la veine injectée et il pensait que, dans ces cas, il fallait songer à une dilution insuffisante de la solution médicamenteuse alcaline, due à l'absence de collatérales.

Nous avons déjà signalé les thromboses exceptionnellement provoquées par l'injection intra-veineuse de solutions acides, les thromboses locales, imputables à la technique ou à une faute d'asepsie, la phlébite tardive du segment veineux injecté due à l'action du liquide sur la paroi veineuse : injection trop acide, trop alcalinisée, trop concentrée, trop rapide.

Toutes ces lésions veineuses ont comme complication possible les embolies pulmonaires, qui soit par le volume du caillot, soit par leur nombre, peuvent amener des accidents plus ou moins sérieux, allant jusqu'à la mort.

Comme la solution acide, la solution suralcalinisée courante d'arsénobenzol peut irriter les endothéliums veineux et ceci suffit à nous expliquer les accidents rares de phlébite circons-

1. Gaucher et Gougerot. *Société de Dermatol. et de Syphil.*, 1911.

crite présentés par Gastou, un de ceux dont la parole compte pour nous.

Nous avons déjà insisté sur ces faits, et nous nous bornons à rappeler qu'après avoir pensé à une rechute locale, nous avons admis qu'il s'agissait de l'action locale irritante des solutions du salvarsan.

L'induration du segment veineux injecté, que nous avons observée chez deux malades, est annoncée par un sentiment de brûlure, quelquefois même de douleur le long du trajet de la veine, au cours de l'injection. Dès le lendemain, sans fièvre, le segment veineux injecté apparaît plus saillant jusqu'à son embouchure dans la veine efférente ; la peau est légèrement rosée au niveau du cordon veineux ; cette rougeur persiste de deux à dix jours au plus et s'accompagne d'une induration perceptible au doigt, non douloureuse, qui ne disparaît que très lentement. La résorption se fait spontanément et l'on n'a jamais signalé d'accidents imputables à cette poussée endophlébitique, que l'on constate aussi bien, quoique beaucoup plus rarement, avec les injections suralcalinisées qu'avec les injections acides.

Ch. Audry a eu l'occasion d'examiner au microscope une veine ainsi lésée et il conclut de ses recherches que la solution de salvarsan provoque une desquamation endoveineuse pour ainsi dire immédiate et secondairement une oblitération plus ou moins complète du vaisseau, indépendamment de toute inflammation véritable.

CHAPITRE VIII

HÉMORRHAGIES

En raison de l'action vaso-dilatatrice depuis longtemps connue des arsenicaux, il fallait s'attendre à quelques accidents hémorrhagiques.

On en a observé un certain nombre de cas d'ailleurs peu nombreux et survenus en général dans des conditions particulières : épistaxis profuse (cas dit de Leipzig avec ictère, voir p. 249) ; hémorrhagies au niveau des lésions ulcéreuses du tube digestif et notamment de l'estomac (Courtois-Suffit) ; hémoptysies chez les tuberculeux pulmonaires.

Nous en avons observé un cas chez une jeune femme de vingt ans atteinte de tréponémiase secondaire et présentant des lésions légères au niveau d'un sommet. Bien qu'ayant eu quinze jours auparavant une hémoptysie, nous lui fîmes à l'hôpital Necker, — c'était un de nos premiers cas — une injection intra-musculaire de 0,50 d'arsénobenzol. Elle n'eut ni poussée fébrile, ni réaction locale, mais le lendemain de l'injection une hémoptysie d'ailleurs peu abondante. Tout se passa ensuite normalement.

On s'abstiendra d'injecter de l'arsénobenzol chez les sujets qui ont une hémorrhagie actuelle (hémoptysie, épistaxis, hématurie, hémorrhagie cérébrale, purpura hémorrhagique, etc.). On s'abstiendra aussi chez les sujets qui ont eu récemment une hémorrhagie et chez ceux que les lésions de leur système artériel prédisposent aux hémorrhagies : gros anévrysmes et surtout anévrysmes des artères cérébrales (cas de mort, de Zeissl, de Vienne, par hémorrhagie cérébrale une demi-heure après l'injection). Le salvarsan, l'impureté de l'eau, la douleur provoquée par l'injection, sont-ils en cause? S'agit-il d'une coïncidence?

CHAPITRE IX

REINS

Nous avons vu que l'arsénobenzol s'éliminait en grande partie par le rein. Cette élimination est rapide et massive, lorsqu'on a recours à la voie intra-veineuse. On peut alors avoir des craintes, lorsque la perméabilité rénale est insuffisante, mais surtout et ceci n'est guère possible à prévoir, lorsque l'épithélium rénal est particulièrement sensible à l'arsenic. Dans la méthode de dépôt, l'élimination très active pendant les trois premiers jours, persiste souvent à petites doses pendant des semaines. Bornstein [1] a caractérisé la présence de l'arsenic dans le rein trois mois après l'injection, Rille [2] plus de deux mois après. Il y a en outre à redouter, en pareil cas, l'élimination par le rein de produits plus toxiques que le salvarsan, formés par sa décomposition dans le foyer nécrotisé où il a été injecté.

Avec la méthode intra-veineuse, l'élimination à petites doses persiste longtemps (voir p. 184); mais, en outre, l'élimination est ici beaucoup plus massive et une partie du salvarsan passe en nature dans l'urine ; malgré cela, les lésions rénales sont tout à fait exceptionnelles. Il n'en est pas de même pour l'hectine : Gaucher ; cas de mort de Fissinger. C'est là une preuve indiscutable de la très faible toxicité du salvarsan pour les tissus.

Quoi qu'il en soit, le salvarsan a donné les meilleurs résultats chez les malades atteints de néphrite, surtout à la période secondaire (Widal et Javal [3], Siredey, Treupel et Levi [4], Nador) ; même dans les cas graves, où le régime n'a aucune action, on a obtenu la guérison rapide avec le 606, alors qu'il est inutile ici de rappeler l'échec habituel du traitement mercuriel.

Chez les syphilitiques présentant de l'albuminurie, non imputable à leur spirillose, nous avons fait nous-même, avec succès et sans accident du côté du rein, d'assez nombreuses injections.

Cependant, il importe dans ces cas d'être réservé, en raison de ce que nous savons de l'action du salvarsan sur le rein, chez des sujets jusque-là indemnes d'albuminurie.

Ce ne sont pas les doses fortes qui ont en général provoqué, en pareil cas, des accidents. Et le seul de nos malades qui ait pré-

1. Bornstein. *Deutsche med. Woch*, n° 3, 1911.

2. Rille. *Münch. med. Woch.*, n° 49, 1910.

3. Widal et Javal. *Soc. méd. hôpit.*, 20 janvier 1911. Siredey. *Soc. méd. hôpit.*, 20 janvier 1911.

4. Treupel et Levi. *Münch. med. Woch.*, n° 6, 7 février 1911. Nador. *Deutsche med. Woch.*, n° 18, 1911.

senté des symptômes de *néphrite aiguë hémorrhagique* n'avait reçu que 10 centigrammes[1]. L'albuminurie s'accompagna d'œdème généralisé ; elle disparut complètement au bout d'une dizaine de jours et le malade très amélioré demanda une seconde injection que nous refusâmes.

L'albuminurie accompagnée ou non de modifications sécrétoires (Brocq et Ayrignac) se voit parfois après les injections intra-veineuses ; elle ne persiste alors que quelques heures.

L'albuminurie survient parfois après une cure mercurielle, au moins aussi souvent qu'après l'arsénobenzol, mais il est curieux de constater que chez certains malades qui ne peuvent supporter le mercure, sans présenter d'albuminurie, on a pu, sans qu'il se produise le moindre trouble, instituer le traitement par le salvarsan.

Les accidents sérieux paraissent se produire surtout chez les malades dont le système circulatoire est atteint, on les a vus quelquefois survenir surtout chez les enfants (Merkel) et chez des jeunes sujets, de préférence des jeunes filles, peut-être atteintes d'aplasie vasculaire.

Il y a eu des cas mortels (Martius[2], Merckel[3]) ; il s'agissait de malades artério-scléreux et rénaux anciens ; peut-être s'agit-il parfois de malades, ayant des foyers de tréponèmes dans les reins, qui présentent une sorte de réaction viscérale d'Herxheimer (cas de Treupel[4], de Werther[5] ; cas de Morata, sans autopsie, mort par anurie).

Si l'on se rapporte aux observations publiées, les méthodes intra-veineuse et de dépôt semblent avoir à leur actif la même proportion, d'ailleurs infime, de méfaits.

Mais une remarque s'impose, c'est que les cas publiés concernent

1. Il s'agissait d'une malade de quarante-neuf ans, très excitable, morphinomane, présentant de l'aortite syphilitique avec myocardite (hypostase pulmonaire, gros foie), mais n'ayant jamais eu d'albumine dans ses urines.

2. Martius. *Münch. med. Woch.*, n° 52, 1910.

3. Merkel. Aertzlicher Bezirksverein Erlangen, 22 novembre 1910.

4. Treupel. *Münch. med. Woch.*, nos 5-6, 1911.

5. Werther. *Münch. med. Woch.*, n° 10, 1911. Josef Sellei. *Münch. med. Woch.*, n° 7, 14 février 1911.

soit des malades ayant reçu des doses insuffisantes (réaction de Herxheimer), soit des malades hypersensibles (érythème).

La date d'apparition des accidents rénaux semble être plus rapide après l'injection intra-veineuse (quatre jours, Félix Weiber[1]), qu'après l'injection intra-musculaire (7 jours, cas personnel ; dix-huit jours, Frühwald).

En général, la guérison survient rapidement (huit à dix-sept jours) ; les cas de mort ne se rapportent qu'à des malades ayant auparavant des lésions graves soit du rein, soit du système circulatoire.

Weiber a cependant observé un cas de néphrite persistant encore au bout de six mois.

Mohr[2] croit, sans le prouver, que les lésions rénales sont plus fréquentes avec la méthode intra-musculaire, et il incrimine les altérations que peut subir sur place le médicament. Il conseille même dans les cas graves d'intervenir chirurgicalement.

Avant de faire une injection il sera donc indispensable de se rendre un compte exact, non seulement de l'état des reins, mais encore de l'intégrité du système circulatoire.

L'intervention *prudente* sera au contraire légitime toutes les fois qu'on se trouvera en présence d'une lésion directement imputable à la syphilis, ce qui est loin d'être exceptionnel, néphrite aiguë ou subaiguë secondaire ; néphrite chronique ou amyloïde tertiaire ; gommes. Dans leur ensemble, les résultats obtenus sont tout à fait satisfaisants.

La syphilis secondaire, surtout dans sa forme aiguë, qui s'accompagne en général d'albuminurie massive (10 à 100 grammes par litre) a un pronostic grave et souvent mortel. Le traitement mercuriel, même sérieusement suivi, ne semble pas mettre à l'abri de ces lésions (Rénon[3]).

La plupart des médecins ont cependant jusqu'ici administré le mercure, qui donne rarement de bons résultats. Sous l'influence

1. Weiber. Beobachtungen über Nephrit. nach Salvarsanbehandlung, *Münch. med. Woch.*, n° 15, 11 avril 1911.

2. Mohr. *Med. Klinik.*, n° 16, 1911.

3. Rénon. La fragilité du rein dans la syphilis. *La Presse médicale*, 15 avril 1899.

de ce médicament on voit alors l'albuminurie, la dyspnée, les œdèmes rétrocéder avec rapidité. Mais le mercure s'éliminant en presque totalité par l'appareil urinaire, il faut agir avec la plus grande prudence, si l'on ne veut pas que le médicament ait une action néfaste sur les reins déjà adultérés.

Il faut savoir aussi, qu'à côté des cas où l'action heureuse du mercure se fait sentir, il en est d'autres qui non seulement ne *sont pas améliorés*, mais sont même *aggravés* par ce médicament : on connaît de nombreux cas où malgré le traitement hydrargique, l'urémie a fait son œuvre néfaste, ce qui a contribué à attribuer à la néphrite aiguë secondaire un caractère de gravité particulier. Hallopeau et Fouquet[1] recommandent le tannate de mercure comme traitement d'épreuve : une pilule de 1 centigramme pendant quelques jours, puis on augmentera jusqu'à 5 pilules ; on emploiera ensuite les injections solubles ; les injections insolubles trop irritantes seront toujours proscrites.

L'arsénobenzol semble être bien supérieur au mercure comme agent prophylactique, puisque l'on n'a encore publié aucun cas de néphrite syphilitique aiguë survenu malgré son emploi. Mais nous insistons sur la nécessité de rejeter l'eau distillée de vieille date, responsable de la plupart des accidents.

Nous avons vu en outre sa supériorité comme moyen curatif. Inutile d'ajouter que chez les néphrétiques traités par le salvarsan, on ne négligera ni le traitement local, ni les prescriptions diététiques et hygiéniques habituelles.

Le mercure et l'iodure sont impuissants contre les lésions établies de sclérose. L'iodure a cependant des partisans convaincus à cette période : Mauriac considérait que c'était le seul médicament à opposer aux néphropathies tertiaires. Les résultats de cette thérapeutique ont été jusqu'ici, il faut le reconnaître, généralement peu satisfaisants.

Il est prudent d'attendre que les cas soient suffisamment nombreux pour se prononcer au sujet de l'efficacité de l'arsénobenzol dans les formes tertiaires scléreuses de la syphilis rénale.

1. Hallopeau et Fouquet. *Traité de la syphilis*, 1911, p. 276.

CHAPITRE X

VESSIE

Les accidents vésicaux ont été signalés d'abord par Eitner et Malinowski, Buschke. Bohâc et Sobotka ont publié depuis une statistique bien faite pour surprendre tous ceux qui ont la pratique du traitement par l'arsénobenzol. Après plus de 400 cas, nous devons déclarer n'avoir jamais observé de troubles urinaires, alors que nous avons souvent vu des symptômes graves des fonctions vésicales (tabétiques) disparaître ou s'atténuer (voir p. 367).

Sur 14 malades, Bohâc et Sobotka auraient noté 3 cas de rétention d'urine de 12 heures à 10 jours de durée, laissant après elle de sérieuses difficultés de la miction. Dans deux cas, ils observèrent aussi de l'albuminurie.

Les 14 cas de ces auteurs sont un martyrologe trop riche (car nous avons négligé le ténesme rectal, la perte des réflexes patellaires) pour qu'ils n'aient pas une explication propre. Ces 14 cas font une exception singulière parmi les statistiques nombreuses et autrement importantes connues à l'heure actuelle : Bohâc et Sobotka relatent des faits ignorés de tous ceux qui ont la pratique du 606. Il faut donc s'en rapporter à la seconde communication des auteurs : ce n'est pas le 606 qui est en cause, mais son mode de préparation ou son altération par suite de la pénétration de l'air dans les tubes fermés. La dernière hypothèse est aujourd'hui définitivement démontrée. Bohâc et Sobotka accusent l'alcool méthylique utilisé dans la préparation de l'émulsion. Nous n'en croyons rien ; l'alcool méthylique n'a pas tant de nocivité.

Signalons enfin le cas, terminé par la guérison, d'incontinence des matières fécales et de l'urine de Frigaut et Henrionnet [1], survenu après une injection intra-musculaire, qui pendant 15 jours provoqua des souffrances intolérables !

1. L. Frigaut et M. Henrionnet. *Journ. du praticien*, 19 mai 1911.

CHAPITRE XI

VOIES RESPIRATOIRES

Nez. — La syphilis nasale primaire ou secondaire ne nécessite aucun traitement local, autre que celui que nous avons indiqué précédemment.

Loaec et Rollet [1] ont publié un cas de chancre de la narine qui guérit rapidement avec 0,50 de salvarsan. Il se produisit cependant une rechute (roséole, iritis).

En raison des connexions de la muqueuse nasale avec la cavité crânienne, la fréquence des neuro-récidives est relativement élevée dans le cas de lésions syphilitiques du nez ou du cavum (Biehl [2]), traitées par l'arsénobenzol.

Les accidents syphilitiques tertiaires (nez, palais osseux et vélamenteux) sont, de l'avis unanime, très favorablement et très rapidement guéris par le traitement mixte : mercure et iodure.

L'arsénobenzol agit encore plus vite et ce n'est pas là un mince avantage. Les malades, trop souvent, consultent, alors que le processus ulcéreux et nécrosant est à la veille — sinon plus — de provoquer des destructions graves (déformation du nez, perforation de la voûte palatine ou du voile). Du degré de rapidité de l'action thérapeutique dépend, à partir du moment où la médication est prescrite, la limitation du processus destructif. Depuis que nous employons, même tardivement, l'arsénobenzol, les pertes de substance ont été certainement moindres.

Réthi [3], Gourvitch [4], Sokolowski [5], Fabry [6], Bindermann [7], Sack [8], etc., ont publié des observations concordantes.

1. Loaec et Rollet. *Soc. des Sc. méd. de Lyon*, 7 décembre 1910.
2. Biehl. *Wien. kl. Woch.*, p. 1826, 1910.
3. Réthi. *Monatsch. f. Ohrenh.*, p. 338, 1911.
4. Gourvitch. *Ann. mal. oreille*, n° 3, 1911.
5. Sokolowski. *Centrabl. f. Laryng.*, p. 257, 1911.
6. Fabry. *Mediz. Klinik.*, p. 1973, 1910.
7. Bindermann. *Berl. klin. Woch.*, p. 790, 1911.
8. Sack. *Münch. med. Woch.*, p. 456, 1911.

La rhinite syphilitique des nouveau-nés est aussi rapidement influencée de façon favorable (Bokay [1], Gourvitch) ; il en est de même de la syphilis nasale héréditaire tardive (Mac Intosh et Fildes), même avec ozène (Hoffmann [2]).

Larynx. — S'il est inutile de revenir sur l'efficacité du salvarsan dans la période secondaire, il est nécessaire de dire quelques mots des accidents tertiaires.

Leur gravité, quelle que soit leur nature : infiltrations diffuses ; ulcérations, gommes, périchondrites nécrosantes, paralysies, tient moins à leur malignité propre qu'à leur localisation.

Malgré le traitement mercuriel, ces lésions peuvent amener des accidents de sténose grave et provoquer des accès de suffocation qui, sous peine d'issue mortelle, obligent parfois à pratiquer la trachéotomie.

L'iodure est ici dangereux en raison des poussées congestives, œdémateuses et inflammatoires, qu'il peut amener ; le mercure agit trop lentement et il laisse souvent après lui des adhérences et des cicatrices, qui progressivement rétrécissent la lumière du tube aérien et malgré toutes les tentatives de dilatation conduisent souvent à l'asphyxie. C'est un de nos premiers succès que celui d'un homme de trente-quatre ans, atteint de gomme au niveau de la bande ventriculaire gauche, ayant amené une sténose serrée et des accès de suffocation menaçants : L'arsénobenzol fit disparaître les crises, la dyspnée au bout de douze heures avait perdu tout caractère inquiétant et en huit jours la guérison était complète.

Il y a actuellement un grand nombre d'observations semblables dans lesquelles on n'a plus observé après la guérison la formation de cicatrices. Scheier [3], Heymann, Gastou [4], Kuttner, Gerber, Glas [5], Wiltschur [6], Safranek [7], Henke [8], etc.

1. Bòkay. *Wien. klin. Woch.*, p. 583, 1911.
2. Hoffmann. *Mediz. Klin.*, p. 1291, 1910.
3. Scheier. *V. d. Berl. laryng. Gesellsch.*, p. 69, Bd XXI, 1910.
4. Gastou. *Bull. de la Soc. f. de Derm. et de Syph.*, p. 259, 1910.
5. Glas. *Monats. f. Ohrenh.*, nº 3, p. 337, 1911.
6. Wiltschur. *Ibid.*, nov. 1910.
7. Safranek. *Zeitschrift f. Laryng.*, p. 512, Bd III, 1910.
8. Henke. *Münch. med. Woch.*, nº 31, 1er août 1911.

Dans les sténoses cicatricielles, le salvarsan donne encore une réelle amélioration. Il ne semble pas, ni dans ce dernier cas, ni lorsqu'il s'agit de gommes, d'infiltrations ou d'ulcérations, qu'il faille redouter beaucoup le rétrécissement momentané de la lumière du larynx par le fait de la réaction d'Herxheimer.

L'action favorable est aussi habituelle dans les paralysies laryngées (Lemaître et Simonin [1]).

Dans un cas de tuberculose de la luette, des piliers, de l'épiglotte et du larynx, ulcéreuse et bourgeonnante, R. Hoffmann [2], malgré la constatation de nombreux bacilles de Koch, injecta le salvarsan et guérit son malade.

Trachée et grosses bronches. — Ici encore et pour les mêmes raisons que tout à l'heure, la supériorité du salvarsan est indiscutable. Nous ajouterons même que depuis son emploi (2 cas) nous n'avons pas eu à pratiquer la dilatation de la trachée rétrécie.

Poumons. — La syphilis du poumon, quelle qu'en soit la forme (phtisie syphilitique à marche rapide ou traînante, syphilis broncho-pulmonaire, etc.), est toujours justiciable de l'arsénobenzol qui donne ici des résultats remarquables (1 cas personnel).

La médication est à surveiller de près : car des hémorrhagies peuvent parfois se produire chez ces malades, quelle que soit la nature de leur affection, surtout chez ceux qui ont déjà eu des hémoptysies. C'est la raison qui a fait considérer la bronchite putride (avec dilatation bronchique) comme une contre-indication (Ehrlich).

L'anatomie pathologique en nous révélant l'état anormal de la vascularisation chez ces malades (Gilbert), nous a montré depuis longtemps le danger des médications vaso-dilatatrices.

On a observé après les injections huileuses faites dans les masses musculaires, des embolies pulmonaires non imputables au salvarsan, mais dues à la façon défectueuse dont avait été pratiquée l'injection d'une solution huileuse (pénétration de l'aiguille dans un vaisseau).

1. Lemaître et Simonin. *Ann. des mal. de l'or.*, mars 1911.
2. R. Hoffmann, *Centrabl. f. Laryng.*, p. 284, 1910.

Nous avons rapporté précédemment plusieurs cas d'embolies capillaires ou plus volumineuses consécutives aux injections intra-musculaires ou intra-veineuses, nous n'y reviendrons pas.

Il nous reste à envisager le problème de la tuberculose pulmonaire.

Depuis longtemps on a admis que la syphilis pouvait préparer le terrain à la tuberculose (Fournier) et bien des auteurs ont pensé que l'association de la syphilis et de la tuberculose est beaucoup plus fréquente que les classiques ne l'ont généralement écrit.

On trouve chez beaucoup de phtisiques, notamment chez ceux qui ont une expectoration abondante, à côté du bacille de Koch, des spirochètes (coloration par le Giemsa), que l'expérimentation montre être de nature syphilitique (Spengler[1]).

Chez tous ces malades, le traitement par le mercure associé ou non à l'iode, institué à temps et longtemps poursuivi, a donné à tous les cliniciens les résultats les plus encourageants.

Le salvarsan agit d'une façon autrement rapide et décisive ; nous ne saurions trop le recommander en pareil cas.

Dans la tuberculose ordinaire du poumon, en l'absence de toute participation de la syphilis dans les lésions du poumon, il n'y a, en présence d'accidents syphilitiques, que deux contre-indications, même à la période de ramollissement : 1° l'hémoptysie ; hémoptysie antérieure, surtout récente, fréquence des crachats hémoptoïques ; 2° la cachexie terminale des phtisiques.

CHAPITRE XII

SYSTÈME DIGESTIF

I

Bouche, pharynx. — En raison de la douleur, de la salivation, des sécrétions, la plupart des syphilides bucco-pharyngées exigeaient

1. Spengler. *Korrespondenz. Blatt. f. Schweizer Aerzte*, 15, 1911.

autrefois un traitement local sévère : soins d'hygiène de la bouche, soins des dents, abstention de tabac et d'alcool, attouchements divers ; le mercure avait le gros inconvénient de provoquer souvent des gingivites et des stomatites plus ou moins graves, obligeant toujours à une surveillance attentive et quelquefois, sous peine d'accidents sérieux, à la cessation du traitement. Enfin les plaques muqueuses, chez un certain nombre de malades, se reproduisaient trop souvent avec une ténacité désespérante. Nous avons vu que c'est au niveau des amygdales, qu'il faut rechercher le spirochète, même en l'absence de toute lésion apparente.

Avec l'arsénobenzol, sauf dans certains cas tout à fait exceptionnels d'arséno-résistance, les choses se passent tout autrement, les douleurs se calment et disparaissent souvent même déjà au bout de quelques heures, les plaies se détergent et la cicatrisation est complète dans un délai étonnamment court.

L'action calmante sur la douleur dans la syphilis de la gorge, débutant avant toute modification anatomique appréciable, a frappé tous les observateurs. Nous avons déjà mentionné l'opinion d'Ehrlich sur ce point (voir p. 230) ; Avellis[1] met en cause l'immobilisation rapide des spirochètes.

En dehors de quelques conseils d'hygiène le traitement local sera donc à peu près nul. Lenzmann a conseillé les attouchements avec une solution de salvarsan à 3 p. 100.

Le chancre revêt ici une infectiosité grande (voir p. 275), en particulier pour le système nerveux central et les nerfs crâniens ; le traitement général sera donc sévère et les injections répétées, jusqu'à disparition de la réaction de Wassermann.

Le *chancre* de l'amygdale traité par le salvarsan se cicatrise beaucoup plus rapidement qu'avec le mercure ; comme pour les accidents secondaires, la disparition de la dysphagie est rapide (Cas de Braun[2], de Weiler[3], etc.). Chez un malade de Rille[1] (0,45 de salvarsan), il survint une double labyrinthite.

1. Avellis. *Zeitschr. f. Laryng.*, p. 498, Bd III.
2. Braun. *Laryngol. Gesellsch.* Vienne, 1911.
3. E. Weiler. *Münch. med. Woch.*, p. 2622, 1910.

Il est avantageux de toucher légèrement la surface du chancre soit avec de la teinture d'iode, soit avec le liquide suivant (Mauriac),

Iodoforme	saturation
Ether	àà 10
Chloroforme	

soit mieux encore avec une solution de nitrate d'argent.

A la période secondaire, on exigera le traitement des lésions dentaires, s'il en existe, et on déconseillera le tabac, pour se mettre à l'abri de lésions susceptibles de fournir aux parasites l'occasion d'entrer en activité.

Un des facteurs de l'influence curative si extraordinaire de l'arsénobenzol à l'égard des lésions syphilitiques de la cavité buccale, c'est qu'il n'agit pas seulement sur les spirochètes spécifiques, mais aussi sur les spirilles divers que l'on rencontre dans la bouche et qui jouent souvent un rôle important dans les infections locales. Le salvarsan semble influencer peu les parasites vivant sur la muqueuse normale, mais il détruit rapidement ceux qui se trouvent au niveau des surfaces ulcérées.

Gerber[2] a mis en cause des spirochètes, d'ailleurs divers, dans un certain nombre de lésions buccales, gingivite, stomatite simple, stomatite mercurielle, stomatites ulcéreuses, etc. Ces parasites entrent en scène en général à l'occasion d'une lésion de la muqueuse dont ils compliquent l'évolution.

Le diagnostic est souvent difficile entre l'angine de Vincent et la syphilis et certains auteurs ont même déclaré que, dans l'angine de Vincent, la réaction de Wassermann pouvait être positive (Much[3]).

Les faits de guérison rapide de cette dernière maladie sont aujourd'hui assez nombreux : Ehrlich[4], Gerber, Rumpel[5], etc.

1. Rille. *Berl. kl. Woch.*, p. 2281, 1910.
2. Gerber. *Deutsche med. Woch.*, n° 51, 1910.
3. Much. *Mediz. Klinik*, p. 1117, 1908.
4. Ehrlich. *Münch. med. Woch.*, p. 2268, 1910.
5. Rumpel. *Deutsche med. Woch.*, p. 2286, 1910.

Achard et Flandin [1] ont obtenu la cicatrisation rapide d'une forme grave, par l'application *locale* de salvarsan (poudre et solution).

A la période tertiaire (gomme, infiltrations, sclérose) l'action de l'arsénobenzol est telle que toute intervention locale est superflue.

Nous ne reviendrons pas sur les syphilomes perforants du voile et de la voûte du palais (voir p. 307) et nous arrivons de suite à la forme la plus tenace et la plus grave de la syphilis buccale : la *leucoplasie*, si importante en raison de ses relations avec le cancer, relations sur lesquelles nous avons insisté dans un précédent chapitre (voir p. 443).

Tandis que Fournier, Gaucher, Barthélemy sont partisans convaincus de l'origine syphilitique de la leucoplasie, Benard, Bergmann sont plus réservés [2]. Si l'on sépare de ce qu'on appelle souvent à tort leucoplasie buccale, le lichen plan de la bouche, et les plaques commissurales des fumeurs, Emery et Chatin pensent que la leucokératose est toujours d'origine syphilitique. A la syphilis, vient s'ajouter une cause d'irritation répétée (mauvaises dents, appareil dentaire, fumée de tabac...), pour favoriser l'apparition de la leucoplasie.

La recherche systématique de la réaction de Wassermann a confirmé pleinement l'opinion de Fournier.

Dans certains cas, on constatera des plaques nacrées compliquant des syphilides muqueuses ou une glossite scléreuse, c'est ce qu'Emery et Chatin appellent les *fausses leucoplasies*. Contre ces accidents, le traitement spécifique agit à merveille.

D'autres fois, on aura affaire à la *leucoplasie vraie* secondaire ou tertiaire, accident considéré par Fournier, comme parasyphilitique, et contre lequel le *traitement mercuriel reste sans action*, aussi a-t-on proposé d'enlever *chirurgicalement* par décortica-

1. Achard et Flandin. *Bull. de la Soc. méd. des Hôp. de Paris*, p. 504, 28 avril 1911.

2. Voir Emery et Chatin. *Thérapeutique clinique de la syphilis*, p. 448. Fournier. *Gaz. hebdomad. médec. et chir.*, 15 nov. 1900. Lacapère. *Arch. génér. médecine*, 1905. Bénard. Art. Langue. *Pratique dermatol.* Besnier, Brocq, Jacquet, II, p. 1017. Bergmann. *Soc. medec. Berlin*, 5 juillet 1905. Millian. Rapport sur la leucoplasie. *Congrès de Lisbonne*, 1906.

tion toute leucoplasie persistante (Morestin). Barthélemy[1] obtint quelques succès avec les injections d'huile grise. Emery et Chatin ont eu également avec ce médicament de bons résultats dans certaines leucoplasies précoces à la période secondaire.

Au traitement prolongé et continu, qui était généralement le calomel ou l'huile grise, il convenait d'ajouter un traitement local. Ce dernier consistait surtout dans la suppression de la cause irritative : soins dentaires, suppression du tabac, de l'alcool, traitement décongestif des parties molles bucco-pharyngées, hygiène et traitement des voies digestives.

L'usage des topiques a ses partisans; on a recommandé l'acide chromique; le nitrate acide de mercure ; le bichromate de potasse à 1 p. 50 ; la teinture de myrtilles et la glycérine par parties égales ; mais ces substances sont parfois irritantes et leur action n'est pas toujours inoffensive. Nous n'avons employé, jusqu'à l'apparition de l'arsénobenzol, que trois topiques : *a*) les *pastilles de sublimé* (formule de Vigier).

Sublimé	0 gr. 50 centigrammes
Chlorate de potasse.	5 grammes
Sucre.	50 —
Gomme pulvérisée	200 —
Essence de menthe q. s. pour	500 pastilles

En faire fondre de 15 à 20 par jour dans la bouche ; *b*) le vieux Baume du Commandeur pur ou étendu d'eau ; *c*) enfin les pulvérisations, avec un appareil à vapeur, d'eau de Saint-Christau transportée. La cure aux thermes de Saint-Christau nous a souvent donné les meilleurs résultats.

Quelle est l'action de l'arsénobenzol sur la leucoplasie buccale ? Les uns ont déclaré que cette lésion était peu ou pas modifiée; la plupart des auteurs ont cependant enregistré des résultats encourageants et souvent parfaits.

Nous n'avons à l'heure actuelle traité que deux malades atteints de leucoplasie vraie : tous les deux ont guéri.

1. Barthélemy. *Congrès de Médecine*. Paris, 1900.

Ajoutons, en terminant, que tandis que l'épithélioma est défavorablement influencé par le traitement mercuriel, prescrit en cas de doute, l'arsénobenzol exerce plutôt une action utile sur la tumeur maligne.

II

ESTOMAC, INTESTINS

Avec l'injection intra-musculaire, pratiquée à distance des repas, nous n'avons jamais observé de troubles digestifs.

Cependant, comme l'a aussi signalé Lokemann, chez les tabétiques en particulier, nous avons parfois noté une constipation tenace, sans grandes conséquences d'ailleurs. Peut-être faut-il l'attribuer à l'action paralysante connue des arsenicaux sur les éléments contractiles des vaisseaux mésentériques.

A la suite des injections intra-veineuses, la perte d'appétit, les vomissements, la diarrhée, sont d'observation assez courante, alors qu'ils sont exceptionnels à la suite des injections sous-cutanées ou intra-musculaires. Ces accidents se calment très rapidement. Le vomissement apparaît au bout de deux à trois heures, quelquefois plus tôt, quelquefois plus tard. Il est tantôt unique, tantôt répété; le lendemain, le malade n'éprouve plus aucun malaise et mange avec appétit. S'agit-il d'une intoxication arsenicale : c'est peu probable, car on n'observe pas de pareils accidents à la suite de l'empoisonnement avec les sels organiques ou inorganiques d'arsenic. Cependant nous devons dire que l'arsenic de l'arsénobenzol s'élimine normalement en partie par les voies digestives et que dans les cas que nous décrivons, on a trouvé de l'arsenic (Lockemann) dans les vomissements. Les troubles digestifs font défaut, lorsque l'on n'utilise que de l'eau fraîchement distillée et que l'on suit strictement les règles de l'asepsie.

On évitera d'administrer l'arsénobenzol, lorsqu'il existe ou que l'on soupçonne des ulcérations gastro-intestinales susceptibles de provoquer des hémorrhagies. Contrairement à l'atoxyl et à l'arsacétine, l'arsénobenzol s'élimine en partie comme nous l'avons vu par l'intestin; cependant, à part la diarrhée passagère qui peut survenir à la suite des injections intra-veineuses, on n'a signalé que deux cas d'accidents intestinaux consistant en ténesme rectal (Bohâc et Sobotka), nous en avons précisé la cause.

Dans la syphilis de l'estomac, l'ancienne médication (mercure et iodure), prescrite à temps, a donné en général de bons résultats. Par contre, nous avons déjà montré combien néfaste était pour la muqueuse digestive le traitement prolongé de la syphilis par les préparations mercurielles ou iodurées. Nous ne reviendrions pas sur ce point, d'importance cependant capitale, si nous ne tenions à opposer à cette nocivité de la vieille thérapeutique l'innocuité à ce point de vue de l'arsénobenzol. La syphilis de l'estomac revêtant le masque clinique de la gastrite chronique, de l'ulcère, du cancer, de la sténose pylorique, de l'estomac en sablier ou biloculé, etc. ; la syphilis de l'intestin à évolution aiguë de la période secondaire (Hayem et Tissier), les syphilomes tertiaires sous forme de tubercules, de gomme, d'ulcérations, de cicatrices, etc., sont loin de présenter la rareté qu'on leur attribue en général ; toutes ces lésions, de même que les syphilomes de la région ano-rectale, ressortissent au traitement par l'arsénobenzol.

Nous avons obtenu une guérison rapide, chez une femme, présentant un estomac en sablier, dû à l'existence de lésions spécifiques scléreuses.

Hausmann [1] a publié, d'autre part, une observation de guérison d'une tumeur gommeuse de l'estomac.

III

FOIE

La syphilis hépatique est une des localisations les plus fréquentes et les plus graves de la maladie.

Les classiques recommandent dans la tréponémiase du foie confir-

1. Hausmann. *Münch. med. Woch.*, n° 10, 7 mars 1911.

mée, ou seulement soupçonnée, d'appliquer le *traitement mercuriel et ioduré, intensif et prolongé*.

L'iodure sera administré par voie buccale ou rectale : 2 à 8 grammes par jour.

Le mercure, sous forme de frictions, de calomel par la voie buccale ou d'injections solubles, sera longtemps continué, jusqu'à la disparition complète toujours très lente des accidents.

Le traitement mercuriel, s'il doit agir favorablement, influe sur l'ascite qui diminue dans les cas heureux ; on ne se hâtera donc pas trop de faire des ponctions souvent inutiles. Tout au plus pourra-t-on chercher à favoriser la résorption de l'épanchement par les sudations et les diurétiques (bains chauds).

Le régime alimentaire sera sévèrement surveillé et tout ce qui peut altérer la glande hépatique sera proscrit : le régime lacté sera dans les formes graves un excellent mode d'alimentation.

Mais le *mercure n'agit pas* dans les formes sévères, relativement fréquentes de la syphilis secondaire du foie, prenant l'allure de l'ictère grave et évoluant vers l'atrophie jaune aiguë.

S'il donne de bons résultats dans les gommes, les hépatites scléro-gommeuses avec augmentation de volume de l'organe, le mercure est, souvent aussi, infidèle dans les formes scléreuses ou atrophiques, avec ascite et troubles graves de la nutrition.

L'arsénobenzol exerce une action particulièrement intense sur le foie.

Les lésions secondaires du foie, même l'ictère syphilitique, sont justiciables du traitement.

Il en est de même des lésions tertiaires, à une condition expresse toutefois, c'est qu'elles ne soient pas trop étendues, qu'elles n'aient pas compromis gravement les fonctions de l'organe et qu'il n'existe pas d'altérations dégénératives profondes.

Car le salvarsan n'est pas sans influence sur le foie. Et à cela rien d'étonnant, si nous nous rappelons les données classiques au sujet de l'action sur le foie de l'arsenic à hautes doses. D'autre part, le foie est un des organes qui fixe le plus d'arsenic et semble le conserver le plus longtemps (Bornstein[1]). Rille l'a caractérisé en très notable proportion soixante-quatre jours après une injection intramusculaire.

On a à maintes reprises signalé de l'ictère, quelle que soit la voie d'introduction (Rille [2], Pinkus, Waelseh, Klausner [3], Hoffmann). Ce dernier auteur en a publié 4 cas. Nous n'en avons pas observé. Mais nous avons plusieurs fois constaté une légère teinte subictérique.

L'ictère est tantôt précoce et tantôt tardif (injection intra-musculaire) ; il s'agit peut-être alors de symptômes anaphylactiques : réaction sur les cellules hépatiques des petites doses résorbées pendant un temps plus ou moins long, alors que ces cellules sont sensibilisées.

Une manifestation plus importante de l'action de l'arsénobenzol sur la glande hépatique, c'est l'urobilinurie toujours marquée, parfois très forte que nous avons constamment notée (méthode intra-musculaire ou intra-veineuse). Elle apparaît dès les premières heures, s'accentue le jour suivant et persiste trois à quatre jours.

S'agit-il d'une action sur les cellules hépatiques, comme semble le penser Klausner? C'est possible et probable dans nombre de cas. Mais sachant combien sont fréquentes les lésions du foie dans la syphilis, sachant d'autre part qu'il y a une destruction globulaire immédiatement après l'injection, nous pensons qu'il faut aussi incriminer l'insuffisance du foie à transformer en bilirubine la totalité du pigment sanguin ainsi mis en liberté.

Les lésions dégénératives graves du foie doivent seules être considérées comme une contre-indication.

Il devait en être ainsi dans le cas de Arno Hoffmann [4] que nous résumons ici :

Jeune homme de quinze ans, d'habitus scrofuleux, fils de

1. Bornstein. Ueber d. Schiksal der Salvarsans im Körper. *Deutsche med. Woch.*, n° 3, 1911.

2. Rille. *Münch. med. Woch.*. n° 49, 1910.

3. E. Klausner. Ueber Ikterus nach Salvarsan. *Münch. med. Woch.*, n° 11, p. 571.

4. Arno Hoffmann. Ikterus mit letalen Ausgang nach Salvarsan. *Münch. med. Woch.*, n° 33, 15 août 1911.

parents morts phtisiques, atteint d'iritis. Seule la réaction positive de Wassermann fit admettre la syphilis. Les frictions mercurielles n'ayant amené aucune amélioration, on pratiqua successivement, à six jours d'intervalle, deux injections de 0,30 centigrammes de salvarsan, la première intra-veineuse, la seconde intra-musculaire, sans grand résultat.

Quarante jours après la dernière injection, apparut de la fièvre et du catarrhe gastro-intestinal, puis de l'ictère. La maladie prit bientôt les caractères de l'ictère grave : malaise, vomissements, anorexie, céphalée, somnolence, perte de connaissance, ralentissement du pouls, diminution de la matité hépatique, etc., et le malade succomba le trente-cinquième jour de sa maladie.

L'examen du foie, pratiqué par Dürck, montra une atrophie du foie subaiguë, tendant vers la chronicité.

Il est regrettable que nous n'ayons aucun renseignement sur l'état et le fonctionnement du foie avant le traitement; que l'on n'ait fait, ni pendant la maladie, ni après la mort, aucune recherche bactériologique ou clinique. Mais il paraît bien probable, étant données la durée de la maladie et les constatations histologiques, que le foie était depuis longtemps touché.

CHAPITRE XIII

SYSTÈME NERVEUX

Nous réunissons dans un même chapitre tout ce qui a trait au système nerveux. Cependant, nous consacrerons des chapitres spéciaux à la paralysie générale, au tabes, aux lésions de l'œil et de l'oreille.

I

Voici très succinctement résumé, dans un travail écrit déjà depuis quelque temps, l'état général de la question du traitement de la syphilis du système nerveux, avant l'arsénobenzol.

La première condition de réussite est d'agir assez tôt, tant que la syphilis cérébrale est encore latente [1].

A côté de la recherche des troubles pupillaires et des modifications des réflexes tendineux, l'examen du liquide céphalo-rachidien et, en particulier, la constatation de la lymphocytose fourniront des présomptions en faveur de la syphilis latente du système nerveux.

Traitement préventif. — Il ne faudra pas négliger chez les sujets nerveux, devenus syphilitiques, surtout dans les cas de chancre céphalique, de roséole papuleuse, etc., de prescrire dès le début une bonne hygiène physique et morale. Le médecin s'efforcera, chez les surmenés, les névropathes, les individus à antécédents chargés, de mettre le système nerveux à l'abri des atteintes ultérieures de la maladie, par le repos, l'hydrothérapie et une hygiène rigoureuse.

Traitement curatif. — Si, malgré ces précautions, il survient des accidents cérébraux, il faut agir aussi vite et aussi fortement que possible. Plus tôt le traitement sera appliqué à partir du début des accidents, plus les résultats seront favorables.

Dès que l'on aura constaté un des signes d'alarme, on appliquera le traitement mixte : iodure et mercure. Le mercure sera donné soit en frictions, soit plutôt en injections. Chez un sujet jeune, on pourra faire une injection de 5 à 10 centigrammes de calomel par semaine, ou bien une injection quotidienne de biiodure de 2 à 5 centigrammes. Mais le calomel représente certainement, en pareil cas, la médication la plus active.

A la période d'état, il faut également appliquer un traitement intensif, qui aura bien des chances encore de sauver la vie du malade; on ne compte pas en effet les quasi-résurrections, sous l'influence du mercure, de malheureux dans le coma. Cependant, il faut savoir qu'il peut persister des paralysies plus ou moins éten-

1. Ch. Mantoux. La syphilis nerveuse latente et les stigmates nerveux de la syphilis. *Thèse de Paris*, 1904.

dues, s'il y a eu destruction de substance cérébrale par ramollissement ou par sclérose ; il est des lésions irréparables. A la suite de certaines périartérites arrêtées dans leur marche par le mercure, les malades peuvent demeurer indéfiniment dans un état rappelant la paralysie générale, tout au moins amoindris physiquement ou intellectuellement. Dans les hémiplégies par artérite, l'intégrité complète des mouvements est rarement obtenue, même lorsque le traitement a été précoce et suffisamment énergique.

Les lésions gommeuses et les méningites donnent d'ordinaire des guérisons plus complètes. Mais de toute manière, il faudra compter dans la forme très grave qu'est la syphilis cérébrale, avec les reliquats comme l'hémiplégie, l'amnésie, la dépression, la déchéance physique, et la tendance aux récidives. Il est enfin des cas, où malgré un traitement intensif, les lésions progressent et aboutissent à la mort.

Après la période d'état, quand il persiste des accidents que l'on peut considérer comme chroniques, le traitement mercuriel sera moins intense ; il aura plutôt pour but d'empêcher le retour d'accidents ultérieurs, que de modifier un état, probablement définitif. Il y aura dans ces cas une question de doigté pour le médecin, qui graduera le traitement, suivant l'ancienneté de la syphilis, le moment d'apparition des accidents, les médications antérieurement suivies, l'âge et la résistance du malade.

Médications adjuvantes. — Le traitement moral et hygiénique, le repos, les cures thermales, et la rééducation motrice compléteront heureusement le traitement spécifique.

Les myélites aiguës syphilitiques sont curables par le mercure, les myélites chroniques sont beaucoup plus rebelles au traitement et parfois incurables.

En somme, dans tous ces cas de tréponémiase de la moelle, on aura recours au traitement mercuriel simple dans les accidents de la période secondaire, au traitement mixte dans les accidents tardifs.

Les injections insolubles seront réservées aux cas où les troubles trophiques et les escarres ne seront pas à craindre et lorsqu'un traitement prolongé sera nécessaire. Les injections solubles seront employées de préférence dans les formes aiguës.

II

Nous avons vu qu'à côté de l'action spirillicide directe du salvarsan, il fallait admettre, pour expliquer la destruction du parasite dans le sang et les tissus, une seconde action due aux anticorps.

Nous savons que, dans les trypanosomiases, l'infection générale peut être guérie, alors que persiste l'infection du liquide céphalo-rachidien ou des centres nerveux : cela tient à ce que *les anticorps* qui, lorsqu'ils n'agissent pas seuls, sont un adjuvant toujours indispensable de la médication pour obtenir la disparition des parasites du sang, *sont liés aux substances albuminoïdes du sérum et ne pénètrent pas dans le canal médullaire*[1] (absence d'albumine dans le liquide céphalo-rachidien).

Il semble bien qu'il en soit de même dans la syphilis ; à côté des localisations précoces, nous connaissons depuis longtemps l'apparition tardive des accidents nerveux, alors que toute trace d'infection des autres tissus a disparu depuis longtemps : dystrophies héréditaires chez des enfants, en apparence indemnes, nés de parents syphilitiques, réaction de Wassermann négative avec le sérum sanguin et positive avec le liquide céphalo-rachidien. Chez un enfant hérédo-syphilitique, Rach[2] a constaté dans ce liquide la présence de tréponèmes, alors qu'il n'en existait pas dans le sang.

Il était important de rappeler ces faits parce qu'ils concordent avec ceux qui résultent de l'observation clinique des malades traités par

1. Thireux. *Soc. de Biologie*, 3 mai 1906. *Bullet. de la Soc. de pathologie exotique*, novembre 1909 (maladie du sommeil). Persistance de l'infection des centres nerveux après disparition de l'infection des autres tissus, dans un certain nombre de maladies à protozoaires. *La Presse médicale*, n° 89, 5 novembre 1910.

2. Rach. *Soc. des médecins de Vienne*, 25 février 1910.

le 606 : grande résistance au traitement, même énergique, du tabes et surtout de la paralysie générale; persistance plusieurs fois notée de la réaction de Wassermann dans le liquide céphalo-rachidien, malgré sa disparition du sang (Schreiber); apparition relativement fréquente de neuro-récidives, etc. Tout cela explique que, malgré les progrès du traitement, la syphilis nerveuse reste la plus grave des localisations de cette maladie et démontre la nécessité d'un traitement précoce institué bien avant l'invasion des centres nerveux.

Notre formule de traitement est simple; dans les cas graves, méningite syphilitique précoce à allures aiguës, dans les cas d'ictus par artérite chez des sujets jeunes, sans lésions viscérales et surtout sans aucune atteinte du cœur ou du rein, sans artério-sclérose généralisée, dans les cas de paraplégie survenant brusquement chez des sujets encore jeunes, c'est à l'injection intra-veineuse que nous conseillons d'avoir immédiatement recours, quitte ensuite à suivre la méthode fractionnée mixte.

Chez tous les autres malades, qu'il s'agisse de syphilis artérielle, de syphilis osseuse, méningée, cérébrale ou spinale ou bien de para-syphilis, nous commençons par une série de 4 à 6 injections intra-veineuses ou sous-cutanées acides de 0,10 centigrammes. Cette série est suivie d'un traitement ioduré (0,50 à 2 grammes) de trois semaines. Si la réaction de Wassermann reste ou devient négative nous nous en tenons là; dans le cas contraire, nous conseillons 3 à 6 nouvelles injections de salvarsan à 0,10 centigrammes et ensuite trois semaines de traitement mixte. Nous poursuivons ainsi pendant des mois s'il est nécessaire, en suivant les mêmes alternances et en augmentant les doses ou le nombre des injections, suivant les indications de la clinique et aussi en tenant compte des renseignements du laboratoire (Wassermann du sang et du liquide céphalo-rachidien).

Lorsque les lésions dégénératives sont constituées et définitives, il est bien certain et point n'est besoin d'insister, que pas plus l'arsénobenzol que le mercure ne peuvent désormais quelque chose. Dans certaines formes chroniques, au contraire, si résistantes au mercure et à l'iodure, le salvarsan peut avoir des succès inespérés : guérison dans un cas personnel d'une paraplégie datant de trois mois, ayant résisté aux injections de calomel, chez un officier de trente-huit ans.

Dans la syphilis nerveuse, en général, l'arsénobenzol donne des résultats beaucoup plus satisfaisants que le mercure : artérites, infiltrations méningées, péri-vasculaires, péri-nerveuses, gommes, etc.

Voyons maintenant le bilan des accidents.

Lorsqu'on utilise les injections dans les tissus, il peut arriver, par suite surtout d'une faute de technique (mauvais choix du lieu d'injection, trop grande quantité de liquide, station debout et marche après l'injection, etc.) que certains nerfs soient lésés; il s'agit ici d'une action locale, directe, qui explique les douleurs sciatiques et les paralysies que l'on voit parfois survenir et persister (nerf péronier), s'accompagnant d'atrophie musculaire, de douleurs persistantes, de troubles trophiques, etc. (Hirsch et Taber [1], Wechselmann [2]).

L'excitabilité nerveuse peut produire des accidents épileptiformes (Gilbert[3], Heuser[4]) ou syncopaux parfois effrayants, chez les sujets prédisposés, mais toute injection, de quelque substance que ce soit, est passible du même reproche.

Il faut cependant en tenir compte ici, car le shock peut aller jusqu'à la mort.

Nous avons, à plusieurs reprises, observé à la suite de l'injection, surtout chez les tabétiques, des troubles nerveux à distance; douleurs dans la jambe droite, dans un bras, à la suite d'une injection dans la fesse gauche. En général, il nous a semblé que ces douleurs présageaient une amélioration notable.

Spiethoff a observé un accès épileptiforme, survenu d'une façon précoce, à la suite d'une injection chez un malade de trente-deux

1. Hirsch et Taber. *Aerztl. Ver. in Francfurt a. M.*, 31 octobre 1910.
2. Wechselmann. *Berl. klin. Woch.*, n° 13, 1911.
3. Gilbert. *Münch. med. Woch.*, n° 7, 14 février.
4. Heuser. *Med. Klinik*, n° 15, 1910.

ans, vigoureux, atteint de « stupeur », dont les troubles psychiques remontaient à dix-sept ans ; on avait employé dans la préparation de l'alcool méthylique.

Chez un sujet jeune, bien portant, syphilitique latent, Curt Mann [1] a vu survenir trois jours après une injection intra-veineuse de 0,60 de salvarsan, une perte complète de connaissance, avec contracture tono-clonique des extrémités et température de 39°,6. Les accidents menaçants disparurent le troisième jour; il s'agissait d'un officier, fils de parents nerveux et ayant eu auparavant une attaque épileptiforme (voir p. 335).

Nous nous bornerons à mentionner la disparition, d'ailleurs momentanée, des réflexes patellaires signalée par Bohâc et Sobotka dans 14 cas sur 14 traités. Aucun auteur n'a depuis lors mentionné pareils accidents; au contraire, ce que nous avons constaté souvent, c'est la réapparition de ces réflexes après l'injection.

Les troubles nerveux consécutifs au traitement, en dehors de la douleur, s'observent surtout à la suite des injections intra-veineuses; durée trop longue, température trop élevée, concentration trop forte, réaction trop alcaline et surtout emploi d'eau distillée souillée de matières organiques, etc. Ils se traduisent par de la rougeur de la face, de l'excitation, de l'angoisse, parfois même de la dyspnée [2]; ils font redouter l'imminence des accidents autrement graves du collapsus cardiaque.

Chez une de nos malades, une femme de quarante-sept ans, monomane persécutée, nous avons constaté le troisième jour après l'injection intra-musculaire, une bouffissure très marquée de la face et des paupières, qui disparut au bout de trois jours. L'injection ne laissa aucune trace. A aucun moment, il n'y eut de fièvre, et l'urine, systématiquement examinée, ne présenta à aucun moment trace d'albumine.

Nous ne connaissons qu'une observation d'accident, rappelant

1. Curt Mann, *Münch. med. Woch.*, n° 31, 1911.

2. C'est surtout le cas après l'injection trop chaude ; la notion de ces accidents, d'ailleurs bénins, aurait évité à certains auteurs de les imputer directement au salvarsan.

l'intoxication arsenicale, celle d'un zona[1] de la fesse (Meyer), précédé de douleurs vives ; mais dans ce cas, point n'est besoin d'aller si loin et l'irritation directe des nerfs suffit pour nous expliquer la production, *in situ*, de l'éruption.

Si, dans toutes les affections des nerfs périphériques d'origine syphilitique, on obtient les meilleurs résultats avec l'arsénobenzol, pour les lésions du système nerveux central, il faut immédiatement poser en principe qu'une distinction s'impose entre les lésions syphilitiques proprement dites et les lésions dites parasyphilitiques.

III

LÉSIONS SYPHILITIQUES

Le salvarsan est ici incomparablement supérieur comme rapidité et intensité d'action à toute autre médication.

Inutile de citer des auteurs, ils sont unanimes.

Cependant il faut bien savoir : 1° que le salvarsan ne peut prétendre à la restauration *ad integrum* de centres détruits, — ajoutons immédiatement que, même chez de très anciens hémiplégiques, on a cependant et nous avons obtenu des résultats favorables ; 2° qu'il faut se garder de toute intervention par le salvarsan, toutes les fois qu'on redoute une hémorrhagie : anévrysmes, lésions artérielles graves, hémorrhagies cérébrales récentes ; 3° qu'une extrême prudence convient dans tous les cas où la lésion siège dans un point du système nerveux central, susceptible d'amener la mort, même par un trouble momentané de ses fonctions (bulbe).

Dans les méningites syphilitiques si fréquentes et si précoces de la période secondaire (Du Castel et Paraf) ; dans la céphalalgie[2], à toutes les périodes, symptôme aussi pénible pour les malades que menaçant pour le médecin ; dans les méningites localisées gommeuses, scléro-gommeuses, ou scléreuses (Plaut) ; dans l'arté-

1. Meyer. *Med. Klinik*, n° 3, 1911.

2. La céphalée secondaire si rebelle au traitement mercuriel, disparaît en un à quatre jours.

rite syphilitique simple[1]; les gommes cérébrales ou spinales avec leurs différents symptômes : paralysies, troubles psychiques (Max Meyer, Sicard et Bloch), dysarthrie (Neuhaus) ; les hémorrhagies anciennes (Busch) ; les convulsions épileptiformes (Florand, G. Bresler[2]), etc. ; les vertiges, les vomissements (Michaelis), les névralgies syphilitiques (Marinesco), la salvarsanthérapie donne les meilleurs résultats, bien supérieurs à ceux du mercure ; plus rapides, ils sont d'emblée plus complets.

IV

NEURO-RÉCIDIVES

L'arsénobenzol exerce-t-il une action neurotoxique ?

La question des troubles qui surviennent du côté des nerfs et en particulier des nerfs crâniens, chez les malades traités par l'arsénobenzol, mérite une étude attentive.

On connaissait depuis longtemps l'électivité rare de l'arsenic pour le système nerveux, quand les tentatives thérapeutiques faites avec l'atoxyl dans la maladie du sommeil d'abord, nous révélèrent qu'il survenait quelquefois à la suite de son administration répétée des altérations graves du nerf optique (Igersheimer).

L'arsacétine fut un progrès, mais les chances de cécité persistèrent bien qu'atténuées.

Et ce fut le cas de nombreux composés arsenicaux organiques expérimentés et pour cette raison rejetés par Ehrlich. De l'étude générale des observations, il apparut que les corps où l'arsenic était pentavalent (atoxyl, arsacétine, phénylglycine, hectine, etc.) sont ceux qui atteignent plus spécialement les nerfs sensoriels

1. Le salvarsan agit énergiquement sur les processus artériques en facilitant le rétablissement de la circulation. Au niveau de la rétine, Hirsch a vu les artérioles s'éclaircir, leur lumière augmenter de volume, leurs parois s'amincir, en même temps que la circulation y devenait plus active. Il est légitime et les améliorations cliniquement constatées justifient pleinement cette déduction, de penser que le même processus curatif s'exerce au niveau des artères cérébrales.

2. G. Bresler. Die Syphilisbehandlung mit dem Ehrlich-Hata'schen Mittel. Halle, C. Marhold. 1910.

(nerfs optique, acoustique). Aussi est-il préférable de s'adresser aux corps dont l'arsenic est trivalent comme dans l'arsénobenzol, qui semble bien n'avoir qu'une action neurotropique minima.

On a donc, ignorant sans doute les patientes recherches expérimentales qui ont permis de formuler ce jugement, cherché à discréditer le salvarsan, en lui imputant des accidents du côté de la vue (Hallopeau). Et on a été, en présence des faits de jour en jour plus nombreux, qui contredisaient ce jugement, jusqu'à menacer les malades d'une cécité tardive, pouvant survenir après des mois, après une année; l'épreuve est faite aujourd'hui.

Il faut tout d'abord mettre à part les accidents prévus, qui surviennent du deuxième au dixième jour et dont la caractéristique est de disparaître spontanément en quelques jours. Il s'agit ici soit d'hypersensibilité locale, soit d'un phénomène réactionnel, résultant de l'action massive et brutale sur les tréponèmes.

Ces accidents nerveux sont donc alors absolument comparables à ceux que l'on observe si souvent au niveau des lésions cutanées (réaction d'Herxheimer). Ils se caractérisent par des paralysies passagères acoustiques (Finger) — nous avons observé un cas de paralysie faciale double — par de la céphalée et des vomissements (réaction méningée), par une éruption zostériforme, par des accès épileptiformes, qui rappellent les crises secondaires décrites par Fournier.

Ces accidents sont exceptionnels : Benario n'en a réuni que neuf cas ; ils sont sans gravité.

Beaucoup plus importante est l'étude des accidents tardifs.

De tous les cas signalés, un est à retenir tout d'abord, en raison de la publicité faite autour de lui, le premier cas publié par Finger[1] :

Femme de vingt-deux ans, depuis longtemps en traitement pour une syphilis maligne. On lui injecte 0^{gr},40 d'arsénobenzol en émulsion. Au bout de trois mois, apparaissent des troubles visuels graves et on constate un rétrécissement du champ visuel au niveau

1. Finger. *Berlin. klin. Woch.*, n° 18, 1911.
Voir aussi Finger. *Wien. klin. Woch.*, n° 47, 1910.

des deux yeux, de l'inégalité pupillaire et de l'atrophie optique commençante.

Voilà le fait, il est indiscutable; il faut l'interpréter: Cette malade depuis près d'un an était soumise à un traitement arsenical continu : elle avait reçu 30 injections d'arsacétine et ensuite 4 injections fortes d'énésol.

Or, ce que nous savons de l'apparition des troubles visuels après l'emploi de l'atoxyl et de l'arsacétine a montré (Fehr, Schreiber) que c'est surtout la répétition du médicament qui est dangereuse, en diminuant son affinité pour les parasites et en exaltant son action sur l'organisme.

Aussi, dès le début, Ehrlich avait-il conseillé de s'abstenir dans le cas de lésions oculaires — ce qui était d'une prudence exagérée — mais surtout d'éviter d'injecter les malades soumis depuis un certain temps à un traitement arsenical.

Dans un mémoire plus récent, Finger a publié les observations des malades qu'il a pu suivre et il n'hésite pas comme conclusion à attribuer les accidents à l'action neurotropique du salvarsan.

Il s'appuie pour arriver à cette conclusion :

1° Sur la fréquence et la précocité des accidents au niveau des nerfs sensoriels.

2° Sur les variations, d'après lui caractéristiques, des symptômes accusés par les malades, alors que les lésions objectives restent en apparence les mêmes.

3° Sur la possibilité de leur guérison spontanée et le défaut d'action en pareil cas de la médication mercurielle.

Avant de discuter à fond la question nous devons dire :

Que de l'étude de tous les faits publiés, comme de notre expérience personnelle, il résulte d'une façon indiscutable que le salvarsan n'a pas d'électivité spéciale pour le nerf optique pas plus que pour le nerf acoustique.

Pour apprécier correctement les faits, il faut d'abord rappeler que les lésions des nerfs, et en particulier des nerfs crâniens (n. optique et n. acoustique en première ligne), sont loin d'être exceptionnelles dans les premières périodes de la syphilis, alors même qu'il n'existe pas de troubles subjectifs pouvant inquiéter les malades (Fehr). Depuis longtemps, les ophtalmologistes ont constaté (Galezowski), sans parler de l'iritis, la fréquence des manifestations de la syphilis secondaire sur la choroïde, la rétine et le nerf optique, à une période très précoce (Bull[1], Schnabel et Schank[2]) avant même l'apparition de la roséole (Wechselmann). Il en est de même pour le nerf acoustique (Roosa, Jiger, Mayer[3], Frey).

La syphilis nerveuse est non seulement fréquente, grave, mais encore précoce (Lancereaux, Fournier, Mauriac). Nous citerons seulement, en Allemagne, la statistique de Naunyn, qui l'a observée dans 20 p. 100 des cas au cours de la première année, et, en France, les recherches de Fournier et la statistique de Mauriac, qui, sur 13 cas de syphilis cérébrale, en a vu 9 au cours des cinq mois suivant l'infection et qui sur 168 cas qu'il a réunis, a constaté 53 fois l'apparition des accidents au cours de la première année.

1er mois	3 cas
2e —	4 —
3e —	5 —
4e —	7 —
5e —	4 —
6e —	6 —
8e —	2 —
9e —	2 —
Du 10e au 14e mois	20 —

Meyer, à Gratz, a relevé de 1896 à 1910, 65 cas de lésions spécifiques du nerf acoustique, dont 13 dans la première année. Habermann, Frey ont apporté des chiffres concordants. Kownatzki[4] a publié un cas de surdité bilatérale, avec bourdonnements, céphalée et vertiges, survenu six mois après l'infection. Il y a plus : Lang, en une seule année, a vu à la clinique d'Innsbruck 5 cas dans lesquels il existait, avec les troubles oculaires, des

1. Bull a trouvé des lésions des yeux dans 50 p. 100 des cas examinés. *Vierteljahr. f. Derml. u. Syph.*, 1881.

2. Schnabel et Schank. *Graefe-Seemisch Handb. d. Augenheilk.* Bd XI.

3. Mayer. *Wien. klin Woch.*, n° 11, 1911.

4. Kownatzki. *Münch. med. Woch.*, n° 25, 20 juin 1911.

signes d'irritation méningée et cela en dehors du traitement; ces observations sont comparables à celles que Finger considère comme particulièrement imputables à l'arsénobenzol.

Lorsqu'on traite un syphilitique par un médicament actif (mercure, salvarsan), il se produit souvent de façon très précoce au niveau des lésions une véritable poussée congestive, œdémateuse (voir réaction d'Herxheimer). Ce que l'on peut constater au niveau de la peau (roséole, papules) se réalise aussi au niveau des autres *foyers préexistants* et, en particulier, au niveau des centres nerveux.

C'est cet œdème qui explique, sans doute, certains cas de morts (nerf pneumogastrique) et aussi certains autres troubles nerveux, surtout lorsque les accidents ont été précoces.

Dans les autres cas, il faut admettre qu'il s'agit de la repullulation de certains spirochètes, ayant en raison de la dose employée, en raison surtout de leur siège dans certains tissus, échappé à la destruction d'ensemble [1].

On a d'ailleurs publié des accidents identiques survenus à la suite de cure mercurielle intensive (Urbantschitsch). Benario en a réuni, dans les mêmes publications et le même laps de temps, 122 observations contre 194 chez les malades traités par le salvarsan et, dans aucun des cas, on n'a songé à incriminer directement le mercure, ni à interrompre le traitement (Stümpke, Nonne, Oppenheim, etc.).

Voyons donc quels sont les nerfs que leur situation anatomique expose plus particulièrement à un accident [2].

1. Rochon-Duvignaud (*Soc. méd. des hôpitaux de Paris*, 26 mai 1911) qui a observé deux cas graves (névrite optique dans l'un et double neuro-rétinite dans l'autre) déclare nettement que ces lésions étaient sous la dépendance de l'infection syphilitique et ne pouvaient être rattachées à une action toxique d'ordre chimique.

2. Pour toute cette question des neuro-récidives, il faut se reporter aux remarquables mémoires de J. Benario, auxquels nous avons fait de larges emprunts.

J. Benario. Ueber syphilitische Neurorezidive, insbesondere solche nach Tweckilberberbehandbung. *Berlin. klin. Woch.*, n° 31, 1910. J. Benario. Zur Statistik u. Therapie der Neurorezidive unter Salvarsanbehandlung. *Münch. medicin. Woch.*, n° 14. J. Benario. Ueber die Schwankungen in Verlaufe der Nervensyphilis. *Berliner klinische Wochenschrift*, n° 26, 1911.

Ehrlich pense que les IIe, VIIe et VIIIe paires sont les plus exposées ; viennent ensuite les IIIe, IVe et VIe et en dernier lieu les Ve, IXe, Xe, XIe et XIIe paires.

Le nerf optique (II) s'engage avec l'artère ophtalmique dans le trou optique ; il est engainé par le canal fibreux que lui envoie la dure-mère et qui se prolonge au delà du trou optique jusqu'au globe de l'œil.

Le long trajet du nerf facial (VII) dans le conduit auditif interne et l'aqueduc de Fallope le rend particulièrement vulnérable ; il en est de même pour le nerf acoustique qui accompagne le nerf facial dans le conduit auditif interne et en particulier pour la branche vestibulaire dont le trajet osseux est plus long et plus complexe.

En outre, pour l'oreille, il faut tenir compte des lésions provenant des syphilides secondaires de la gorge (catarrhe tubaire, otite catarrhale, etc.), qui ne produisent souvent au début que des lésions hypérémiques sans grand retentissement immédiat sur l'audition.

Les principales lésions nerveuses ont été en effet observées sur les nerfs optique, acoustique et facial.

Sur 9.000 cas, comprenant les statistiques de Wechselmann, de Spiethoff, de Kowalewski, de Werther, on relève après le traitement 9 fois des troubles acoustiques isolés ou associés : dans tous les cas, il s'agissait de syphilis récente : deux, six, huit mois. Dans 7 cas de syphilis précoce des nerfs crâniens, dont 3 n'avaient pas été traités et 4 avaient subi le traitement mercuriel, Werther a obtenu la guérison avec le salvarsan : 1 cas de paralysie faciale, 2 cas de lésion simultanée du facial et de l'acoustique, 4 de lésions de l'acoustique.

Heuser[1] a rapporté un cas de paralysie du voile du palais et des cordes vocales.

Benario après une enquête très étendue, vient de nous apporter des chiffres autrement intéressants et qui méritent de nous arrêter,

1. Heuser. *Med. Klinik*, n° 16, 1910.

parce qu'il est indispensable après l'émotion qui a suivi les publications de Wechselmann, de Fischer et surtout de Rille et de Finger, de bien préciser l'état de la question.

Sur plus de 14.000 cas traités par le salvarsan, Benario a réuni environ 150 cas d'accidents du côté des nerfs crâniens.

Si l'on élimine 8 cas de syphilis tertiaire ou de parasyphilis, il reste 118 cas, dont l'observation est suffisamment complète pour être utilisée, qui se répartissent ainsi :

Les nerfs olfactif, glosso-pharyngien, pneumogastrique, spinal et hypoglosse ne furent jamais touchés.

Le trijumeau ne fut intéressé que 4 fois, 1 fois en même temps que le nerf facial, 1 fois avec les nerfs optique, moteur oculaire commun, facial et acoustique, 2 fois avec le nerf acoustique.

Le nerf pathétique présenta 2 cas de lésion isolée, 2 cas de lésions associées; 1 fois avec les nerfs optique et moteur oculaire externe, 1 fois avec les nerfs optique, moteur oculaire commun et facial.

Le moteur oculaire externe fut atteint 3 fois seul et une fois en même temps que les nerfs acoustiques. Le moteur oculaire commun fut touché 8 fois seul et 2 fois en même temps que le nerf optique (1 cas), que le nerf optique, le pathétique et le facial (1 cas).

Le nerf facial fut atteint 10 fois seul et en même temps que le nerf optique (1 cas), que le nerf acoustique (8 cas), que les nerfs trijumeau et acoustique (2 cas), que les nerfs optique et acoustique (1 cas), que les nerfs optique, trijumeau et acoustique (1 cas).

Le nerf optique[1] fut atteint 31 fois seul et 10 fois en même temps qu'un ou plusieurs nerfs crâniens (cas déjà cités) et en particulier 4 fois simultanément avec le nerf auditif seul et 2 fois avec ce nerf et un ou plusieurs autres.

Le nerf auditif[2] fut atteint 51 fois seul et 11 fois en même temps que d'autres nerfs crâniens. Les 51 cas de lésion isolée se répar-

1. Voir aussi F. Schanz. *Münch. med. Woch.*, n° 10, 1911.

2. Voir aussi Joseph et Siebert. *Dermatol. Zentralbl.*, XIII, 3, 1910. O. Beck. *Mediz. Klinik*, n° 50, 1910. Rille. *Berlin. klin. Woch.*, n° 50, 1910. Josef Sellei. *Münch. med. Woch.*, n° 7, 14 février 1911.

tissent ainsi : lésion simultanée des nerfs vestibulaire et cochléaire 17 fois, lésion du nerf cochléaire 29 fois, lésion du nerf vestibulaire, 5 fois.

Voici la seule observation que nous avons recueillie : Un jeune homme de dix-neuf ans, employé d'hôtel, vient me consulter (Paul-L. Tissier) le 13 octobre 1911. Il me dit, qu'il y a cinq semaines, il a constaté une diminution de l'ouïe à gauche, avec bourdonnements et sifflements ; depuis lors, l'audition a progressivement continué à baisser, sans diminution des troubles subjectifs ; depuis quatre jours, il a remarqué que sa bouche était de travers.

A l'examen, je constate une paralysie faciale gauche ; l'audition de la voix chuchotée n'existe qu'à quelques centimètres de l'oreille gauche ; diminution considérable de l'audition de la voix haute et du diapason. Pas de latéralisation nette avec le diapason vertex ; Rinne positif. Aspect du tympan normal ; pas de nystagmus, pas de vertiges, pas de céphalée.

Malgré le jeune âge du patient et son aspect infantile, je pense immédiatement à la syphilis et j'apprends que la contamination a eu lieu le 30 avril, que le chancre s'est montré en mai et qu'après l'apparition de plaques muqueuses de la gorge, le malade s'est adressé à un « Institut » prôné à la quatrième page des journaux politiques. On lui fit trois injections intra-veineuses de salvarsan le 20 juin, le 7 et le 14 juillet, à doses croissantes qu'il croit être 0,25, 0,35, 0,50. La dernière injection fut la plus mal supportée (fièvre, vomissements, diarrhée, etc.). Le malade n'a aucun antécédent nerveux ; il n'est ni alcoolique, ni tabagique.

Voilà donc bien un cas de neuro-récidive, VII et VIIIe paires (nerf cochléaire seul).

Deux réflexions s'imposent : les injections ont été répétées, sans raison sérieuse, à court intervalle ; aucun autre traitement n'a été prescrit, or nous considérons comme indispensable l'administration du mercure dès la première injection.

Nous avons proposé de suite au malade une injection de calomel.

Les 5 cas de lésion *isolée* du nerf vestibulaire, qu'a rapportés

Urbantschitsch sont d'autant plus intéressants qu'ils ont trait à une localisation tout à fait exceptionnelle.

Il est encore à remarquer, que dans un certain nombre d'observations la réaction de Wassermann resta négative (petit nombre des spirochètes), malgré l'apparition des accidents nerveux.

Les troubles auditifs surviennent, en général, chez les syphilitiques, dans les neuf premiers mois de l'infection, 88 0/0 des cas se rapportent à des cas de syphilis de moins de neuf mois de date, mais il existe plusieurs exemples de lésions des nerfs crâniens survenues à la période tertiaire (Castex).

Ils se présentent comme une surdité uni ou bilatérale, accompagnée de bourdonnements ou de bruits subjectifs divers; lorsque le nerf vestibulaire est touché, les vertiges s'ajoutent au tableau.

Dans les lésions isolées névritiques de ce dernier nerf, on constate, accompagnant un vertige plus ou moins intense, des troubles de l'équilibre, du nystagmus, etc. L'acuité auditive reste normale.

Il n'apparaît pas nettement que la question d'âge intervienne (dix-sept à soixante-quatre ans).

Les lésions nerveuses se sont montrées plus souvent uni que bilatérales.

Bien qu'on ait beaucoup plus fait de bruit autour des neuro-récidives atteignant le nerf optique, celles qui intéressent le nerf acoustique sont de beaucoup plus fréquentes. De l'ensemble des cas publiés, il résulte qu'elles représentent presque la moitié de la totalité des neuro-récidives. C'est là — si l'on veut se souvenir un instant du trajet du nerf acoustique à travers le rocher — une preuve sérieuse et difficilement contestable du bien fondé de l'opinion que nous avons exposée sur la nature et la pathogénie de ces accidents.

V

OEDÈME CÉRÉBRAL. — ENCÉPHALITE AIGUE HÉMORRHAGIQUE

En dehors des accidents que nous venons de signaler, on a observé, exceptionnellement d'ailleurs, des lésions graves du système nerveux : œdème cérébral, encéphalite aiguë hémorrhagique.

Voici d'abord les cas terminés par la mort :

Cas de B. Fischer[1]. — Médecin de quarante ans, chancre de la muqueuse du nez, R. W. +. Première injection intra-veineuse de salvarsan 0,40 : 200 centimètres cubes ; puis cure de frictions mercurielles. Quarante jours après la première, seconde injection de salvarsan, à la même dose. Au bout de deux jours et demi, accidents graves caractérisés par des troubles du sensorium, des convulsions, de l'agitation ; puis raideur des muscles de la nuque et du dos, fièvre ; mort le quatrième jour.

A l'autopsie, œdème aigu du cerveau, lésions caractéristiques d'encéphalite hémorrhagique aiguë, lepto-méningite chronique ; ecchymoses des muqueuses de l'estomac et de l'intestin ; cirrhose du foie au début.

Cas de Kannengiesser[2]. — Boucher, vingt-neuf ans, déjà traité par le salvarsan (injection sous-cutanée) ; paralysie faciale droite ; léger vertige, troubles de la marche, nystagmus spontané, lésions des nerfs cochléaire et vestibulaire gauche.

Injection intra-veineuse de 0,50 de salvarsan : les accidents débutèrent le dixième jour par de la céphalée et la mort survint le dix-huitième jour (agitation, perte de connaissance, convulsions cloniques et toniques, fièvre).

A l'autopsie, en outre de lésions pulmonaires (broncho-pneumonie bilatérale due à l'aspiration des mucosites buccales chez un sujet présentant une stomatite mercurielle), on trouva de la dégénérescence graisseuse du foie, du rein et du cœur et des lésions diffuses d'encéphalite aiguë hémorrhagique.

Cas de Almkvist[3]. — Directeur, trente-deux ans, soigné depuis

1. B. Fischer. Ueber einen Todesfall durch Encephalitis hämorrhagica, im Anschluss an eine Salvarsaninjektion. *Münch. med. Woch.*, nº 34, p. 1803, 22 août 1911.

2. Kannengiesser. Zur Kasuistik der Todesfalle nach Salvarsanbehandlung, *Ibid.*, p. 1806.

3. Almkvist. Ein Fall von Encephalitis haemorrhagica acuta nach intravenöser Salvarsaninjektion. *Ibid.*, p. 1809.

six ans. Une seule injection intra-veineuse de 0,40 de salvarsan. Deux jours après céphalée, puis frissons, vomissements, perte de connaissance, cyanose de la face, se terminant, avec des phénomènes de paralysie et de contracture, dans le coma. Mort le quatrième jour.

A l'autopsie : splénite chronique fibreuse, néphrite interstitielle scléreuse, foie gras ; encéphalite hémorrhagique aiguë.

Cas rapporté par Hallopeau :

M. X..., âgé de trente-cinq ans, de constitution robuste, grand, bien développé, a contracté la syphilis en 1902. On doit noter dans ses antécédents des habitudes d'éthylisme qui auraient été antérieurement des plus prononcées, mais dont il s'était départi depuis environ deux ans. Dans sa jeunesse, il a eu de la chorée, en 1909, une pneumonie.

Il a eu successivement un chancre, de la roséole, des plaques muqueuses et depuis plusieurs années, une éruption psoriasiforme palmaire et plantaire récidivante, dont la persistance entraînait un état névropathique.

Il a été traité d'abord par le mercure, puis, dans les derniers temps, en raison de la persistance des accidents, par l'hectine, dont il lui a été fait 28 injections à 0,10 centigrammes, sans résultat, ce qui ne saurait surprendre car cette dose est insuffisante ; la dernière piqûre datait de trois mois environ.

En juillet, il vint, sous l'influence des réclames de la presse politique, demander avec insistance à être traité par le 606, dans l'espoir d'être définitivement débarrassé de sa maladie.

Il lui est fait une première injection de salvarsan, de 0,30 centigrammes, intra-veineuse, elle est bien supportée. Le sixième jour, on lui pratique une nouvelle injection de 0,40 centigrammes du même médicament. Cette deuxième injection est au contraire suivie des accidents graves qui ont entraîné la mort. Quelques minutes après l'introduction du médicament, le malade est pris de sensation de sécheresse de la gorge avec congestion de la face et angoisse. Ces phénomènes ne durent que quelques minutes. M. X... se promène dans l'après-midi sans ressentir de malaise. La nuit suivante, il éprouve des sensations pénibles de nausées, suivies de vomissements. La deuxième nuit, les mêmes phénomènes se reproduisent. Le lendemain, troisième jour, dans la matinée, M. X... est pris d'angoisse avec convulsions rappelant les mouvements d'un malade atteint de la sclérose en plaques quand il veut boire; la température monte à 38°,5 ; les urines sont claires, abondantes, le pouls est normal et bien frappé. Il survient plusieurs crises convulsives avec mâchonnement ; les yeux sont portés en haut et à gauche ; il se produit une congestion de la face, un tremblement des membres supérieurs, des contractions cloniques et toniques. La température monte à 39°, puis à 40°. Dans la nuit X... entre peu à peu dans le coma et le matin, il succombe au milieu d'une crise analogue aux précédentes.

M. Hallopeau[1] conclut tout d'abord de cette observation, l'ayant recueillie par hasard, « dans un bourg où il était en villégiature », bourg dont il tait le nom aussi bien que celui du médecin traitant, qu'il doit y avoir beaucoup d'accidents semblables et que c'est une faute professionnelle de les cacher. La conclusion est à prouver ; en tout cas, M. Hallopeau voudra bien reconnaître que nous avons, au contraire, cherché constamment dans ce livre à relater tous les accidents, quelle qu'en ait été la gravité, imputés au salvarsan, et que ce n'est pas du côté des partisans du médicament d'Ehrlich que se fait la conspiration du silence.

Mais la vérité simple nous oblige à faire remarquer à M. Hallopeau que son malade n'était pas « relativement sain » : c'était un taré, grand alcoolique, ayant des antécédents nerveux (chorée) et atteint de névropathie, peut-être préparalytique; que nous ne savons rien de l'état du cœur, des vaisseaux, du foie, du rein, etc.; que les deux injections intra-veineuses de 0,30 et 0,40 ont été répétées sans raison valable à cinq jours d'intervalle; que le malade avait reçu auparavant 2^{gr},80 d'hectine en 28 injections de 0,10, dont la dernière remontait à trois mois ; que si ces injections n'avaient en rien modifié les lésions syphilitiques — et M. Hal-

1. Hallopeau. Sur un cas de mort survenue après deux injections de 606, chez un sujet relativement sain. *Bulletin de l'Acad. de médec.*, séance du 10 octobre 1911, n° 32. Discussion : Balzer, P. Marie, Gaucher.

lopeau n'en conclura pas moins à la supériorité de ce médicament — elles avaient certainement pu, comme l'a montré Ehrlich, créer l'état d'intolérance, d'hypersensibilité, d'anaphylaxie, auquel nous attribuons les accidents semblables, très exceptionnellement observés chez les milliers de malades traités par le salvarsan.

En effet, malgré *l'absence de diagnostic*, malgré l'absence d'autopsie, nous croyons que l'observation présente doit être rangée dans le groupe des accidents que nous examinons ici. Bien que confrère et bourg ne veuillent pas révéler leur nom, peut-être nous sera-t-il permis de nous demander si, dans cette petite localité anonyme, notre confrère avait pu arriver à acquérir une technique irréprochable. Le professeur Gaucher ne déclare-t-il pas, en effet, dans la discussion qui a suivi la communication de M. Hallopeau qu' « une injection intra-veineuse n'est pas toujours facile, ni innocente ». Nous le croyons d'autant plus volontiers dans le cas actuel, qu'on oublie de nous renseigner sur la préparation, la stérilité et la pureté de l'eau employée, la dilution, la réaction, la température, la vitesse d'injection, etc., de la solution injectée. Les accidents survenus quelques minutes après l'introduction du médicament (sécheresse de la gorge, congestion de la face, angoisse), ne sont pas pour faire repousser cette hypothèse.

A la suite de cette communication, MM. Balzer et P. Marie eurent à cœur de ramener la question sur le véritable terrain scientifique. Balzer rappela la nécessité d'une grande prudence dans le choix des doses, conseilla les doses fractionnées, que nous préconisons depuis plus d'une année, et, en conseillant d'observer rigoureusement les contre-indications formulées par Ehrlich, conclut en déclarant qu'il faut toujours se méfier des causes d'intolérance qui peuvent survenir au cours du traitement. De son côté, P. Marie déclara qu'il avait été fait dans son service de très nombreuses injections, sans qu'il se soit jamais produit d'accidents inquiétants. Il a obtenu des résultats supérieurs à ceux du mercure dans la paraplégie spasmodique d'Erb et chez les paralytiques généraux et les tabétiques, il a constaté, non pas certes la guérison, mais, chez les premiers, une action favorable sur l'évolution de la maladie et chez les seconds l'atténuation de certains symptômes pénibles. Marie ajoute, enfin, que dans les cas d'accidents, il n'est pas toujours certain que l'opérateur ait suivi une technique impeccable.

Les accidents n'ont pas toujours cette gravité ; les malades peuvent guérir après avoir présenté des attaques épileptiformes (Spiethoff[1], Mann[2], Mucha[3]), même accompagnés de cyanose de la la face (Gilbert[4]), accidents comparables à ceux de l'épilepsie secondaire de Fournier. Levens[5], Hoffmann et Jaffé[6] ont constaté le début des accidents immédiatement après l'injection et même pendant : pouls petit, cyanose de la face, céphalée violente : il semble aux malades que leur tête va éclater ; convulsions toniques et cloniques.

Il est bien difficile, devant de pareils faits, de ne pas incriminer l'injection : température trop élevée, concentration trop forte, écoulement trop rapide. Wechselmann accuse les poisons bactériens de l'eau, distillée depuis un certain temps.

En général, il s'agit de sujets ayant déjà une tare grave (alcoolisme : cas de Almqvist, de Mann), surmenage nerveux, chagrins, accès épileptiformes antérieurs, paralysies des nerfs crâniens, lésions du foie et du rein).

Il faut en outre remarquer : 1° que tous les malades ont reçu une injection intra-veineuse alcaline et 2° que tous, sauf un, avaient déjà eu une première injection de salvarsan.

Il ne saurait être question d'intoxication arsenicale simple ; les accidents débutent seulement le troisième ou le quatrième jour, quelquefois plus tard, alors que les malades se sont trouvés très bien et même ont pu reprendre leurs occupations professionnelles (cas

1. Spiethoff. *Münch. med. Woch.*, n° 35, 1910.
2. Mann. *Münch. med. Woch.*, n° 31, 1911.
3. V. Mucha. *Wiener klin. Woch.*, n°s 27 et 28, 1911.
4. Gilbert. *Münch. med. Woch.*, n° 7, 1911.
5. Levens. *Mediz. Klinik*, n° 22, 1911.
6. Hoffmann et Jaffé. *Deutsch. med., Woch.*, n° 29, 1911.

du médecin) après l'injection. En outre, le début est brusque et à l'autopsie on ne trouve pas les lésions habituelles de l'intoxication arsenicale.

Il est impossible aussi d'incriminer la syphilis, dans laquelle nous ne connaissons pas, jusqu'ici, de semblables processus cliniques, ni anatomiques.

Il paraîtrait légitime d'y voir une réaction d'Herxheimer à localisation cérébrale ; c'est une hypothèse que nous n'admettrions cependant pas volontiers, en raison de l'apparition habituelle des accidents lors d'une seconde injection, et, aussi, parce qu'elle ne cadre guère avec ce que nous savons de la réaction du système nerveux central, dans les cas où il est lésé, à l'égard du salvarsan. On a encore mis en cause la destruction massive des spirochètes et la réaction des tissus nerveux, affaiblis dans leur résistance, vis-à-vis de la quantité massive d'antitoxines mises en liberté.

Il nous semble beaucoup plus plausible de penser qu'il s'agit là d'hypersensibilité (anaphylaxie). La date d'apparition des accidents, le fait qu'ils s'observent dans presque tous les cas, à la seconde injection, plaident en faveur de cette opinion.

Pourquoi l'hypersensibilité se manifeste-t-elle du côté du cerveau : sans doute en raison de l'existence de lésions latentes ou non des centres nerveux.

Quoi qu'il en soit, s'il est impossible de prévoir tous les cas d'hypersensibilité — et nous insistons encore une fois sur les avantages de la cuti-réaction — on devra, surtout lors d'une seconde injection, être très réservé lorsque la première injection a été *mal tolérée* et toutes les fois qu'à côté de manifestations intéressant le système nerveux central, on constatera des lésions du rein et surtout du foie. En outre, il importe beaucoup d'espacer les injections, ce qu'on n'a pas fait, en général, dans les observations que nous venons de rapporter.

Dans ces cas, comme dans tous ceux d'hypersensibilité, le meilleur traitement paraît être la large administration des narcotiques.

Pareille hypersensibilité cérébrale n'est d'ailleurs pas spéciale au salvarsan et l'observation suivante prouve qu'on peut l'observer après l'administration du mercure.

Cas de Plötzl et Schüller[1]. — Femme de trente-trois ans, atteinte de syphilis récente, traitée par le mercure, qui provoqua à deux reprises de l'hypérémie cérébrale avec tuméfaction et qui se termina par la mort (encéphalite hémorrhagique).

Plötzl et Schüller ont relevé dans la littérature plusieurs faits, analogues au point de vue clinique et anatomique, d'hypersensibilité au mercure.

VI

Il ne suffit pas de dire, en se basant sur ce fait établi, que les observations d'accidents nerveux émanent surtout de certains médecins, qu'il pourrait s'agir de variétés parasitaires particulièrement offensives pour le système nerveux. Il est probable que ce sont ceux qui les ont le plus soigneusement recherchés, qui ont le plus souvent observé les troubles nerveux et cela est aussi vrai pour ce qui concerne les neuro-récidives après le traitement mercuriel, car nous savons que bien des cas légers passent inaperçus du médecin et sont, en raison du peu de troubles sérieux qu'ils déterminent, négligés par les malades. Après le coup de cloche donné par la presse politique, il est bien évident que ceux-ci ne laissent plus échapper les moindres troubles survenant après l'injection de salvarsan.

Cette explication nous paraît plus admissible que celle d'Oppenheim qui, proclamant la très grande fréquence et la précocité des accidents nerveux dans la syphilis, les considère comme étant aujourd'hui moins rares qu'autrefois.

Qu'il nous soit permis de rappeler que l'appendicite n'est certainement pas une maladie nouvelle et, cependant, depuis que les

1. Plötzl et Schüller. Ueber letale Hirnschwellung bei Syphilis. *Zeitschrift für d. gesammt. Neurologie u. Psychiatrie*. Bd III, p. 139, 1910.

médecins savent la reconnaître, avec quelle extraordinaire fréquence ne la rencontre-t-on pas ?

Mais il ne nous paraît pas inadmissible que l'arsénobenzol, précisément en raison de son intense action curative, ne soit en quelque chose responsable : cependant il nous faut dire de suite que les parasites qui ont ainsi échappé à la destruction ont été considérés jusqu'ici comme peu virulents et capables seulement de rechutes locales : non-réapparition de la réaction de Wassermann, absence ou faible développement des accidents cutanés ou muqueux, facile guérison des accidents nerveux, même avec l'iodure (cas personnel), avec le mercure ou de petites doses de 606.

Il est intéressant d'insister un peu sur les différences des statistiques sur ce point capital. Elles sont véritablement surprenantes.

Voici tout d'abord les chiffres de Mucha[1], élève de Finger, portant sur l'ensemble des accidents nerveux :

Sur 528 cas, traités par le salvarsan, on nota : 7 fois des altérations graves de l'état général, de l'amaigrissement, des maux de tête, des vertiges, de la perte de la mémoire ; 18 fois des troubles auditifs ; 5 fois des troubles de la vision, 6 fois des lésions d'autres nerfs crâniens ; 3 fois des accès épileptiformes ; 2 fois des accidents cérébro-spinaux ; 1 fois de la névrite optique avec attaque apoplectiforme ; 1 fois de la méningo-encéphalite terminée par la mort ; au total, 43 cas.

Desneux et Déjardin ont eu 6 neuro-récidives sur 360 cas ; Beck 6 neuro-récidives (acoustique) sur 100 cas.

Mais des chiffres très élevés de Finger, de Rille, de Heuser, il faut rapprocher ceux de Treupel et Levi, 1 sur 250 ; de Erich Hoffmann et Josef Jaffé, 2 sur 600 cas ; de F. Klingmüller[2], 1 cas qu'il reconnaît douteux sur 923 ; d'Auxing, de Gennericch, de Dörr-Frühauf, de Duhot, etc., qui malgré le nombre très élevé de cas traités n'en ont pas observé.

Sur 409 malades injectés par Paul-L. Tissier, depuis un an, aucun n'a encore présenté de neuro-récidive.

1. Mucha. *Wien. klin. Woch.*, nos 27 et 28, 1911.
2. Klingmüller. *Münch. med. Woch.*, n° 41, 1911.

Peut-on prévoir un accident ? à coup sûr non, mais les statistiques montrent qu'ils sont plus fréquents dans la syphilis dont le lieu d'inoculation est extra-génital et surtout céphalique. Comme la rage, le charbon, il semble que l'inoculation céphalique, en raison du développement anormal du chancre, de la proximité du système nerveux central, etc., soit de beaucoup la plus apte à déterminer des accidents cérébraux.

Il faut aussi se méfier, lorsque le chancre date déjà de trois à quatre semaines, qu'il s'accompagne de grosses adénopathies et d'une forte réaction de Wassermann ; lorsque les accidents secondaires revêtent la forme papuleuse ; lorsqu'il y a de la céphalée tenace[1] ; lorsque les malades sont en même temps alcooliques ou tabagiques, etc.

Combien de temps après l'injection surviennent les accidents : d'après la statistique de Benario, dans 26 0/0 des cas, le premier mois; dans 40 0/0 des cas, le deuxième mois ; dans 23,5 0/0, le troisième mois; dans 7 0/0, le quatrième mois.

En général, les neuro-récidives apparaissent de la huitième à la onzième semaine. Partant de ce fait, à l'heure actuelle acquis, que la réaction de W. se transforme en négative à peu près à ce moment, Trömmer a émis cette hypothèse, plus ingénieuse que solide, qu'il y a entre les deux faits une connexion directe. C'est au moment de la « crise », au moment où se décide dans l'organisme la victoire du parasite ou celle du médicament, que se montrent les neuro-récidives, qui seraient ainsi le premier signe de l'échec de la médication, qui donnerait dans ces cas une nouvelle activité aux parasites. Trömmer n'invoque guère à l'appui de sa thèse, en dehors de la chronologie, qu'un argument : c'est l'apparition à la suite du salvarsan de la réaction positive de Wassermann, chez les sujets affaiblis qui auparavant avaient une réaction positive. A son avis, il s'agirait d'une exaltation de la virulence des parasites, alors qu'on peut se demander s'il ne faut pas incriminer la mise en liberté, par suite de leur destruction, des endotoxines spirochétiques.

1. Oppenheim. Nothnagel, *Speziell Pathol. u. Therap.*, Vienne 1891.

S'agit-il de lésions électives, appartenant en propre à l'arsénobenzol ? On pouvait admettre cette opinion avec l'atoxyl et l'arsacétine, comme l'ont démontré expérimentalement chez la souris Ehrlich, puis Rœthig, mais ce n'est pas le cas pour le salvarsan.

a) Les accidents du côté des nerfs crâniens ne sont pas survenus, comme avec l'atoxyl et l'arsacétine, proportionnellement à la dose injectée et à la répétition des doses. Ceux qui ont employé les doses les plus fortes (Gennerich, Weintraud, Duhot) n'ont pas observé de pareils accidents, pas plus que ceux qui renouvellent systématiquement les injections, même à court intervalle. Il semble qu'il faille plutôt incriminer l'insuffisance du traitement (Ehrlich).

Cependant les injections intra-veineuses ne mettent pas absolument à l'abri et s'il est juste de reconnaître, qu'en les répétant au bout de trois à quatre semaines, on réduit les chances d'accidents au minimum, on ne peut cependant déclarer qu'on les évite toujours (Geronne, Guttmann).

Je crois qu'on pourrait en dire autant des injections intra-musculaires convenablement pratiquées et au besoin réitérées[1].

b) Il s'écoule un intervalle de temps assez long entre l'injection et l'apparition des accidents. Il faut, en effet, mettre à part les troubles précoces tels que ceux signalés par Urbantchitsch, qui peuvent débuter au bout de quelques heures et se rattachent directement à la réaction d'Herxheimer, indiquant la présence de parasites dans le nerf atteint (nerfs optique, acoustique, facial).

c) Les accidents ont été jusqu'ici presque exclusivement observés chez des malades à la période primaire ou secondaire.

d) Il en existe cependant un certain nombre d'observations à la période tertiaire; on ne les a jamais rencontrés chez les sujets traités par le salvarsan pour d'autres maladies que la syphilis.

e) Ils ont été vus, avec les mêmes caractères, après le traitement mercuriel (Thulmann, Benario).

1. Dans la statistique de Benario, dans 50 p. 100 des cas, il s'agissait de malades ayant reçu une injection d'émulsion neutre, surtout de sujets chez lesquels il s'était produit un enkystement, un abcès ou de la nécrose.

f) Les lésions présentent le caractère d'une irritation, d'une inflammation franche (Schanz[1], Tobias[2]), au lieu de revêtir, comme avec les autres préparations arsenicales, le type atrophique irrémédiable; dans les cas publiés jusqu'ici, l'atrophie, d'ailleurs rare, a succédé à un processus névritique ou à une lésion cérébrale.

g) Les lésions du nerf optique sont exceptionnelles dans l'intoxication arsenicale (aucun cas parmi les 1000 malades, intoxiqués en 1900, à Manchester, par de la bière arsenicale) et lorsqu'on les a observées, elles revêtaient toujours les caractères des névrites optiques toxiques.

h) Finger attribue une grosse importance à ce que l'on constate habituellement des variations manifestes dans les troubles visuels accusés par les malades, comme si « une influence nocive s'exerçait d'une façon intermittente sur les nerfs en voie de guérison pour y produire de nouvelles lésions ».

Or, c'est un fait connu, avéré pour tous les auteurs, qu'il s'agit là d'un des caractères les plus typiques des lésions syphilitiques dans lesquelles coexistent à la fois les processus de réparation et d'extension (Oppenheim).

i) Les lésions du fond de l'œil sont absolument différentes dans l'intoxication arsenicale et dans la syphilis, il en est de même des altérations de la vision, scotome para-central, unilatéral, retrécissement concentrique du champ visuel (syphilis); scotome presque central, bilatéral, avec intégrité de la périphérie du champ visuel (intoxication).

j) Enfin le traitement antisyphilitique (mercure, iodure), a suffi dans certains cas pour amener la disparition des accidents.

Mais il y a mieux, une nouvelle injection de salvarsan conduit souvent à la guérison : 8 cas de Geronne et Guttmann, 5 cas sur 8 de Wechselmann. Ceci démontre péremptoirement qu'il ne s'agit pas d'une action toxique et cela malgré les cas où le salvarsan réinjecté n'a pas réussi à faire rétrocéder les lésions (Oppen-

1. Schanz. *Münch. med. Woch.*, nº 10, 1911.

2. Tobias. *Klin. Monatsblätter f. Augenheilk.*, janvier 1911.

heim, Beck, Finger), ou plus exactement à réaliser la guérison complète.

Il en est tout autrement, lorsqu'on se trouve en présence d'une intoxication : la répétition des injections d'atoxyl, d'hectine, par exemple, ne fait qu'activer et qu'exagérer les lésions.

k) Finger a noté que la guérison pouvait survenir quelquefois sans traitement, mais cela ne constitue pas une preuve de l'origine toxique des lésions, qui peuvent dépendre d'un processus qui tend lui-même à se limiter, comme cela est d'observation classique dans les paralysies d'origine syphilitique, surtout à la période secondaire.

Le peu d'action du traitement mercuriel tient, sans doute, soit à sa mise en œuvre tardive, soit à son intensité trop faible.

Ce qu'il importe de retenir à coup sûr, c'est que les manifestations nerveuses de la syphilis sont toujours susceptibles de revêtir un haut caractère de gravité et que, si l'on ne veut pas s'exposer à laisser s'établir des désordres irréparables, il faut intervenir rapidement, immédiatement même et agir énergiquement (arsénobenzol et mercure associés, ce dernier, sous sa forme la plus active, calomel).

Dans un travail récent, Desneux et Dujardin[1] concluent dans le même sens. Pour eux, les neuro-récidives sont exclusivement de nature syphilitique : elles relèvent de foyers méningés de syphilis secondaire, survenant dans les cas d'infection grave, traités avec des doses insuffisantes. Cependant dans plusieurs observations, elles ne se sont manifestées qu'après la deuxième ou troisième injection.

Depuis longtemps, nous savons que la syphilis n'est ni une maladie locale, ni même une maladie du sang, mais une infection *totius substantiæ*. Depuis la découverte du tréponème, on a pu s'assurer que les parasites, dès les premiers temps de l'infection, se trouvent dans tous les tissus (Hoffmann, Wechselmann). Or, le meilleur médicament, le plus actif, ne peut agir que s'il atteint les parasites. Nous savons que certains territoires sont, à l'état nor-

1. Desneux et Dujardin. Die Neurorezidive nach Behandlung d. Syph. mit. Salvarsan. *Münch. med. Woch.*, n° 23, 6 juin 1911.

mal, relativement très peu vasculaires, c'est le cas des nerfs dont nous nous occupons ; s'il survient un œdème de voisinage, il y a compression et gêne de la circulation, notamment lorsqu'il existe autour d'eux une gaine dure-mérienne ou un canal osseux.

En outre, notamment pour l'oreille, il faut tenir compte de la possibilité pour le médicament, surtout lorsqu'il traverse rapidement l'organisme, de ne pas atteindre les parasites dans les canaux, les cavités où ils peuvent avoir pénétré [1].

Un certain nombre d'auteurs, tout en reconnaissant que les neuro-récidives présentent, dans leur évolution anatomique et clinique, les caractères de lésions syphilitiques et non toxiques, ne peuvent cependant pas se libérer de l'idée préconçue d'une action neurotropique du salvarsan. Ils admettent bien qu'il s'agit d'accidents spécifiques, mais pour eux, on se trouverait en présence, *non du réveil d'un foyer préexistant*, mais d'un envahissement par le tréponème de troncs nerveux déjà lésés par le salvarsan et ainsi affaiblis dans leur résistance. Il ne manque à cette opinion, pour être discutée, qu'un commencement de preuve.

Nous aussi, nous incriminons un peu le salvarsan, non pas pour son action toxique, mais en raison de l'intensité de son pouvoir tréponémicide. Il tue si bien la presque totalité des parasites, que l'organisme redevient neuf et capable de réagir comme lors d'une première inoculation exogène. Ceci nous explique la gravité de certaines neuro-récidives.

Or, lorsque par suite des conditions anatomiques que nous avons indiquées, un nid de tréponèmes échappe à l'action du salvarsan, c'est trop souvent un nid siégeant dans certains nerfs crâniens (acoustique, optique) et il est facile de s'expliquer ainsi, sans recourir à des hypothèses risquées, pourquoi c'est à leur niveau que l'on a constaté le plus souvent les neuro-récidives.

Il n'est d'ailleurs pas contestable qu'une lésion antérieure puisse constituer un *locus minoris resistantiæ*.

1. Voir Eugène Félix. L'emploi du salvarsan en oto-rhino-laryngologie (*Ann. mal. oreille*, p. 653, n° 7, 1911

Comme conclusion, lorsqu'on se trouvera en présence d'un des cas indiqués plus haut, on agira avec plus d'énergie — voie intraveineuse — dose plus forte — ou mieux renouvellement des injections : dans un cas de Peritz, la guérison de la labyrinthite ne survint qu'après la troisième injection ; on mettra les malades en garde contre les phénomènes prémonitoires : céphalée, vertiges, bourdonnements, troubles même légers de l'ouïe ou de la vue, etc., afin de pouvoir agir de suite avant l'apparition des phénomènes graves. En cas de doute, on n'hésitera pas à pratiquer la ponction lombaire (leucocytose).

Enfin, chez ces malades, on suivra la pratique d'association médicamenteuse que nous avons toujours préconisée et qui est recommandée par Ehrlich lui-même, par Neisser, Gennerich, Kromayer, etc..

On a signalé aussi des paralysies des nerfs rachidiens, surtout dans le domaine du sciatique (Wassermann, nerf péronier ; Waltershofer, paralysie du péronier ; Schmidt, névrite sciatique et paralysie du péronier ; Rindfleisch, névrite du plexus lombo-sacré, paralysie du péronier, à la suite d'une injection intra-musculaire). Il y a lieu de se demander alors s'il ne s'agit pas d'une erreur de technique, d'une injection faite trop près du nerf : dans le cas de Waltershofer, l'injection avait été faite dans la région scapulaire. On a incriminé aussi l'hystérie.

Trömmer[1] a observé un cas de polynévrite survenue chez un homme de trente-trois ans, deux mois après une injection de salvarsan ; cet homme avait présenté auparavant des lésions se rapportant au syndrome de Brown-Séquard. Soumis au traitement mercuriel, il guérit complètement.

En tout cas, en présence d'un accident nerveux périphérique, nous croyons qu'il y a lieu de renouveler l'injection et comme il ne faut négliger aucune arme, prescrire en même temps l'iodure et le mercure (calomel), à doses élevées et cela pendant plusieurs semaines.

1. Trömmer. *Munch. med. Woch.*, n° 35, 1911.

Il ne faut d'ailleurs pas oublier, que dans certains accidents graves, le traitement peut rester quand même inefficace, s'il est prescrit trop tard. En attaquant les parasites *avec tous les spécifiques*, on peut espérer atteindre même ceux d'entre eux qui sont résistants à l'un des médicaments.

CHAPITRE XIV

SYPHILIS OCULAIRE

La syphilis de l'œil est particulièrement grave ; on conçoit facilement qu'une gomme, qui, en un point quelconque de l'économie, ne détermine qu'une perte de substance parfois sans grande importance, pourra entraîner, si elle atteint l'œil, la perte de la vision.

De l'étude attentive de 187 cas de cécité au-dessous de vingt ans, Igersheimer conclut que la syphilis a été la seule cause chez 13,4 0/0 des malades.

En outre, les lésions oculaires indiquent le plus souvent une syphilis grave, elles annoncent ou accompagnent fréquemment les manifestations cérébrales de la maladie. La fréquence relative des neuro-récidives après le traitement par le salvarsan, plaide dans le même sens.

Au point de vue thérapeutique, on peut avoir à traiter le chancre de l'œil ou des accidents secondaires et tertiaires.

Chancre de l'œil. — Moins fréquent que les chancres buccaux ou parabuccaux (joue, menton), le chancre de l'œil siège surtout à la paupière et au niveau de la conjonctive ou de l'appareil lacrymal.

Le traitement local de cet accident ne présente pas grand'chose de particulier, étant donnée la tendance naturelle du chancre à la guérison. Les lavages chauds, les pommades calmantes, pour diminuer la gêne produite par le gonflement, sont des moyens suffisants, dans les cas ordinaires.

Si l'inflammation oculaire est très considérable, les instillations d'atropine et au besoin les scarifications du chémosis étaient autrefois nécessaires ; avec l'arsénobenzol elles sont au moins inutiles.

Accidents secondaires et tertiaires. — Ces accidents sont plus fréquents et beaucoup plus graves que l'accident primitif[1]. Certains d'entre eux comme la kératite interstitielle et l'iritis sont particulièrement sérieux.

La kératite interstitielle est surtout un accident d'hérédo-syphilis, mais on la voit aussi dans la syphilis acquise au cours de la deuxième ou de la troisième année.

Iritis. — L'iritis est une des plus fréquentes manifestations oculaires de la syphilis secondaire ; elle frappe 3 à 5 pour 100 des syphilitiques (A. Fournier) et apparaît d'ordinaire du cinquième au huitième mois de la maladie. Plus elle est précoce, plus elle indique une syphilis sérieuse.

En même temps qu'un traitement général énergique, un *traitement local* très surveillé doit être institué sans retard[2].

Ordinairement, la tension de l'œil est restée normale ou même un peu diminuée.

En ce cas, les instillations d'atropine au centième mettent l'œil au repos, dilatent la pupille, diminuent l'afflux sanguin par rétrécissement des vaisseaux iriens, et enfin empêchent les adhérences de l'iris avec la cristalloïde antérieure.

Si les adhérences existent, on conseille d'adjoindre aux instillations répétées d'atropine, l'application de sangsues aux tempes, les compresses chaudes sur l'œil, les frictions de la tempe avec l'onguent mercuriel belladoné, les purgatifs légers et les bains de pieds sinapisés.

Dans les cas où la tension de l'œil est *exagérée*, on doit cesser l'atropine qui élèverait encore la tension ; on prescrira les sangsues,

1. A Darier. *Leçons de Thérapeutique oculaire*. Paris, 1907.
2. F. Terrien. *Syphilis oculaire*.

les petits vésicatoires périorbitaires, les compresses chaudes, les calmants, les médicaments myotiques :

Nitrate de pilocarpine	0gr,10 centigrammes
Salicylate d'ésérine.	0gr,02 —
Eau distillée bouillie	5 grammes

En instillations : 2 ou 3 fois par jour.

Terrien ne conseille pas l'iridectomie contre l'inflammation ; elle doit être réservée au cas où il y aurait ultérieurement de l'occlusion de la pupille ou du glaucome.

S'il persiste après les poussées inflammatoires de petites synéchies rebelles, on emploiera, à condition de surveiller la tension oculaire et de cesser à la moindre menace d'hypertension, le collyre suivant :

Sulfate neutre d'atropine	} àà 0 gr. 05
Chlorhydrate de cocaïne	
Eau distillée	10 grammes

Traitement général. — Nous avons vu que le traitement local dans certaines lésions de l'œil (iritis, pour prévenir les synéchies par exemple) avait une importance considérable ; mais dans d'autres cas, ce traitement est nécessairement réduit (lésions des annexes, des muscles, de l'orbite, de l'appareil lacrymal, choroïdite, rétinite, lésions du nerf optique, paralysies oculaires, etc.) et il est nécessaire surtout d'agir rapidement et d'une manière intensive contre la syphilis elle-même.

Les médicaments antisyphilitiques à employer sont comme toujours le mercure, l'iodure et les arsenicaux.

Iodure. — L'usage de l'iodure est réservé dans les affections oculaires, aux gommes, aux ostéo-périostites, aux paralysies musculaires ou aux syphilides des paupières. Il est contre-indiqué dans les affections des membranes profondes : irido-choroïdites, névrites optiques (Abadie).

Les mêmes observations s'appliquent aux huiles iodées (iodipine ou lipiodol).

Mercure. — Le mercure, au contraire, a été jusqu'ici le spécifique classique, pourrait-on-dire, de la syphilis oculaire. Comme dans ces localisations de la vérole il faut agir vite et fort, on n'emploie guère les pilules, mais plutôt les injections mercurielles.

Les injections intra-musculaires sont les plus communément employées ; mais Baccelli et Abadie ont préconisé les injections intra-veineuses sous les formes suivantes :

Sublimé	1 gramme
Chlorure de sodium	3 grammes
Eau distillée	1000 —

(BACCELLI).

ou

Cyanure de mercure . . .	1 gramme
Eau distillée	1000 grammes

(ABADIE).

1 centimètre cube en injection intra-veineuse tous les deux ou trois jours, ou même tous les quatre jours. Dans les cas graves 15 à 20 injections.

Les *injections solubles* intra-musculaires ont eu de nombreux partisans : biiodure, bibromure ou benzoate de mercure ; elles constituent la médication la plus généralement employée.

Les *injections insolubles* les remplaceront en cas d'impossibilité de faire des injections fréquentes ou en présence d'insuccès.

Chez tous les malades, il sera nécessaire de prescrire des cures mercurielles longues, prolongées bien après la disparition complète des accidents oculaires (Fournier), et de conseiller une nouvelle cure après quelque temps de repos.

Les *injections mercurielles sous-conjonctivales* sont employées par les spécialistes contre les choroïdites nodulaires ou disséminées, les irido-cyclites, les kératites parenchymateuses, la rétinite pigmentaire, etc.

Abadie injecte tous les quatre ou cinq jours, deux ou trois gouttes d'une solution de sublimé à 1 pour 1000 sous la conjonctive ; d'autres du cyanure de mercure à 1 pour 1000 également. On a préconisé d'ailleurs différentes injections :

Iode métallique	0 gr. 02 centigrammes
Iodure de potassium . . .	2 grammes
Eau distillée	40 —

(SOURDILLE).

4 ou 5 gouttes tous les deux jours.

Acoïne	0 gr. 10 centigrammes
Chlorure de sodium. . . .	0 — 08 —
Eau distillée	10 grammes

(DARIER).

La méthode sous-conjonctivale entre des mains exercées a donné de bons résultats.

Mais répétons-le encore, la méthode courante est celle des injections intra-musculaires de biiodure de mercure, à la dose de 2, 3, 4 ou 5 centigrammes par jour : ces doses sont plus fortes de beaucoup que celles employées par Panas qui injectait un centimètre cube d'huile renfermant 4 milligrammes de biiodure ; elles sont encore inférieures à celles qu'emploient certains spécialistes étrangers.

A la suite des injections de salvarsan, on a signalé quelques symptômes oculaires, mouches volantes, injection ciliaire, etc. Il s'agit d'après notre expérience personnelle, de faits exceptionnels imputables à une faute de technique.

Nous avons suffisamment insisté sur les neuro-récidives, atteignant le nerf optique ou les nerfs moteurs de l'œil, pour ne pas revenir sur la question (voir p. 330).

Les résultats obtenus avec l'*arsénobenzol* dans les manifestations syphilitiques de l'œil sont très encourageants :

Le chancre (Snitowsky[1]) ; l'iritis syphilitique, non compliquée, au moins dans ses premières périodes (Schanz[2], Flemming[3], de Lapersonne et Lévy[4], etc.) ; les troubles du cristallin d'origine spé-

1. Snitowsky. *Rousski Vratch*, 21 août 1910.
2. Schanz. *Münch. med. Woch.*, s. 2344, 1910.
3. Flemming. *Archiv f. Augenheilk.*, Heftz, Bd 68.
4. De Lapersonne et Lévy. *Académie de médecine*, 10 janvier 1911.

cifique (Fehr[1]); les hémorrhagies sous-conjonctivales (Igersheimer[2]) sont rapidement influencées.

Dans l'iritis, l'action favorable est nette sur l'infiltration, mais beaucoup moindre ou même nulle sur les adhérences.

De Lapersonne et Lévy n'ont rien obtenu dans l'irido-cyclite.

On n'a pas hésité à recourir, et cela souvent avec succès, au salvarsan dans les lésions graves du fond de l'œil : névrite optique, gomme de la rétine (Ausscherlik[3], Schaudigel[4]), stase papillaire (Wechselmann), choriorétinite, papillorétinite, atrophie optique (Hirsch), héméralopie, retour de la perception des couleurs (Igersheimer).

De Lapersonne a vu s'améliorer les malades atteints de névrite optique encore au début.

Nous-même, chez un malade de ce genre gravement touché (sujet de 29 ans, syphilitique depuis 3 ans), avons obtenu non seulement l'arrêt de la maladie, mais encore une amélioration considérable.

On est donc autorisé à traiter par le salvarsan la syphilis de l'œil de la même façon que celle des autres organes, bien que les récidives, surtout à la période secondaire, paraissent ici d'une grande fréquence ; certes on ne rendra pas la vue aux tabétiques avec atrophie complète, cependant l'expérience que nous avons retirée du traitement de nombreux tabétiques, nous a convaincu que chez ces malades tout au moins, le résultat dépassait souvent les espérances : lors même que l'examen ophtalmoscopique ne révèle aucune modification, il peut survenir une amélioration nette et durable de la vue.

Rappelons encore que chez ces malades, au début de leur maladie, on a vu à plusieurs reprises (et nous en avons trois observations) réapparaître le réflexe à la lumière.

Signalons enfin les bons résultats obtenus dans les lésions syphilitiques des paupières, de l'orbite, etc., dans les paralysies des muscles de l'œil (de Lapersonne et Lévy, P. Marie, Léri et Barré).

1. Fehr. *Deutsch. med. Woch.*, s. 2189, 1910.
2. Igersheimer. *Münch. med. Woch.*, n° 51, 1910.
3. Ausscherlik. *Münch. med. Woch.*, n° 38, 1910.
4. Schaudigel. *Arch. f. Augenheilk.*, Bd 68, h. 3.

CHAPITRE XV

SYPHILIS DE L'OREILLE

A propos des nerfs crâniens, nous avons étudié les neuro-récidives qui pouvaient atteindre les appareils cochléaire et vestibulaire, isolément ou simultanément. Nous n'y reviendrons pas. Disons seulement qu'il ne faut pas les confondre avec les phénomènes précoces imputables à la réaction d'Herxheimer.

Avec un certain nombre d'auteurs, nous avons vu disparaître l'écoulement chez des sujets, qui avaient des syphilides secondaires du conduit — cela est de maigre intérêt.

Bien plus intéressants sont les cas où l'on constate la disparition du vertige et des bourdonnements. C'est ce que nous avons noté plusieurs fois chez des tabétiques.

Plus souvent encore, on a constaté une diminution très notable de la surdité (O. Beck[1]).

Chez les sourds syphilitiques héréditaires, le traitement classique échoue le plus souvent, le salvarsan peut ici encore donner les meilleurs résultats.

Il ne faut donc pas craindre toutes les fois que la syphilis est certaine, en présence de troubles auditifs (cochléaires ou vestibulaires), de recourir à l'arsénobenzol.

Il y a plus, étant donnée l'insuffisance de nos moyens en pareil cas, je n'hésite jamais (P.-L. Tissier), s'il y a le plus léger doute, à instituer un traitement par la méthode des petites doses fractionnées.

Chez plusieurs malades dont nous publierons ultérieurement l'histoire, nous n'avons pas eu à nous en repentir.

La syphilis secondaire de l'oreille est non seulement plus fréquente qu'on ne l'a admis jusqu'ici, mais encore plus précoce :

1. Oscar Beck. *Münch. med. Woch.*, n° 3, 17 janvier 1911.

sur 66 cas de labyrinthite réunis par Habermann[1], 16 fois l'apparition eut lieu avant la dixième semaine après le chancre; sur 65 cas de O. Meyer[2], 30 fois la lésion se montra au cours de la première année; elle nécessite, en raison de sa gravité propre, de ce fait aussi qu'elle est le signe d'une syphilis maligne, un traitement sévère.

Cela est vrai aussi dans la syphilis tertiaire de l'oreille interne, caractérisée par l'insidiosité ou la brusquerie de son évolution et jusqu'ici considérée comme étant trop souvent incurable.

On était réduit, en dehors de la médication mixte mercurielle et iodée, prescrite à dose intensive, à compter sur les révulsifs, l'électrisation, etc. Il n'en est plus de même aujourd'hui avec le salvarsan et nombreux sont les cas d'amélioration ou de guérison inespérées (v. Urbantschitsch, Werther, Marcus[3], Braun[4], Haike, Wechselmann, etc.).

Ce n'est pas seulement dans les cas de lésions nerveuses, mais encore dans les *vieilles otites suppurées rebelles*, que nous avons eu plus d'une fois des succès aussi rapides que décisifs.

La recherche préalable de la réaction de Wassermann sera dans ces cas une indication, lorsqu'elle sera positive ; mais une réaction négative n'est pas suffisante à elle seule pour dicter l'abstention.

CHAPITRE XVI

PARALYSIE GÉNÉRALE

A la presque unanimité, les médecins admettent aujourd'hui que la syphilis est la cause directe ou indirecte de la paralysie

1. Habermann, *Die luetischen Erkrank. d. Gehörorgane*, Haug. I, 1896.
2. O. Meyer. *Ueber Erkrank. d. Acusticus b. erworb. Lues. Wien. kl. Woch.*, p. 381, 1911.
3. Marcus. *Münch. med. Woch.*, p. 76, 1911.
4. Braun. *Monatschrift f. Ohrenheilk.*, p. 296, 1911.

générale (Fournier, P. Marie, Brissaud, G. Ballet, Neumann, Riffing, Kowalensky, Erb, Bombarda, etc...).

Fournier a montré [1] que sur 79 sujets atteints de paralysie générale, à antécédents syphilitiques, 4 seulement avaient suivi un traitement mercuriel pendant trois ou quatre ans, 15 s'étaient soignés de un an et demi à deux ans ; 16 pendant un an, 43 moins encore. L'influence du traitement semble donc avoir une influence manifeste sur le développement ultérieur de la paralysie générale ; cela est d'autant plus important que la paralysie générale apparaît souvent après des syphilis bénignes en apparence.

Nous avons vu que la P. G. débutait de la sixième à la douzième année qui suit le chancre, avec maximum de fréquence vers la dixième année.

Que la paralysie générale soit de nature syphilitique ou parasyphilitique, il n'en faut pas moins lui opposer le traitement qui agit contre la syphilis. Voici d'abord le traitement ancien.

Le traitement préventif sérieux aura des chances d'empêcher cette redoutable complication ; c'est en partie contre la P. G. que Fournier a préconisé les *cures mercurielles tardives de renforcement*, dont nous avons parlé. Même régulièrement suivies, même prolongées longtemps, même énergiques, les cures mercurielles n'ont pas suffi à garantir sûrement contre la paralysie générale. Dorénavant, l'arsénobenzol sera, nous devons l'espérer, le meilleur médicament préventif de cette redoutable complication.

Le traitement curatif par le mercure, malgré les communications optimistes de certains auteurs [2], semble bien ne donner, même au début, que des résultats aléatoires contre la paralysie générale. Par acquit de conscience, le médecin l'essaye dès que le diagnostic de paralysie générale semble probable, mais les effets, il faut l'avouer, sont loin d'être toujours satisfaisants ; on a même admis comme probable que les cas heureux qui ont paru s'arrêter ou régresser sous l'influence du traitement étaient non pas des paralysies générales véritables, mais des pseudo-paralysies générales,

1. A. Fournier. *Académie de médecine*, 21 février 1905.
2. Lemoine et Leredde. *Congrès de médecine, Toulouse*. 1902.

accidents syphilitiques tertiaires encore justiciables du mercure.

En raison de ces confusions possibles (confusions bienheureuses pour le malade), c'était un devoir de tenter le traitement mercuriel quand on observait des troubles mentaux, même intermittents, des ictus légers, un peu de perte de la mémoire, quelques légères modifications des réflexes pupillaires et rotuliens. Si le malade supportait un traitement intensif, on avait quelques chances de voir ces symptômes s'amender.

Quand la paralysie générale est confirmée, quand le diagnostic ne fait plus de doute, certains auteurs sont partisans du traitement mercuriel quand même[1] ; mais la majorité est d'un avis opposé. Non seulement le mercure, fût-il employé à doses fortes, ne paraît pas améliorer la paralysie générale arrivée à sa période d'état, mais encore il semble plutôt l'aggraver (Launois, Pierret, A. Fournier, Brissaud, P. Marie, G. Ballet, Déjerine, Dupré). Le paralytique général avéré supporte mal le mercure, il subit sous l'influence des cures fortes une dépression générale marquée, son délire a tendance à augmenter ; en raison de sa déchéance organique, il faut craindre chez lui l'intoxication mercurielle et l'apparition de troubles marastiques et cachectiques, susceptibles de le conduire plus rapidement à la mort.

Il en est de même de l'*iodure de potassium*, qui produit également des accidents et ne semble doué d'aucune propriété réellement curative dans cette maladie.

La question du traitement par l'*arsénobenzol* de la parasyphilis nerveuse, de la paralysie générale en particulier, est assez complexe.

Il est toujours délicat de soumettre à un traitement actif des malades que leur affection expose du jour au lendemain à des accidents graves (ictus apoplectiforme ou épileptiforme, délire, cécité, mort subite). La tendance est déjà trop grande de mettre sur le compte de la médication les méfaits de la maladie.

1. Mairet. *Traité de Thérapeutique de Robin*, 1898. Cassaet. *Congrès de Toulouse* 1902. Aubert. *Thèse de Lyon*, 1902. Marchand. *Soc. médico-psychologique*, octobre 1902.

Cependant, il ne faut pas oublier que les premières observations cliniques sur l'action du salvarsan ont été faites chez des parasyphilitiques : tabes et surtout paralysie générale (Alt). Les tabétiques et les paralytiques généraux ont été, au début, les malades auxquels nous avons le plus souvent administré le salvarsan. L'injection chez eux est peu douloureuse, quelle que soit la méthode employée.

M. Sicard a démontré qu'à l'état normal les méninges opposent une barrière, à peu près absolue, à la pénétration des iodures, médicaments cependant très diffusibles.

L'arsénobenzol injecté sous la peau ou dans les muscles ne semble pas davantage, d'après MM. Sicard et Bloch [1], pouvoir vaincre l'imperméabilité méningée. Au contraire, après les injections intraveineuses, l'arsenic a pu être caractérisé dans le liquide céphalo-rachidien, ce qui tendrait à démontrer qu'il s'agit là de la méthode de choix dans le traitement de la syphilis nerveuse; il n'en est rien.

A la suite d'Alt, beaucoup de médecins ont traité la paralysie générale par le salvarsan. A côté d'un assez grand nombre de résultats heureux (modifications favorables des troubles de la parole et de l'écriture [2]), certains malades ne furent que très peu ou pas modifiés.

Plaut [3] a injecté 22 paralytiques généraux, presque tous au début de leur maladie. Il commença par 0,30 et put ensuite arriver à 0,70 sans aucun accident sérieux. Ce n'est qu'avec les injections huileuses que se sont montrés quelques phénomènes d'irritation locale ou générale. Le seul résultat à peu près constant fut de remonter l'état général ; chez un malade, une paralysie oculaire double guérit, sans qu'il se produisît de modification de l'état psychique.

L'évolution de la maladie semble très difficile à modifier. La réaction + de Wassermann du sérum se montra nettement diminuée

1. J.-A. Sicard et M. Bloch. *Société de Biologie*, 24 décembre 1910.
2. Schmidt. *Münch. med. Woch.*, n° 16, 1911.
3. Plaut. *Münch. med. Woch.*, n° 5, p. 282, 31 janvier 1911.

dans 7 cas sur 16, résultat que l'on n'atteint pas avec le mercure. La réaction + du liquide céphalo-rachidien s'atténua dans 4 cas, disparut dans 1, resta stationnaire dans 7 et augmenta dans 1 cas.

Milian et Lévy-Valensi[1], chez trois paralytiques généraux, ont vu une décroissance rapide de la lymphocytose rachidienne, coïncidant avec une amélioration.

A. Marie[2], chez 20 malades de son service, n'a pas constaté le moindre accident après l'emploi du salvarsan en injections intra-musculaires. Il ne considère donc pas la paralysie générale comme une contre-indication, mais à la condition de s'assurer du bon fonctionnement des organes (cœur, reins, etc.). Il a noté 3 *retours du réflexe lumineux*, 1 cas de régression d'un *mal perforant*, *une rémission* assez marquée pour permettre la sortie de l'asile.

Nous conformant aux indications d'Ehrlich, nous n'avons encore traité que les cas au début : sur nos 19 malades, 3 ont reçu une injection intra-musculaire de 0,40, 4 ont été injectés par la voie veineuse, 0,25, 0,30 et 0,40 et 12 traités par les injections huileuses, acides, répétées à dix, quinze jours d'intervalle, à la dose de 0,10. C'est la méthode des petites doses répétées que nous préconisons, en raison de la grande sensibilité des paralytiques à l'arsénobenzol. Son activité est comparable à celle des injections intra-veineuses. Nous n'avons jamais eu d'accidents, et il est certain qu'il y a en général une apparence de mieux au début, euphorie, relèvement de l'état de la nutrition, disparition de certains symptômes et, d'après ce qu'il nous a semblé, un arrêt dans l'évolution de la maladie.

Hans Willige[3] a trouvé sur 21 paralytiques généraux, 19 fois une réaction de Wassermann positive (sérum). Il a traité 35 cas en tout, en y comprenant ceux de tabes associé à la paralysie générale ; ils appartenaient à toutes les périodes de la maladie, la plupart à la période d'état. Les injections furent bien tolérées, sur-

1. Milian et Lévy-Valensi. *Soc. méd. des hôpitaux de Paris*, 1er mai 1911.

2. A Marie. *Soc. clin. de médecine mentale*, 16 janvier 1911.

3. Hans Willige. *Abhandl. über Salvarsan. P. Erlich*, Munich, 1911.

tout les injections sous-cutanées, qui cependant laissèrent habituellement des infiltrations persistantes.

Habituellement, la réaction + de Wassermann s'affaiblit, quatre fois elle devint négative ; au bout de quelque temps, elle redevint positive dans deux cas.

Comme résultats éloignés : 5 malades ont succombé aux progrès de leur maladie, 17 n'ont éprouvé aucune modification, 7 fois il y eut amélioration, 3 eurent une rémission complète persistant au moment de la publication, 2 fois il y eut (il s'agissait de cas au début) aggravation. Il y eut deux cas de mort : on trouva, à l'autopsie, des lésions du système nerveux et des autres organes (reins, cœur, diabète, etc.) qui auraient dû être des contre-indications formelles ; si nous avons nous-même noté chez plusieurs sujets une légère amélioration de l'état psychique, nous n'en croyons pas moins qu'il est sage d'attendre, pour se prononcer, en connaissance de cause, sur le bénéfice définitif que pourront retirer les malades du nouveau traitement. Mais pour qui sait la marche de la maladie et ses périodes de rémission, il est difficile de conclure avant une longue période d'observation.

Et nous ne parlons pas des difficultés de diagnostic avec certaines formes de neurasthénie, ni des cas où la paralysie générale se complique de lésions méningo-encéphaliques, nettement justiciables du traitement arsenical.

Lorsque la première période est passée, nous conseillons d'être encore plus circonspect et cela, bien que nous connaissions des améliorations impressionnantes, pour trois raisons principales : la première, c'est que ces malades semblent tenir la tête dans la liste des accidents graves et même mortels ; la seconde, c'est qu'il est vain d'espérer ressusciter des centres détruits et de rendre aux malades la raison de vivre ; la troisième, enfin, c'est qu'il se produit parfois (Treupel), à la suite du traitement, une période d'excitation, suffisante pour nécessiter l'internement.

CHAPITRE XVII

TABES

Les rapports du tabes avec la syphilis sont aujourd'hui hors de toute contestation. Fournier admet que les neuf dixièmes des tabétiques sont des syphilitiques avérés; Erb a constaté la même proportion; Darier et Martineau donnent le chiffre de 95 p. 100; Déjerine 97 p. 100; Marie et Emery croient que la vraie, et presque la seule cause du tabes, est la syphilis acquise ou héréditaire.

Le début du tabes se place entre la sixième et la quinzième année qui suit le chancre; il peut exceptionnellement faire parfois son apparition vingt ans après.

La recherche de la réaction de Wassermann, surtout dans le liquide céphalo-rachidien, donne comme pour la paralysie générale des résultats presque constamment positifs; et cependant le traitement mercuriel de la maladie confirmée influence bien peu, souvent même pas du tout, la marche des accidents.

Le traitement préventif, d'après Fournier et la majorité des auteurs, consistera en un traitement mercuriel sérieux, intense et prolongé, dès le début de la syphilis, avec des cures de renforcement à la cinquième et à la dixième année. On s'efforcera, en outre, par une hygiène rigoureuse, en éloignant les causes de surmenage physique ou moral, les excès de toute sorte, les fatigues, les intoxications, de protéger autant que possible le système nerveux du malade.

Il y a tout lieu d'espérer qu'avec la généralisation de l'emploi de l'arsénobenzol, dès les premières étapes de la syphilis, la fréquence du tabes ira rapidement en décroissant.

A la période de début du tabes (période préataxique) on peut espérer arriver à un résultat appréciable. Lemoine [1], Leredde [2],

1. Lemoine. *Congrès Toulouse*, 1902.
2. Leredde. *Soc. Dermat. et Syphil.*, 8 mars 1902.

Duhot [1] ont relaté des observations encourageantes, et même des guérisons. Babinski [2] vit des malades sinon guéris, du moins considérablement améliorés par un traitement prolongé : la disparition des douleurs fulgurantes, des crises vésicales, des douleurs gastriques, des troubles de la marche a été constatée chez plusieurs malades après un grand nombre d'injections de calomel (200 injections de calomel dans un cas !).

Les médecins qui ont obtenu des succès à la période préataxique sont donc très affirmatifs, mais d'autre part, Joffroy et L. Jacquet ont remarqué avec juste raison, qu'il n'était pas rare de voir des tabes s'arrêter, s'amender et même guérir en apparence, à la suite d'un traitement hydro-minéral ou même sans traitement. Le tabes n'est pas toujours une maladie à marche progressive, mais, comme, au contraire, il a une évolution essentiellement capricieuse, il ne faut pas se hâter d'attribuer à la thérapeutique ce qui ne tient qu'à la maladie elle-même. On peut voir des tabétiques vivre avec leur maladie, aussi longtemps qu'un homme normal, avec des périodes de calme parfois prolongées, sans aucun traitement.

Il faut aussi songer qu'à côté du tabes vrai, il existe des pseudo-tabes syphilitiques; peut-être certains cas de tabes guéris n'étaient-ils autre chose que de la syphilis médullaire ?

Beaucoup d'auteurs ordonnent le mercure par acquit de conscience, mais sans y croire. Il semble cependant, qu'au début, la progression des lésions puisse être enrayée par le traitement mercuriel, à la condition que le malade ait des émonctoires en parfait état et supporte bien le mercure, à la condition encore que son état général soit relativement bon ; telle est l'opinion d'Emery et Chatin, de Leredde, de M. Faure (de Lamalou) [3]. Ces auteurs conseillent, dès qu'on soupçonne le tabes, de faire tous les huit jours une injection de calomel de 5 à 10 centigrammes. Si

1. Duhot. *Annales de Polyclinique centrale de Bruxelles*, mars 1993.

2. Babinski. *La Clinique*, 27 septembre 1907.

3. Emery et Chatin. *Thérapeut. clin. de la syphilis*, p. 573. M. Faure. *Bullet. Soc. médic. de Paris*, 25 janvier 1908.

le calomel est mal supporté, ils essaient l'huile grise. D'ordinaire le calomel est assez bien toléré par les tabétiques; mais si l'on voit survenir des manifestations d'intolérance, d'intoxication mercurielle, de l'amaigrissement, de la perte d'appétit, mieux vaut ne pas insister et cesser le traitement.

A la période d'état, si le tabes affecte une marche lente et si le malade supporte bien le mercure, on peut espérer obtenir sinon la guérison, du moins des arrêts ou un peu d'amélioration. Si, au contraire, le tabes marche rapidement, l'action du mercure est médiocre, nulle, parfois même mauvaise, mieux vaut alors renoncer à l'appliquer.

Il est évident, du reste, que si la maladie est confirmée, on ne peut espérer obtenir la guérison, puisqu'il y a sclérose et destruction partielle des faisceaux postérieurs de la moelle ; on s'efforcera cependant de donner du courage au malade et grâce à un traitement adjuvant et symptomatique de lui procurer une existence supportable.

Traitement accessoire. Ce traitement sera à la fois moral, hygiénique et symptomatique.

L'estomac, l'intestin, la vessie seront surveillés avec soin, pour prévenir les infections secondaires.

On essaiera la révulsion le long de la colonne vertébrale, par des pointes de feu, légèrement appliquées, mais renouvelées fréquemment.

L'électricité et l'hydrothérapie, les traitements hydro-minéraux à Lamalou, à Divonne, donneront souvent des résultats excellents.

Le traitement du tabes par le *salvarsan* donne incontestablement de moins bons résultats que celui de certaines formes de syphilis médullaire, dans lesquelles nous avons obtenu des améliorations rapides et durables, parfois même (myélite transverse récente) la guérison complète.

Dans le tabes au début, et ce début peut remonter à plusieurs années, nous pouvons apporter un assez grand nombre d'observations personnelles (29 cas) favorables à la médication salvarsanique, d'accord du reste avec de nombreux auteurs : Weintraud, Friedlaender, Dubot, Dörr, Jeanselme, Meisser, Pick, Wechselmann, Curshmann [1], Marcus [2], Treupel [3], Marinesco, etc., etc.

Nous les résumerons ainsi en mettant à part les cas de pseudotabes (Fournier) et en ne considérant que le tabes vrai : disparition des douleurs lancinantes et fulgurantes, ou très grande atténuation. Contre les douleurs fulgurantes du tabes, on a essayé tous les analgésiques, tous les agents de la médication de la douleur ; c'est l'antipyrine et le pyramidon qui ont donné les meilleurs résultats. Mais combien souvent les malades n'ont-ils pas appelé la morphine à leur secours et ne sont-ils pas devenus morphinomanes ? Aussi n'est-ce pas un avantage négligeable que d'avoir dans le salvarsan un médicament capable de supprimer ou tout au moins de rendre supportables les douleurs chez une proportion élevée de malades.

Par contre, les troubles de la sensibilité (anesthésie, fourmillements) résistent assez souvent.

Cessation immédiate (nous avons cependant noté 2 fois une exacerbation momentanée, chez 2 malades qui réagissaient de même au traitement mercuriel) des crises viscérales et en particulier des crises pseudo-angineuses et des crises gastriques.

Sensation de mieux-être éprouvée par tous et confirmée objectivement par l'augmentation de poids.

On a observé (Neuhaus [4]) et nous avons chez trois de nos malades constaté la réapparition des réflexes patellaires, ce qui était tout à fait exceptionnel avec le mercure ; nous avons noté une fois la réapparition du réflexe à la lumière ; on a signalé plusieurs cas de guérison de mal perforant. Ajoutons que l'arsenic a en outre cet avantage de remonter l'état général du malade, alors que le mercure a trop souvent l'effet contraire. Mais nous tenons à insister tout particulièrement sur la disparition ou l'atténuation considé-

1. Curshmann. *Aertzl. Kreisverein in Mainz.*, 9 novembre 1910.
2. Marcus. *Münch. med. Woch.*, n° 2, 1911.
3. Treupel. *Münch. med. Woch.*, n° 6, 1911.
4. Neuhaus. *Münch. med. Woch.*, n° 18, 1911.

rable des *troubles urinaires*, déjà signalée par un certain nombre d'auteurs (Wechselmann). Nous en avons vu surtout trois cas remarquables; citons seulement l'observation de l'un de nous (Paul-L. Tissier) : « Il s'agissait d'un homme de trente-deux ans, occupant avant sa maladie une situation aisée. Syphilitique depuis l'âge de dix-neuf ans, il s'est assez mal soigné. Depuis deux ans il s'est aperçu des premiers symptômes du tabes et bientôt apparut de l'incontinence d'urine, seulement nocturne d'abord, puis diurne. Sa femme l'abandonna, puis ses domestiques et il dut se résigner à vivre à l'hôtel et à en changer très souvent, renvoyé par les propriétaires; ses pantalons étaient constamment souillés; récemment, il perdit sa situation. Il vint me trouver me suppliant de lui administrer le salvarsan en novembre 1910.

« En outre des symptômes ordinaires du tabes, je constatai une lésion de l'orifice aortique (souffle systolique) et un pouls à 34 pulsations à la minute. J'hésitai longtemps, surtout parce qu'il me fut impossible de faire remonter le pouls. Ce n'est qu'après avoir lu une lettre lamentable du pauvre homme, où non seulement il prenait sur lui toute responsabilité, mais encore m'affirmait sa décision formelle d'échapper par le suicide à sa situation intenable, que je me décidai.

Quinze jours après une injection intra-musculaire de 0,40 d'arsénobenzol en suspension très légèrement alcaline, le malade vint m'annoncer qu'il n'avait plus d'incontinence diurne ; il sentait le besoin d'uriner qui restait cependant fréquent; deux semaines après, il n'urinait plus la nuit dans son lit que tous les trois ou quatre jours. J'ai revu ce malade à plusieurs reprises et au bout de huit mois et après une seule injection, il ne lui reste comme trouble urinaire qu'une certaine obligation d'uriner souvent (huit à dix fois par jour). Il n'a eu d'incontinence nocturne qu'une seule fois depuis deux mois, un jour qu'il s'était surmené et couché très tard. »

Dans les cas de tabes avancé (22 cas), la diminution ou la disparition des douleurs et des crises viscérales est d'observation courante. Mais contrairement à certains auteurs, nous devons déclarer que nous n'avons qu'exceptionnellement vu les symptômes ataxiques s'améliorer dans une mesure appréciable.

L'existence de troubles du côté de la vue ou de l'oreille ne contre-indique pas l'emploi du salvarsan, qui, même dans ces cas, s'est toujours montré d'une innocuité totale, a souvent arrêté les progrès de la maladie et parfois donné des succès inespérés.

Il est bon de rechercher la réaction de Wassermann. A peu près toujours positive avant le traitement, elle le reste trop souvent malgré lui. Il y a lieu de ne pas se borner à l'examen du sang; celui-ci peut donner une réaction négative, alors que le liquide céphalo-rachidien réagit positivement. La recherche de la réaction de Nonne peut aussi fournir de bonnes indications.

Milian et Lévy-Valensi[1] ont vu dans 2 cas de *tabes incipiens* la leucocytose rachidienne tomber chez l'un des malades de 220 à 19, en vingt-cinq jours, chez l'autre de 112 à 28 en vingt et un jours,

Sur 11 anciens tabétiques, dont quelques-uns étaient des ataxiques à la dernière période, 4 ont vu, malgré le traitement, augmenter leur leucocytose, au contraire chez les 7 autres elle descendit rapidement. Ce sont là des données d'un haut intérêt.

Beaucoup ont noté que les améliorations étaient passagères, quel que soit le traitement employé. Aussi, Weintraud, Michaelis et la plupart des auteurs recommandent-ils les injections intraveineuses répétées.

Sicard et Bloch[2] conseillent de pratiquer de dix en dix jours, par séries de 5 à 6, des injections intra-veineuses de 0,3 chez l'homme, de 0,2 chez la femme, en ayant soin de pratiquer régulièrement l'examen du liquide céphalo-rachidien (leucocytose).

L'idée d'injecter directement le salvarsan dans le liquide céphalo-rachidien devait naturellement venir à l'esprit. Si l'on en peut juger, par ce qui se passe en pareil cas chez l'animal, on s'exposerait à de graves dangers; injecté, même à faible dose dans le liquide céphalo-rachidien chez le lapin et chez le chien, le salvarsan paraît tout d'abord bien toléré pendant les deux, trois ou quatre premiers jours; à ce moment apparaissent des accidents

1. Milian et Lévy-Valensi. *Soc. méd. des hôpitaux de Paris*, 1er mai 1911.
2. Sicard et Bloch. *Soc. méd. des hôpitaux de Paris*, 19 mai 1911.

graves (hallucinations, convulsions, etc.) qui se terminent par la mort (J. Camus)[1].

Nous déclarons préférer de beaucoup, sauf dans les cas, où le tabes est tout à fait au début, la méthode des petites doses, soit en suspension huileuse, acide, soit en injections intra-veineuses : 3 à 5 injections de 0,10 centigrammes, de dix en dix jours, que nous répétons tous les deux ou trois mois, en les faisant alterner avec l'administration de préparations iodées.

CHAPITRE XVIII

SYPHILIS DE LA PEAU

Il serait inutile de revenir sur l'action remarquablement sûre et rapide du salvarsan vis-à-vis de la syphilis de la peau envisagée à ses diverses périodes, si nous ne tenions pas à appeler l'attention sur quelques points.

Le mercure lui aussi peut revendiquer une efficacité décisive dans la plupart des cas; il n'agit cependant que peu ou même échoue dans certaines lésions; que devons-nous alors attendre du salvarsan ?

Syphilis pigmentaire. — Qu'il s'agisse de pigmentations secondaires à des lésions syphilitiques diverses, maculeuses, papuleuses. etc., ou bien de syphilis pigmentaire proprement dite (par exemple du collier de Vénus que Brissaud et Soucques ont considéré comme relevant de l'état du système nerveux central), l'action du mercure est tout au moins extrêmement lente, à ce point qu'on a pu se demander si la disparition des accidents, qui se produit quand même à la longue, est hâtée par la médication.

Les syphilides pigmentaires primitives ou secondaires sont aussi

1. J. Camus. *Soc. de Biologie*, 3 décembre 1910.

très rebelles au salvarsan, cependant leur disparition n'est plus l'affaire de mois, mais de semaines.

L'*alopécie* est exceptionnelle chez les syphilitiques traités à temps par l'arsénobenzol, et lorsqu'elle est déjà constituée, la repousse est rapide (action tréponémicide du salvarsan et eutrychosique de l'arsenic).

L'*onyxis*, le péri-onyxis difficilement modifiables par le mercure guérissent rapidement avec le salvarsan. Mais l'action curative de ce dernier s'atteste surtout dans les *syphilides psoriasiformes plantaires* ou *palmaires*, qui s'atténuent et disparaissent en quelques semaines, alors qu'autrefois « malgré les traitements les plus appropriés, on les voyait se prolonger pendant des années, avec une désolante opiniâtreté « (Hallopeau et Fouquet).

CHAPITRE XIX

SYPHILIS GÉNITALE

La tréponémiase génitale n'exige, dans les deux sexes, en dehors des règles générales du traitement, que des soins d'hygiène. Nous rappellerons seulement la longueur relative de la guérison des chancres de la partie vaginale de l'utérus.

D'une façon générale, on évitera de pratiquer l'injection d'arsénobenzol chez la femme pendant les règles ou à une époque trop rapprochée.

Les contre-indications que nous avons formulées à plusieurs reprises et notamment concernant les sujets en état d'hémorrhagie, doivent être appliquées ici.

C'est pour la même raison que l'on agira toujours avec prudence dans les cas de *métrorrhagie* (fibromes utérins, métrite hémorrhagique, etc.).

CHAPITRE XX

SYPHILIS HÉRÉDITAIRE EN GÉNÉRAL

La syphilis est une des causes habituelles de stérilité; elle se transmet à l'œuf et il existe une syphilis embryonnaire, qui se traduit par l'avortement et une syphilis fœtale qui entraîne l'accouchement prématuré (du 6e au 9e mois).

L'enfant, une fois né, n'en a pas fini avec la syphilis de ses parents; il reste exposé aux lésions aussi variées que graves de la syphilis héréditaire précoce et tardive. L'emploi systématique de l'arsénobenzol en permettant de guérir plus rapidement et plus sûrement l'infection syphilitique n'a pas seulement ici une importance individuelle, si considérable soit-elle; il devient un facteur de la vie sociale et, à ce point de vue, les recherches d'Ehrlich, s'imposent à l'admiration et à la reconnaissance de tous.

Le véritable traitement de la syphilis héréditaire est le traitement prophylactique des parents qui doit prévenir l'apparition des accidents chez l'enfant.

1° Mariage des syphilitiques [1].

Le mariage sera interdit aux syphilitiques ayant des accidents, et à ceux qui ne se sont pas sérieusement traités pendant une période de temps suffisante.

Il est indispensable qu'ils n'aient présenté depuis plus d'un an au moins aucun accident syphilitique et qu'en outre la réaction de Wassermann systématiquement recherchée, à intervalles fixes et assez rapprochés, se soit toujours maintenue négative.

On prescrira, en outre, avant de permettre le mariage une cure énergique : salvarsan, puis mercure et ce n'est que dans ces conditions que le médecin pourra donner son plein assentiment au mariage. Malheureusement, en France, rien ne s'oppose juridique-

1. A. Fournier. *Syphilis et Mariage.*

ment à ce que le client passe outre aux avis du médecin, qui se trouve désarmé et s'exposerait à de graves désagréments pécuniaires et même à la prison, s'il faisait son devoir en prévenant les parents qu'ils envoient leur fille à la contagion, et quelle contagion cependant!

TRAITEMENT DE LA MÈRE PENDANT LA GROSSESSE. — Si le mariage a été consommé contre l'avis du médecin; si dans un ménage de syphilitiques avérés, il survient une grossesse; si après une syphilis ignorée ou inavouée, ayant déjà provoqué des avortements ou des fausses couches, il survient une nouvelle grossesse, le devoir est d'appliquer sans retard le traitement spécifique à la mère dans le but de préserver l'enfant.

Au début du traitement mercuriel, ce fut au médicament lui-même que l'on imputa les avortements; actuellement le doute n'est plus permis et l'accord est unanime. On doit traiter la femme enceinte syphilitique pour que la grossesse suive son cours normal et pour que l'enfant naisse indemne de syphilis.

Voici la conduite suivie, jusqu'à la période actuelle, au moins en France :

Le professeur Pinard conseille les deux préparations suivantes :

Biiodure d'hydrargyre . .	0 gr. 10
Iodure de potassium . . .	10 grammes
Sirop simple	250 —
Sirop de menthe	50 —

deux cuillerées à entremets par jour, au moment des repas.

Il est utile pour la mère de se soigner dès le début et pendant tout le cours de la grossesse, si le père seul est syphilitique.

Il est prudent, quand les deux parents sont syphilitiques, d'instituer un traitement pendant quelques mois, avant de permettre la procréation et de le poursuivre pendant la grossesse de la mère.

Si la syphilis est ancienne et si l'on a en vue surtout la préservation de l'enfant, le traitement mercuriel ou mixte sera appliqué à doses mesurées, mais de bonne heure et pendant longtemps.

Lorsqu'au contraire la mère est atteinte de syphilis récente, ou bien a été contagionnée au moment de la fécondation, le traitement devra être plus intense, puisqu'il faut soigner la mère et protéger l'enfant. Les injections solubles de mercure semblaient jusqu'à maintenant préférables aux autres préparations.

Ici se pose la question de l'emploi du *salvarsan* dans la grossesse, chez la femme enceinte présentant des accidents de syphilis, ou chez la femme enceinte d'un homme syphilitique, c'est-à-dire toutes les fois que l'on peut craindre la syphilisation de l'enfant.

Certains auteurs ont vu, à la suite des injections de salvarsan, survenir l'avortement ou la mort du fœtus (Herxheimer et Schönefeld : grossesse de huit mois ; Glück : grossesse de sept mois, etc.). On a attribué la mort de l'enfant, dans l'organisme duquel les spirochètes pullulent réellement en nombre considérable, à la mise brusque en liberté d'une quantité trop forte d'endotoxines ; peut-être faudrait-il faire jouer aussi un rôle aux réactions placentaires ?

D'autres, au contraire, et nous sommes de ceux-là, ont pu traiter des femmes enceintes sans causer aucun préjudice au fœtus, et Baisch rapporte un cas où il injecta ainsi, sans dommage pour la mère ni pour l'enfant, 0,50 par voie intra-veineuse chez une femme grosse de 7 mois.

De l'analyse de 32 observations, J. Lemeland[1] conclut que l'injection intra-veineuse de salvarsan est bien tolérée par la femme enceinte ; dans aucun cas, elle n'a provoqué l'avortement ; l'action sur les lésions syphilitiques et sur la réaction de Wassermann est identique à celle qu'on observe en dehors de l'état de grossesse ; il en est de même du rythme d'élimination de l'arsenic.

Chez une malade atteinte de pneumonie caséeuse qui se termina par la mort, l'injection provoqua une albuminurie intense.

En ce qui concerne l'enfant, la mortalité fut de 6,23 p. 100 : deux mort-nés et 30 vivants.

Il faut retenir des faits publiés les conclusions suivantes : dans la première moitié de la grossesse, période des avortements provenant de la syphilis, on peut et on doit appliquer, avec prudence,

1. J. Lemeland. Le salvarsan en Obstétrique. L'*Obstétrique*, n° 4, avril 1911.

les injections de salvarsan ; passé le quatrième mois, nous faisons toujours précéder l'arsénobenzol par le traitement mercuriel classique.

CHAPITRE XXI

TRAITEMENT DE LA SYPHILIS HÉRÉDITAIRE PRÉCOCE

Il est entendu que l'enfant issu de parents syphilitiques ne doit être nourri que par sa mère, et *en aucun cas* ne peut être confié à une nourrice[1]. Même si l'enfant paraît sain et ne présente aucune trace de spécificité, il sera surveillé étroitement et le médecin appliquera le traitement spécifique à la moindre menace d'accident.

Si l'enfant naît porteur de stigmates spécifiques, le traitement doit être institué sans retard. Voici l'état de la question tel qu'il résulte des données classiques admises jusqu'à ces derniers temps.

Il est insuffisant de traiter l'enfant par l'intermédiaire de la nourrice ; on ne connaît pas assez exactement la proportion du mercure qui s'élimine par le lait de la mère, pour ajouter foi à ce mode d'introduction (Hallopeau et Fouquet).

Traitement mercuriel. — L'enfant tolère parfaitement le mercure, chez lui la stomatite et les autres accidents d'intoxication sont exceptionnels.

Le mercure à cet âge est administré par frictions, par la voie gastrique ou par la voie intra-musculaire.

Les *frictions* quotidiennes d'onguent napolitain sont commencées avec cinquante centigrammes d'onguent, puis, on emploie un et même deux grammes par jour ; elles sont d'une application plus facile que chez l'adulte, à condition qu'elles soient faites dans de bonnes conditions, par une personne soigneuse et exercée.

1. *Bullet. de la Soc. Prophylaxie sanit. et morale*, 1910.

Par *la voie digestive*, on fait absorber à l'enfant le mercure sous forme de *liqueur de van Swieten*, que l'on donnera par gouttes dans du lait ou de l'eau sucrée.

Vingt à quarante gouttes le 1er mois.

Quarante à soixante gouttes le 2e mois et progressivement,

M. Lacapère[1] préfère une solution diluée, plus exacte que l'administration par gouttes toujours variables.

Solution aqueuse de sublimé au millième. .	40 grammes
Eau distillée	160 —

Chaque cuillerée à café contient un milligramme de sublimé.

M. Lacapère donne dans le tableau suivant les doses quotidiennes maxima et minima de sublimé supportées par l'enfant, suivant son âge et son poids.

Age	Poids.	Dose minima.	Dose maxima.
—	kilogrammes	milligrammes	milligrammes
Naissance	3	1 1/2	3
1 mois	4	2	4
2 —	4,500	2	4 1/2
3 —	5,250	2 1/2	5
4 —	6	3	5 1/2
5 —	6,500	3	6
6 —	7	3 1/2	6 1/2
8 —	8	4	6 1/2
10 —	8,600	4	7
12 —	9,250	4 1/2	7 1/2
18 —	10	5	8
2 ans	11	5 1/2	8 1/2
3 —	12	6	9
4 —	13,500	6 1/2	10
5 —	14,750	7	12
7 —	18	8	14
10 —	24	10	15
15 —	42	15	20

Le sublimé est mieux supporté par le nourrisson très jeune que par l'enfant plus grand, cependant il n'est pas toujours bien toléré

1. Lacapère. Traitement de l'hérédo-syphilis. *Annales des maladies vénériennes*, juin 1908.

et provoque parfois des accidents (vomissements, diarrhée, entérite), qui obligent à en abandonner l'emploi.

M. Variot recommande chez l'enfant le mercurium cum creta.

Mercurium cum creta	0 gr. 02 à 0 gr. 03 cent.
Sucre de lait	0 gr. 03

pour un paquet.

Un paquet dans du lait pendant quinze jours.

L'enfant de six mois à un an supporte 5 à 6 centigrammes de mercurium cum creta.

La voie rectale peut être utilisée, et on prescrira en ce cas des suppositoires à l'huile grise, contenant de 0 gr. 015 à 0 gr. 02 centigrammes de mercure métallique (Audry).

La voie intra-musculaire enfin, après avoir été préconisée puis abandonnée par différents auteurs, a été systématiquement employée chez l'enfant par Lévy-Bing et Schwaab[1]. Ils ont utilisé la solution aqueuse de *biiodure d'hydrargyre* :

Biiodure de Hg.	0 gr. 05 centigrammes
Iodure de sodium	0 — 05 —
Eau distillée.	10 cent. cubes

soit 5 milligrammes de biiodure par cent. cube,

ou bien celle de *benzoate de mercure* :

Benzoate de Hg.	0 gr. 10 centigrammes
Sérum isotonique	50 grammes

Rien de particulier comme technique : on admet que l'enfant très jeune supporte 1/2 milligr. de benzoate et 2/3 de milligr. de biiodure par jour et par kilogramme de poids.

Les mêmes auteurs ont employé *l'huile grise* à 40 pour 100 : ils ont trouvé que cette préparation était bien supportée par le nouveau-né, à condition qu'elle soit injectée profondément et suivant une technique rigoureuse. Les doses seront pour un enfant de quinze jours de 1 centigramme de Hg par semaine, pour un enfant de un à deux mois, de 2 centigrammes de Hg par semaine.

1. Lévy-Bing et Schwaab. *Presse Médicale*, 31 oct. 1903.

On fera une série de 6 injections, une par semaine, puis, après un repos de deux mois, on recommencera.

Ce traitement par l'huile grise est commode pour les enfants que l'on ne peut soigner chez eux et que l'on suivra pendant plusieurs mois, en les voyant seulement tous les huit jours.

Traitement ioduré. L'iodure est d'ordinaire également bien toléré par l'enfant. Les indications en sont nombreuses dans la syphilis héréditaire, à manifestations viscérales du type tertiaire.

On le prescrit à la dose de 2 centigrammes d'iodure par jour et par kilo, pendant quinze à vingt jours par mois.

Lorsque l'enfant vient au monde sans accidents syphilitiques et que ceux-ci n'apparaissent qu'au bout de deux à trois mois, le traitement mercuriel a donné les meilleurs résultats. Il est à remarquer que chez ces enfants, qui ne présentent cliniquement qu'un léger retard dans leur croissance, la réaction de Wassermann ne devient positive qu'au bout de quatre, cinq et six semaines.

La situation est tout autre chez l'enfant qui présente immédiatement après sa naissance du coryza spécifique et des accidents cutanés. Lorsqu'il s'y ajoute du pemphigus, le pronostic était jusqu'ici considéré comme grave à courte échéance, malgré le traitement mercuriel, toutes les fois qu'il s'agissait de pemphigus syphilitique[1]. Le doute sur la nature du pemphigus, qui se pose assez souvent, sera vite levé par la double recherche de la réaction de Wassermann dans le sang et des tréponèmes dans le liquide séreux ou purulent des bulles.

Salvarsanothérapie. Pendant les premiers mois de l'emploi du salvarsan, on a pu espérer guérir l'enfant syphilitique par le lait de la mère injectée : cela semblait résulter des observations de Taege[2], de Duhot[3], de Dobrowiz, de Raubischek, etc.

Ce *traitement indirect* présente, au point de vue théorique, un

1. Baisch. Der Pemphigus syphiliticus der Neugeborenen. *Münch. med. Woch.*, n° 5, 31 janvier 1911.

2. Taege. *Münch. med. Woch.*, n° 33, 1910.

3. Duhot. *Münch. med. Woch.*, n° 35, 1910.

intérêt de premier ordre, car il ne saurait guère être question de l'élimination à dose suffisante d'arsénobenzol par le lait et il faut admettre, malgré le résultat jusqu'ici insuffisant des recherches faites dans ce sens, une modification humorale de l'organisme maternel comparable, puisqu'elle n'est pas identifiable, à celle qui résulterait de la production d'antitoxines.

Malheureusement, les données de Taege et de Duhot n'ont pas été confirmées par tous les auteurs (Peiser[1]).

Des observations multipliées ont établi d'abord la grande toxicité du lait pour le nourrisson pendant les premiers jours qui suivent le traitement; cette toxicité résulte moins peut-être de l'élimination de l'arsenic par le lait, que de la présence en excès d'anticorps et peut-être d'antitoxines. Si l'on se souvient du nombre prodigieux de tréponèmes que contient le corps du nouveau-né syphilitique, on peut admettre aussi qu'il ne peut résister à la production massive d'endotoxines résultant de la destruction de ses propres parasites.

Il importe donc si l'on veut tenter la méthode indirecte, de retirer l'enfant du sein de la mère pendant quelques jours, on évitera ainsi les accidents sérieux (éruptions généralisées, aggravation de l'état général), qui peuvent aller jusqu'à la mort. Jeanselme[2] a clairement exposé l'état de la question, se basant sur 12 cas de différents auteurs et sur 4 observations personnelles. Si le lait de la mère injectée suffit parfois à faire disparaître les lésions superficielles de la peau et des muqueuses, — et encore la rechute rapide n'est pas rare — on n'obtient aucun résultat dans les lésions viscérales, dont on connaît la fréquence et l'extrême gravité chez les nouveau-nés hérédo-syphilitiques. La statistique de Lemeland donne 6 succès contre 12 échecs. Le mercure ou le salvarsan doivent être prescrits en pareil cas.

Ayant établi, en collaboration avec Feist, que l'arsenic se retrouve en quantité notable dans le lait, cinq jours après l'injection de salvarsan, Jesioneck a constaté que chez la chèvre normale injectée,

1. Peiser. *Berl. klin. Woch.*, n° 1, 1911.
2. Jeanselme. *Annales de Gynécologie et d'Obstétrique*, juillet 1911.

pareille élimination existe aussi. Jesioneck[1] a eu alors l'idée d'expérimenter le lait de chèvres saines, traitées par le salvarsan et il a obtenu ainsi des résultats très encourageants.

Ad. et Ar. Bornstein[2] ont, de leur côté, établi qu'on trouve, à l'état de traces, dans le lait de femme, après l'injection, un corps semblable ou tout au moins très voisin du salvarsan.

Chez un des enfants dont Lemeland relate l'observation, on fit, sans succès, l'injection de sérum de syphilitique traité : 186 centimètres cubes de sérum en plusieurs fois. Ce résultat va à l'encontre de ceux obtenus chez l'adulte par Gibbs et Calthrop[3].

Il est donc nécessaire de recourir au *traitement direct* de l'enfant. Toutes les fois que l'état du petit malade le permet, nous conseillons de débuter par une *cure mercurielle,* car l'injection immédiate de salvarsan peut précisément provoquer la mise en liberté d'une quantité énorme d'endotoxines dont nous venons de signaler l'extrême danger. Les accidents parfois mortels (Werther[4] 2 cas) qui en résultent, peuvent apparaître tardivement, du huitième au dixième jour, alors que les lésions cutanées ou muqueuses ont déjà disparu.

De même que pour le mercure, la tolérance de l'enfant pour l'arsénobenzol est remarquable et Baisch a pu pratiquer chez le nouveau-né, sans le moindre accident, deux injections intra-musculaires, de 0,25 chaque, à dix-huit jours d'intervalle.

La dose de 0,01 à 0,015 d'arsénobenzol, indiquée par Ehrlich, est surtout indiquée, soit après le traitement indirect par le lait de la mère injectée, soit après une cure mercurielle.

Nous croyons inutile de dépasser à la première injection 5 milligrammes et nous considérons comme maxima la dose de 5 milligrammes par kilogramme. Bokay[5] donne la dose de 0,01 ; et de son côté Hochsinger[6] n'a pas observé d'inconvénients avec 0,015

1. Jesioneck. Salvarsanmilch. *Münch. med. Woch.*, n° 22, 30 mai 1911.
2. Bornstein. *Ueber Salvarsan in der Milch. Deuts. med. Woch.*, n° 33, 1911.
3. Gibbs et Calthrop. *The British med. Journ.*, 8 avril 1911.
4. Werther. *Münch. med. Woch.*, n° 10, 7 mars 1911.
5. Bokay. *Wien. klin. Woch.*, n° 17, 1911.
6. Hochsinger. *Gesellsch. f. inn. Mediz. u. Kinderheilk.* Vienne, 26 janvier 1911.

par kilogramme. Avec les doses de 0,03 et 0,05, on a eu, au contraire, des accidents (Lemeland) à déplorer.

Le pronostic devient de moins en moins grave, à mesure que les manifestations apparaissent plus tardivement. Le salvarsan donnera alors les succès les plus rapides et les plus constants; on l'emploiera aux doses indiquées plus haut. Les injections seront intra-musculaires ou sous-cutanées : syphilis des muqueuses, cutanée, périostée, osseuse (maladie de Parrot[1]), nerveuse, etc.

CHAPITRE XXII

SYPHILIS HÉRÉDITAIRE TARDIVE

La *kératite interstitielle* est une des manifestations les plus caractéristiques et les plus rebelles à toute thérapeutique spécifique, de la syphilis acquise et surtout héréditaire.

Chez le lapin inoculé au niveau de la cornée, la kératite guérit sous l'action du salvarsan, ainsi que l'ont établi les expériences de Hata. Il était donc à supposer, bien que les conditions et les lésions soient tout à fait différentes, que l'on tenait enfin le remède de cette lésion désespérante pour l'ophtalmologiste.

Un certain nombre d'auteurs ont, en effet, obtenu des résultats favorables : Treupel[2], Uhthoff[3], Gilbert[4], de Lapersonne, P. Marie[5], Bokay[6], etc.

Mais plus nombreux peut-être sont les auteurs qui sont arrivés à un résultat négatif.

1. Escherich, *Gesellschaft. f. inner. Mediz. u. Kinderheilkunde*, Vienne, 26 janvier 1911.
2. Treupel. *Deutsch. med. Woch.*, 1391, 1910.
3. Uhthoff. *Berl. klin. Woch.*, p. 2268, 1910.
4. Gilbert. *Münch. med. Woch.*, n° 7, 191 .
5. P. Marie, Lévi et Barré. *Soc. méd. des hôpitaux de Paris*, 28 octobre 1910.
6. Bokay. *Wien. klin. Woch.*, n° 17, 1911.

Chez cinq malades traités par nous, dans le service du Dr Chevallereau, aux Quinze-Vingts, ce dernier n'a constaté objectivement aucune modification, bien que ces malades se soient déclarés améliorés au point de vue de la vision.

Le fait est aujourd'hui acquis, non seulement le salvarsan n'amène en général aucune modification profonde de la cornée, mais encore il n'empêcherait pas, lorsqu'au moment de l'injection, un seul œil est pris, le second œil d'être atteint à son tour et quelquefois d'une façon particulièrement grave.

A-t-on dans ces cas employé des doses suffisantes ou suffisamment répétées? C'est là une question qu'il y a lieu de se poser, car ce que nous savons maintenant de l'action des injections acides permet tout au moins d'espérer le succès, avec une méthode que l'avenir précisera.

On a tenté l'emploi local du salvarsan en instillation (Löhlein), en injection sous-conjonctivale (Grüter). Nous-même, sur la suggestion d'Ehrlich, nous avons prié Rochon-Duvignaud d'expérimenter en solution ou en pommade l'acide paraoxyphénylarsinique, sel pentavalent d'arsenic plus diffusible que le salvarsan. Le résultat a été peu satisfaisant jusqu'ici.

Comment expliquer cet échec de la méthode? On a prétendu que le médicament ne pénétrait pas dans la cornée : c'est inexact. Löhlein [1], expérimentant sur le lapin, a trouvé l'arsenic dans la cornée après injection intra-veineuse. Il doit en être de même dans la cornée infiltrée.

D'ailleurs, chez les malades injectés, on a constaté plusieurs fois (Löhlein, Gilbert) des signes manifestes de réaction locale : injection ciliaire persistant deux à trois jours.

Il est établi aujourd'hui que l'action du salvarsan n'est pas due exclusivement à l'action directe du médicament sur les parasites, mais pour une part aussi à la production d'anticorps, que ceux-ci résultent de l'action directe du médicament sur les tissus (Uhlenhuth) ce qui est peu probable, ou plutôt de l'action des endotoxines pro-

1. Walth. Löhlein. Klin. u. experim. Beobacht. über das Verhalten der Salvarsans zur Hornhaut. *Münch. med. Woch.*, n° 16, 18 avril 1911.

venant de la destruction massive des tréponèmes. Or, dans la cornée, en raison de ses conditions anatomiques, il ne peut se former ni assez d'anticorps locaux, ni pénétrer une quantité suffisante de ceux formés dans l'organisme. C'est là une explication qui est bien préférable à celle d'Igersheimer, supposant que les parasites vivant dans le tissu cornéen, dans un milieu tout à fait particulier, acquéraient de ce fait une résistance plus grande.

Disons enfin que si l'arsénobenzol échoue en général, de même que le mercure, dans la kératite interstitielle, il est à remarquer que cette localisation de la maladie diffère essentiellement au point de vue anatomique de toutes les autres lésions syphilitiques (absence d'infiltration, modalités cliniques caractéristiques), sur lesquelles nous ne pouvons insister ici.

Ajoutons avant de terminer, qu'au dire des auteurs qui ont employé les injections intra-veineuses *acides*, l'action de celles-ci, sur la kératite interstitielle, ne serait pas douteuse.

La syphilis héréditaire tardive se manifeste au moment de la deuxième enfance, ou de l'adolescence, soit pour la première fois, soit chez des sujets ayant présenté des symptômes spécifiques précoces au moment de la naissance.

Les accidents tardifs revêtent d'ordinaire le type tertiaire : syphilides tuberculeuses ou gommes de la peau; déformations osseuses, ostéomyélites gommeuses ; lésions articulaires ; lésions viscérales analogues à celles de la syphilis acquise ; syphilis nerveuse; lésions des yeux, des oreilles (surdité, surdi-mutité) ; lésions dentaires; et, enfin, nombreux troubles dystrophiques engendrant les multiples malformations, qui découlent de l'hérédo-syphilis.

Le traitement ne présente rien de particulier, et nous n'y insisterons pas. L'enfant, l'adolescent ou l'adulte, qui présenteront ces accidents tardifs sont des syphilitiques justiciables d'un traitement spécifique prolongé. On agira, et cela avec d'autant plus de succès, qu'en général les lésions de la syphilis héréditaire tardive sont très facilement modifiables [1] par le mercure et surtout par le salvarsan, comme on agirait chez tout syphilitique, suivant la nature des accidents, leur répétition, leur gravité.

Mais il est bien entendu que certaines lésions d'origine syphilitique, restent inaccessibles à tout moyen de traitement, lorsqu'on se trouve en présence de lésions atrophiques définitives : certains cas de cécité, de surdité, de surdi-mutité, de paralysies, etc. ; tous ces troubles d'origine dystrophique, et combien nous pourrions en allonger la lamentable liste, traduisent en général une lésion nerveuse destructive, remontant parfois à la vie fœtale ou aux premiers jours de l'existence. Même en pareil cas, il faut essayer la médication spécifique et en particulier le salvarsan, afin de se rendre compte si la lésion est bien irrémédiable et on obtiendra ainsi quelques succès, au moins partiels.

Ce qu'il importe toutefois de bien retenir, c'est que ces séquelles résultent de lésions anciennes et que vis-à-vis de ces dernières, nous sommes puissamment armés à leur période d'état. Elles relèvent donc essentiellement de la thérapeutique prophylactique, pour laquelle Ehrlich nous a donné l'arme la plus puissante peut-être de l'arsenal médicamenteux.

CHAPITRE XXIII

TUMEURS MALIGNES

On sait qu'un certain nombre de malades, atteints de tumeurs malignes et n'ayant pas d'antécédents syphilitiques connus, présentent une réaction de Wassermann positive : carcinomes et surtout sarcomes (Caan [2]).

1. Cas de W. Schmidt. *Münch. med. Woch.*, n° 12, 21 mars 1911. Guérison d'une maladie de Banti, splénomégalie avec cirrhose du foie, chez un sujet de 14 ans, par une injection sous-cutanée de 0,40 de salvarsan.

2. Albert Caan. *Münch. med. Woch.*, n° 19, 1910 et n° 14, 1911.

Il était intéressant de les traiter, surtout lorsqu'il s'agit de cas inopérables, par le salvarsan. On l'a fait et avec un certain succès (V. Czerny et Albert Caan [1]).

Bien que nous ne voulions pas étudier ici l'action du salvarsan sur les autres spirilloses (angine de Vincent, maladie du sommeil, fièvre récurrente) ni sur différentes autres maladies (malaria (fièvre tierce), framboesia, Bilharzia haematobia, bouton d'Alep, chorée, psoriasis, variole, etc., etc.), nous avons cru devoir faire exception pour les tumeurs, parce que nous estimons que la réunion de ces deux faits : Wassermann positif et guérison par le salvarsan, donnent à supposer, nous ne disons pas à affirmer, qu'il peut s'agir parfois de syphilis méconnue.

Chez tous les sujets atteints de tumeur inopérable, ou récidivée, ou présentant une gravité particulière, on devra faire la recherche de la réaction de Wassermann et si celle-ci est positive, ne pas hésiter à pratiquer une injection de salvarsan.

Czerny et Caan conseillent des doses fortes ou des doses moyennes renouvelées ; peut-être y aurait-il avantage à essayer une application locale ?

On s'abstiendra évidemment chez les cachectiques.

1. V. Czerny et A. Caan. Erfahrungen mit Salvarsan bei malignen Tumoren. *Münch. med. Woch.*, n° 17, 25 avril 1911.

CONCLUSIONS GÉNÉRALES

Cet ouvrage ne saurait comporter que des conclusions générales. Elles seront brèves.

L'étude chimique, pharmacologique et clinique du salvarsan, nous a péremptoirement démontré la supériorité du médicament d'Ehrlich sur tous ceux qui l'ont précédé, sans en excepter le mercure.

La salvarsanothérapie ne représente pas un traitement d'exception, convenant seulement à certains cas graves, aux formes de tréponémiase rebelles au mercure, etc. C'est le médicament de choix de la syphilis. Il doit, dans l'intérêt des malades, être appliqué *à toutes les périodes, dans toutes les formes* de l'infection.

Nous n'avons eu garde d'oublier les services rendus par le mercure et par l'iodure et nous avons insisté *sur ce point capital*, qu'ils doivent continuer à être largement prescrits, en même temps que le salvarsan.

Dans la lutte contre une maladie aussi redoutable, aussi tenace que la vérole, le médecin a le devoir de faire appel à toutes les armes dont il dispose ; en négliger une, comme on a prétendu le faire, malgré la volonté formellement exprimée dès le premier jour par Ehrlich, malgré l'évidence, constituerait une faute grave.

Nous avons promis d'insister longuement sur les accidents *imputés* au salvarsan ; on nous rendra cette justice que nous n'avons pas failli à notre promesse.

Cela nous a permis de mieux préciser la technique, les doses, la direction du traitement et aussi, nous le proclamons, de spécifier les contre-indications, dont jusqu'ici on n'a pas su tenir un compte exact.

Le traitement par le salvarsan n'est pas chose indifférente ; il n'existe pas de formule automatique qui s'applique à tout le monde. Chaque cas doit être analysé en détail, chaque malade interrogé et examiné à fond, traité suivant les règles strictes d'une technique minutieuse, appropriée, si l'on veut éviter les surprises et les accidents.

Les règles de l'asepsie s'imposent, aussi strictes que si l'on avait à pratiquer une intervention abdominale.

C'est ainsi que le perfectionnement de la technique nous a appris à rendre insignifiants toujours et à supprimer le plus souvent les phénomènes réactionnels immédiats, que l'on était porté à attribuer à la toxicité même du salvarsan : congestion faciale, fièvre, frissons, vomissements, diarrhée, etc.

C'est ainsi que l'on a pu établir avec certitude que les accidents qui surviennent exceptionnellement chez certains malades, au bout de plusieurs semaines et qui intéressent surtout les nerfs crâniens, ne sont pas d'ordre toxique, mais représentent de véritables neuro-récidives de la maladie. Cette notion d'une part, l'étude des cas où se sont produits les troubles des nerfs d'autre part, nous ont permis de conseiller une médication préventive et un traitement curatif ; aussi obtient-on presque toujours la guérison complète chez les malades que l'on peut suivre.

Les phénomènes qui dépendent du conflit du médicament avec les parasites (réaction d'Herxheimer), identiques à ceux que l'on a d'abord observés avec le mercure, ne présentent, en général, qu'une faible gravité.

Restent les accidents qui relèvent de l'hypersensibilité naturelle ou acquise des malades. S'il est possible dans beaucoup de cas de les prévoir, ils n'en constituent pas moins un danger difficile à éviter sûrement.

Les impuretés de l'eau, employée à haute dose, sont particulièrement redoutables. Chez l'animal sain, le salvarsan dissous dans de l'eau polluée (bacterium coli), se montre deux fois plus toxique, que lorsqu'on se sert d'eau strictement pure. Chez un animal infecté (trypanosomes), la toxicité devient 5 à 6 fois (cas bénins), 300 fois (infections graves) plus élevée. Ces conclusions, tirées par Jockimoff de ses expériences, démontrent la nécessité d'employer toujours une eau distillée pure, privée de ses sels minéraux solubles et de toute impureté organique (protéines bactériennes). Ces impuretés sont la cause non seulemeut des troubles immédiats, fièvre, vomissements, etc., mais encore d'un grand nombre d'autres accidents, attribués à tort au salvarsan : accidents nerveux, en particulier : céphalée, accès convulsifs, œdème cérébral et, pour certains auteurs, encéphalite hémorrhagique, zona, etc.

Mais, est-ce une raison pour attaquer avec une violence à laquelle la littérature médicale ne nous avait pas habitués, un médicament dont peu de médecins contestent encore la supériorité et la faible toxicité ?

Tout médicament sérieux a ses dangers, d'autant plus grands qu'il est plus actif : c'est la rançon de son énergie curative. Le salvarsan échappe plus que tout autre à cette fatalité, ayant été *construit expérimentalement*, de façon à réunir le plus faible pouvoir toxique sur les tissus, avec la plus grande énergie thérapeutique.

L'hypersensibilité, avec accidents graves, n'est guère apparue que dans la proportion de 1 cas sur 50.000 malades traités. Et encore, dans les 4 ou 5 observations publiées, s'agissait-il de sujets plus ou moins tarés.

Est-ce que la mortalité de l'anesthésie (chloroforme, éther, cocaïne) n'est pas dix et vingt fois plus élevée ? Est-ce que les médicaments les plus anodins (phénacétine) n'ont pas à leur passif des accidents graves et même mortels ? Est-ce que la teinture d'iode elle-même, employée pour stériliser la peau avant les interventions chirurgicales, n'a pas aussi déterminé des intoxications et des morts ?

Devant la possibilité d'une hypersensibilité particulière, qui donc parle de renoncer à l'anesthésie, aux analgésiques, à la teinture d'iode ? Qui donc oserait qualifier leur emploi de criminel, comme on a eu le cynisme de le dire et de l'écrire pour le salvarsan.

C'est trop insister sur un procès jugé, car nous pourrions appeler à la barre *tous* les médicaments, ceux réputés les plus inoffensifs, même les remèdes populaires.

Le salvarsan est plus actif que le mercure, il est aussi moins toxique ; il suffit pour s'en convaincre de l'expérience de tous les jours, sans parler du bilan formidable des accidents si multiples et si menaçants et des morts dont le mercure a à répondre. Et cependant, qui donc aujourd'hui voudrait ou pourrait le condamner ?

Nous ne reviendons pas sur notre statistique personnelle (Paul-L. Tissier), que nous avons donnée à chacun des chapitres de cet ouvrage. Bornons-nous à rappeler quelques chiffres.

Il faut mettre à part les malades traités dans les hôpitaux, ou ceux qui n'ont pu être suivis (123). Chez aucun d'eux, nous n'avons eu le moindre accident et il est bien certain que, s'il s'en était produit ultérieurement, nous en aurions été informés.

Nous ne tenons pas compte non plus des cas (11) où nous avons employé depuis deux mois les injections intra-veineuses acides, ils sont trop récents. Tout ce que nous pouvons dire, c'est que l'injection a été bien supportée, qu'elle n'a donné lieu jusqu'ici à aucun trouble et qu'elle nous a paru fournir des résultats supérieurs à l'injection alcaline.

Nous avons pu observer régulièrement nos autres malades (278) ; depuis un an, aucun n'a présenté d'accidents sérieux, aucun n'a eu de neuro-récidive ; nous avons pu suivre la réaction de Wassermann, et, dans les différents chapitres, nous avons insisté sur les résultats obtenus, dans les multiples manifestations de la tréponémiase.

Ces résultats sont tels, que nous voulons clore cet ouvrage par l'hommage de notre profonde admiration à Paul Ehrlich, au savant qui, par *l'édification chimique raisonnée* du plus puissant des tréponémicides, du salvarsan, a dignement couronné une carrière consacrée à jeter les bases de la médecine de l'avenir, la chimiothérapie.

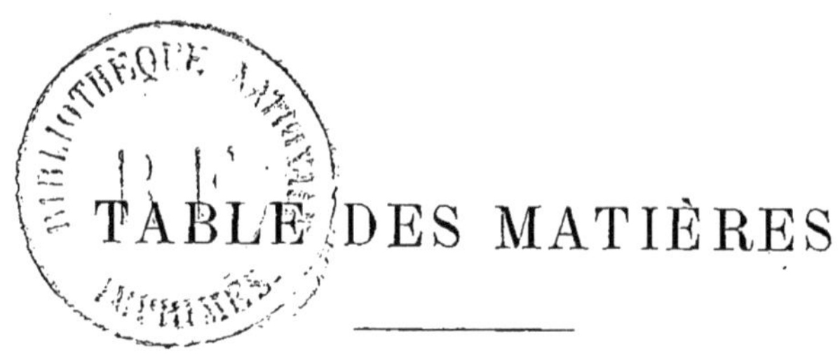

TABLE DES MATIÈRES

25.

Deuxième partie.

LES MÉDICAMENTS DE LA SYPHILIS

A. Mercure. — Iode. — Médicaments adjuvants. — Médications diverses.

Troisième partie.

LES MÉDICAMENTS DE LA SYPHILIS

B. ARSENICAUX

ÉVREUX, IMPRIMERIE CH. HÉRISSEY, PAUL HÉRISSEY, SUCC[r]

www.ingramcontent.com/pod-product-compliance
Ingram Content Group UK Ltd.
Pitfield, Milton Keynes, MK11 3LW, UK
UKHW022325190726
13856UKWH00001B/223